Sekundäre Spätsyphilis.

Sekundäre Spätsyphilis.

Von

Professor **Alfred Fournier,**
Mitglied der Académie de Médecine.

Autorisierte Übersetzung

von

Dr. **Bruno Sklarek,**
Spezialarzt für Haut- und Harnleiden
in Berlin-Charlottenburg.

Mit fünf mehrfarbigen Tafeln.

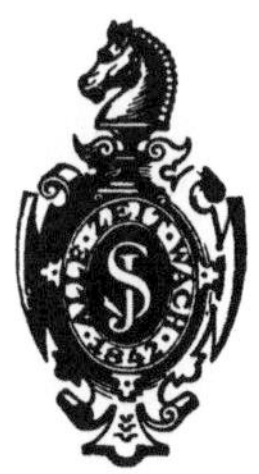

Springer-Verlag Berlin Heidelberg GmbH 1909

ISBN 978-3-662-31875-1   ISBN 978-3-662-32702-9 (eBook)
DOI 10.1007/978-3-662-32702-9

Herrn Geh. Medizinalrat Professor Dr. **Albert Neisser**

gewidmet

vom Übersetzer.

Vorwort.

Nach einer langen Zeit der Stagnation hat die Erforschung der Syphilis in den letzten Jahren große Fortschritte gemacht. Die Entdeckung der Spirochaete pallida, die als Erregerin der Lues bei allen wissenschaftlich ernst denkenden Ärzten allgemeine Anerkennung gefunden hat, und die Serumdiagnose der Syphilis haben uns um große Schritte weiter gebracht. Wir wissen jetzt auch, daß tertiär syphilitische Produkte infektiös sein können, und wir werden uns daher heute nicht mehr darüber wundern, daß Fournier in der sogenannten Tertiärperiode der Lues Affektionen rein sekundären Aussehens gefunden hat, die Infektionen vermittelten. Wir werden uns nicht darüber wundern, sondern vielmehr die Diagnostik des französischen Meisters bewundern; denn dafür, daß das, was Fournier als Syphilis anspricht, auch Syphilis ist, dafür sind uns nicht nur seine ausführlichen Beschreibungen und guten Abbildungen, sondern auch sein Name die beste Bürgschaft. Wir müssen und können es ihm auch glauben, daß Erscheinungen, die er nach ihrem Aussehen für Sekundärsymptome hält, wenn sie auch nach dem dritten Jahre der Krankheit auftreten, keine Tertiärmanifestationen sind. Daran kann nichts ändern, daß seit der Entdeckung der Infektiosität der Tertiärerscheinungen die Kontagiosität allein nicht mehr als Beweis für den sekundären Charakter einer Läsion herangezogen werden kann. Da das Erscheinen des Buches, in dem der bedeutende französische Syphilidologe seine Erfahrungen über die sekundäre Spätsyphilis zusammengefaßt hat, mit den großen Entdeckungen auf diesem Gebiete zeitlich etwa zusammenfiel, konnte auf dieselben natürlich noch keine Rücksicht genommen sein. Fournier schließt deshalb zu unrecht aus der Infektionsfähigkeit von Symptomen, daß dieselben sekundärer Natur sein müssen. Aber wenn wir nun auch wissen, daß selbst Tertiärmanifestationen Infektionen zu setzen imstande sein können, so wissen wir andererseits doch auch, daß ihre Lokalisation sie an der Entfaltung dieser Tätigkeit gewöhnlich hindern wird, während die bekannten Sekundärsymptome, und wie wir bei Fournier sehen, auch die von ihm so genannten sekundären Spätsymptome an solchen Stellen (Mund, Genitale usw.) lokalisiert sind, die zur Übertragung der Krankheit am hervorragendsten disponiert sind. Und wenn Fournier zur

Zeit der Fertigstellung seines Buches natürlich in Unkenntnis der Erregerin der Lues noch von der unerforschten Bakteriologie der Krankheit spricht, so tut das seinen Feststellungen über die sekundäre Spätsyphilis keinen Eintrag — im Gegenteil. Wir müssen meines Erachtens seine Beobachtungskunst, mit der er das alles ohne Mikroskop geschaffen, um so höher einschätzen.

Doch nicht nur von wissenschaftlichem Interesse sind die Funde und Befunde Fourniers; sie eröffnen hinsichtlich der (von einer mehr oder weniger gut behandelten Lues drohenden) Infektionsgefahr in sozialer Hinsicht eine weite Perspektive, und das vorliegende Buch möchte deshalb nicht nur von Fachärzten, sondern besonders auch von Praktikern gelesen werden; denn es dürfte wohl geeignet sein, diese am Festhalten an einer energischen chronisch-intermittierenden Merkurialbehandlung im Fournier-Neisserschen Sinne zu bestärken, und so glaube ich denn nichts Überflüssiges getan zu haben, wenn ich hiermit eine Übersetzung der „Syphilis secondaire tardive" in die Hände der Kollegen lege, denen eine deutsche Ausgabe der Lehren Fourniers zur Erleichterung ihres Studiums willkommen ist. Ich gebe dieselben auch hier mit unverändertem Texte wieder und habe nur in einem Anhange die Zusammensetzung der wichtigsten im Texte erwähnten Rezeptformeln, die dem deutschen Leser nicht geläufig sind, beigegeben.

Zum Schlusse möchte ich nicht unterlassen, Herrn Prof. Fournier auch an dieser Stelle für die liebenswürdige Bereitwilligkeit zu danken, mit der er mir die Erlaubnis zur Übersetzung erteilte, und der großen Hilfe zu gedenken, welche mir meine Frau Francis Sklarek bei meiner Arbeit, besonders durch sorgfältige Durchsicht eines großen Teiles der Korrekturen geleistet hat.

Berlin-Charlottenburg, den 16. September 1909.

Bruno Sklarek.

Inhaltsverzeichnis.

Seite

Wann endigt die Sekundärperiode? — Herrschende Ansicht hierüber. — Abweichungen vom normalen Verlaufe der Syphilis 1

Gibt es eine sekundäre Spätsyphilis? — Wissenschaftliches und praktisches Interesse an dieser Frage 2

Häufigkeit von Sekundärformen während der Tertiärperiode. — Statistik über die Frequenz in den verschiedenen Epochen der Krankheit . 4

Möglichkeit der Ausdehnung der Sekundärperiode über die ihr gewöhnlich zugeschriebene zeitliche Grenze 6

Widerlegung der Einwände 7

Ätiologie. — Bis jetzt einziges ätiologisches Moment: Der therapeutische Einfluß des Quecksilbers. — Statistiken 9

Symptomatologie. — In welchen klinischen Formen tritt die sekundäre Spätsyphilis auf? 14

Hautsyphilide 15

Anachronistische Formen: Modifizierte, verkleinerte, transformierte Syphilide. — Vierfache Modifikation der sekundären Form:
  1. Bescheidenes Auftreten des Exanthems.
  2. Regionäre Beschränkung.
  3. Neigung der Einzelelemente zu methodischer Anordnung und zirzinärer Form.
  4. Häufig auch Verkleinerung und verkümmerter Charakter des Exanthems 18

Zu welchen Terminen der Tertiärperiode entstehen diese Syphilide sekundären Aussehens? — Statistik. — Unbestreitbarer Fall von papulösem Syphilid im 16. Jahre der Krankheit 23

Besondere Fähigkeit einiger dieser Typen zu Rezidiven. Das rezidivierende peribukkale Syphilid im besonderen 25

Syphilis palmaris et plantaris. — Bei weitem häufigste Form. — Besonders unabhängiger Typus, losgelöst von jeder zeitlichen Abhängigkeit. — Ganz verschiedene Termine seines Auftretens. — Vorkommen sogar zu äußerst später Zeit (20.—33. Jahr). — Ein ganz authentischer Fall im zweiundvierzigsten Jahre!
  Klinische Charakteristik. — 3 Arten:
      Linsenform,
      Flächenform,
      zirzinäre Form.
Verwischte Formen, wichtig für die Diagnose. — Roseola palmaris. Sehr reduzierter Typus, oft auf eine einzige Effloreszenz beschränkt. 26
Dauer. — Eigentümliche Rezidivität 36

Seite

Roseolen. — Tertiäres Erythem.
I. Verschiedene Typen modifizierter Roseolen. — Einfache Spätroseola. — Zirzinäre Spätroseola. — Verwischte Formen. — Rezidivierende Roseola und ihre zahlreichen Schübe 37

II. **Tertiäres Erythem.** — Noch wenig bekannte Form der Tertiärzeit. — Objektive Charakteristik. — Verlauf und Dauer. — Rezidive. — Termine des Auftretens. — Prognose. — Behandlung. — Bei der Differenzialdiagnose kommen 5 Dermatosen in Frage: Trichophytie, Pityriasis versicolor, Erythema exsudativum multiforme, Pityriasis rosea, Ekzema seborrhoicum. — Ätiologie 46

Syphilide der Kopfhaut 55
Onychie, Paronychie, Pachyonychie 57
Iritis 58

Syphilide der Schleimhäute 60
I. Mundschleimhaut. — Überraschend hohe Frequenz von sekundären Munderscheinungen sogar weit jenseits der Grenze der Sekundärperiode 61

Lokalisationsstellen. — Die Zunge bildet eine besondere Prädilektionsstelle für diese Erscheinungen 62

Welche äußeren Formen bevorzugen diese sekundären Spätsyphilide? — Dominieren der erosiven Form. - Großer Kontrast zwischen den Eigenschaften der Läsion und dem Alter der Krankheit. — Verwischte, besonders schwer zu diagnostizierende Formen 63

Glossitis depapillans. Charakteristik. — 3 Haupttypen.
1. Linsenförmige glatte Glossitis.
2. Ausgebreitete glatte Glossitis.
3. Zirzinäre glatte Glossitis.

Verwischte Formen. — Verlauf. — Dauer 67

Wann treten diese verspäteten Mundsyphilide auf?
Nicht alle spezifischen Munderscheinungen neigen in gleicher Weise zu diesen Verspätungen. — In dieser Hinsicht besteht ein recht deutlicher Unterschied zwischen den Syphiliden der gewöhnlichen Form und der Glossitis depapillans. — Diese kann anscheinend zu jedem Termine auftreten. — Fall im 20., 27., 28., 30. Krankheitsjahre . . 72

Auch gewöhnliche Mundsyphilide (Plaques muqueuses) können verspätet, sogar sehr spät in der Tertiärperiode auftreten. — Einwürfe gegen die Spezifität der Symptome zu so ungewöhnlicher Zeit. Drei sichere Beweise für ihre Spezifität 78

II. Schleimhäute der Genitalien. — Bedeutend selteneres Vorkommen derartiger Symptome an den Genitalien. Beträchtlich ungleiche Beteiligung der Geschlechter an diesen Erscheinungen. — Statistiken. — Termine des Auftretens. — Lokalisationsstellen . . 82

1. Syphilide am Penis. — Klinische Formen. — Ebenfalls Vorherrschen der frischen, oberflächlichen, ganz besonders sekundären Formen, nämlich der papulösen, der erythematösen und der erosiven Form. Fälle alter Syphilis mit rein sekundären Papeln am Genitale . . 84

Erosive Formen. — Papulo-erosiver Typus. — Rein erosiver Typus. — Größere diagnostische Schwierigkeiten bei diesem letzteren . . . 87

2. Syphilide am Skrotum. — Papulöse Form, beschränkt oder ausgebreitet, trocken oder feucht. — Ganz besondere Neigung zu zirzinärer Gruppierung. — Häufiges Übergehen der trockenen in nässende Formen 89

Termine des Auftretens. — Wann beobachtet man die sekundären Spätsyphilide am Genitale? — Statistik 92

Seite

Genitalsyphilide beim Weibe 94

Perigenitale und perianale Syphilide 95

Anomalien in der Aufeinanderfolge der sekundären Späterscheinungen und
der echten Tertiärmanifestationen 96

Syphilitische Ansteckungen durch sekundäre Spätsyphilide . . . 98

Herrschende Ansichten über die Dauer der Ansteckungsfähigkeit . . . 99

Infektionen durch sekundäre Spätläsionen. — Glaubwürdigkeit derartiger
Ansteckungen 103

Welche Symptome vermitteln solche Infektionen? — Plaques muqueuses
des Genitales oder des Mundes, und zwar ganz besonders die letzteren zu vorgerückter Zeit der Tertiärperiode 105

Termine dieser späten Infektionen. — Berufung auf die klinische
Beobachtung. — Absolut sicher erwiesene Glaubwürdigkeit dieser
Infektionen vom 4.—10. Krankheitsjahre 108

Einige Beobachtungen, welche die Möglichkeit ähnlicher Infektionen im
12., 13., ja 17. und 18. Jahre der Krankheit festzulegen scheinen.
Indes Notwendigkeit, dieselben vorläufig mit abwartender Vorsicht
zu betrachten, und Unmöglichkeit, auf Grund derselben sichere
Schlußfolgerungen zu ziehen 114

Schlußfolgerungen 119

Offene Fragen. — Was ist hinsichtlich der Übertragung von folgenden
bei Syphilitikern besonders häufigen Affektionen zu fürchten?
Glossitis depapillans.
Leukoplakie und leukoplakische Erosionen.
Rezidivierender Herpes im Munde.
Glossitis exfoliativa marginata.

Notwendigkeit weiterer Untersuchungen 120

Prognose der Syphilisfälle mit spätsekundärem Verlaufe 125

Ergebnisse aus dieser Studie:

1. **Therapeutische Fingerzeige.** — Die Fälle mit sekundären Späterscheinungen haben eine lange Infektionsfähigkeit und erfordern deshalb
eine möglichst radikale Behandlung. — Welche Behandlungsmethode
ist hierzu am geeignetsten? 127

2. **Prophylaktische Fingerzeige.** — Selbst eine alte Syphilis gebietet
Vorsicht. Ihre Gefahren müssen allgemein bekannt werden, um so
mehr, als die späten Infektionen durch Sekundärläsionen noch wenig
bekannt sind und von manchen Ärzten sogar noch abgelehnt werden 131

Besondere Gefährlichkeit gewisser Syphilisfälle hinsichtlich der Heiratsfähigkeit: Syphilis mit sekundären Rezidiven; — die sog. „gutartige
Syphilis mit sekundären Rezidivformen"; — Syphilis der Raucher.
— Ganz sicher dehnt der Tabak die Sekundärsyphilis im Munde
länger aus 134

Zusammenfassung 138

Anhang 142

Meine Herren,

ich beabsichtige, einige meiner diesjährigen Vorlesungen dem Studium einer Frage zu widmen, die trotz ihres wissenschaftlichen Interesses und ihrer besonders praktischen Bedeutung bisher nur teilweise und ungenügend erörtert worden ist. Ich will über die sekundäre Spätsyphilis sprechen.

Sekundäre Spätsyphilis sage ich. Diese Bezeichnung ist deutlich genug, um jeden Zweifel auszuschließen. Trotzdem möchte ich sie Ihnen noch durch einige Kommentare erläutern.

So einfach es ist, festzustellen, wann das sekundäre Stadium der Syphilis beginnt, so schwierig ist es andererseits, zu sagen wann es aufhört. Wann ist jenes Stadium sicher vorüber? Das ist ein Punkt, über den, wie ich glaube, niemand sich auszusprechen wagen würde. Und trotzdem ist es eine Frage, die man allgemein als erledigt betrachtet. Von allen Seiten können Sie sagen hören, daß die Sekundärperiode der Syphilis eine mittlere Dauer von 2—3 Jahren hat, und daß die Krankheit dann in ihr tertiäres Stadium übertritt. — 2–3 Jahre also dauert die Zeit, während welcher nach diesem Urteil die Syphilis Sekundärerscheinungen hervorrufen kann. Dann, glaubt man, wird sie tertiär und kann, von seltenen Ausnahmen abgesehen, hinfort keine Sekundärsymptome mehr hervorrufen, sondern — wenn überhaupt — nur noch ganz andere, nämlich solche, die wir als tertiäre ansprechen. Nach dem 3. Jahre ist die Tertiärperiode da, und die Syphilis tritt von nun an ausschließlich tertiär auf. —

Und tatsächlich — ich brauche es kaum zu sagen — verläuft die große Mehrzahl der Fälle in dieser Weise. Ja, in der großen Mehrzahl der Fälle ist die öffentliche, landläufige Meinung, welche die sekundäre Syphilis auf einen Zeitraum von 3 Jahren beschränkt, in Übereinstimmung mit der klinischen Beobachtung. Das steht unzweifelhaft fest. —

Andererseits ist es nicht minder wichtig, festzustellen, daß in einer gewissen Anzahl von Fällen (einer Anzahl, die ich von vorneherein als bedeutend bezeichnen möchte) die Entwicklung der Syphilis vorstehender Regel widerspricht. — So sind, um genauer zu werden, die sekundären Erscheinungen nicht immer innerhalb der ersten drei Krankheitsjahre zu Ende. Diese Grenze kann überschritten werden. Sie kann sogar stark überschritten werden, in einem Maße, das man gar nicht erwartet und das Ihr Erstaunen sicherlich gleich erregen wird. — Ja, noch lange nach ihren ersten drei Jahren, mitten in der Tertiärperiode, sogar in zeitlich sehr weit vorgeschrittener Tertiärperiode kann die Syphilis noch Erscheinungen rein sekundärer Form hervorrufen, Erscheinungen, die mit jenen identisch sind, welche gewöhnlich im Laufe des 1. oder des 2. Jahres auftreten. Wollte man in diesen Fällen das Alter der Syphilis nach dem Aussehen der Erscheinungen allein bestimmen, so könnte man sie für noch frisch halten, während sie in Wirklichkeit schon recht alt ist.

Nun ist aber gerade dies das Gesamtbild jener sekundären Erscheinungen, für die ich, wenn sie in mehr oder minder vorgerücktem Stadium der Krankheit auftreten, die Bezeichnung **„sekundäre Spätsyphilis"** vorschlage; — und diese sekundäre Spätsyphilis beabsichtige ich mit Ihnen genauer durchzuarbeiten.

Wenn ich mich nicht irre, liegt ein doppeltes Interesse in der Aufgabe, die wir vor uns haben; nämlich 1. Ein **wissenschaftliches** Interesse, das darin gipfelt, eine klinisch beobachtete Tatsache festzulegen oder wenigstens ihr die Wichtigkeit und die Bedeutung zu verschaffen, die ihr zukommen; 2. aber vor allem ein **praktisches** Interesse, das sich auf die Frage der Ansteckungsgefahr erstreckt, die jene sekundäre Spätsyphilis mit sich bringt.

Tatsächlich begeht man gewöhnlich den Fehler, das infektiöse Stadium der Syphilis zeitlich auf die Dauer der bis jetzt so genannten Sekundärperiode zu beschränken. So hört man häufig sagen: „Die Sekundärperiode dauert etwa 3 Jahre; die Ansteckungsgefahr bei der Syphilis dauert also nicht länger als drei Jahre."

Das ist jedoch ein großer und unheilvoller Irrtum. Ein Irrtum, dem übrigens die Beobachtung in der Klinik schon lange widersprochen hat, die wiederholt über Fälle verfügte, in denen die Ansteckung von veralteter Syphilis herrührte, von Syphilis, die viel älter als drei Jahre war. — So berichteten z. B. auf dem Londoner Kongreß, auf dem man dieser brennenden Frage nach der ansteckenden Periode der Syphilis näher trat, mehrere Kollegen über sichere derartige Beobachtungen. Namentlich der Referent der Frage, der inzwischen leider verstorbene Feulard, hat Fälle angeführt, in denen die Ansteckung bestimmt von Sekundärerscheinungen einer Syphilis herrührte, die sich auf 4, 6, 7, 8, 9, 10, 12 und selbst noch mehr Jahre zurückerstreckte.

Bedenken Sie nur, welchen großen Wert für die Prophylaxe eine genauere Bestimmung der möglichen Dauer jener sekundären Spätsyphilis und der Gefahren, die sie in sich birgt, haben kann. —

Wenn diese Frage bisher dunkel geblieben oder wenigstens nicht mit der ihr gebührenden Ausführlichkeit behandelt worden ist, hat dies, wie mir scheint, seinen ganz einfachen Grund in dem Mangel an Material und der Schwierigkeit einer gemeinsamen Arbeit auf diesem Gebiete. In der Tat legt man kaum Wert auf eine so alltägliche Sekundärerscheinung, wie etwa eine Plaque muqueuse oder eine Psoriasis palmaris, Erscheinungen, die nur Banales darbieten, aber die Aufmerksamkeit doch durch die mehr oder minder späte Zeit ihrer Entstehung erregen sollten. Noch viel seltener publiziert man einen solchen Fall, weil man ihn dessen nicht für wert erachtet. Die Folge ist, daß derartige Fälle gewöhnlich unbeachtet bleiben. Jeder behält sie für sich, und so kennt man sie nicht.

Ich darf aber wohl sagen, daß ich auf diesem Gebiete vielleicht besser als ein anderer vorbereitet und besser ausgerüstet war, das Studium dieser ganz speziellen Frage in Angriff zu nehmen. Der Grund dazu ist folgender: Seit sehr langer Zeit habe ich die Gewohnheit, mir bei jeder Konsultation eines jeden meiner Kranken eine wenn auch noch so kurze Notiz über die Erscheinungen, die ihn zu mir führen, zu machen. Es wäre undankbar von mir, Ihnen bei dieser Gelegenheit nicht zu sagen, wem ich diese Gewohnheit, deren Annahme ich Ihnen nicht dringend genug empfehlen kann, verdanke. Ich verdanke sie einem alten und allgemein verehrten Arzt am Hôpital du Midi, Herrn Dr. Puche, der aus seiner reichen Erfahrung heraus immer und immer wiederholte: „Bei Syphilis muß man immer aufschreiben, was man sieht, und das Tag für Tag; denn die Syphilis dauert lange, ist abwechslungsreich und übertrifft alles, was zu registrieren das menschliche Gedächtnis fähig ist". Er ging uns mit gutem Beispiele voran, und ich fand bei ihm, als er mir während einer schweren Krankheit seine Vertretung anvertraute, eine unvergleichliche Sammlung venerologischer Fälle aller Art, besonders syphilitischer Fälle, von denen er einige mehrere Monate lang, andere seit 10, 20, 30, 40 Jahren beobachtet hatte. Ein wahrer pathologischer Schatz war das.

Ich erinnere mich noch daran, einen wie lebhaften Eindruck mir der Anblick solcher Reichtümer machte, und ich begann alsbald, die Methode anzunehmen. Mit anderen Worten, ich wurde Sammler von Syphilisfällen, so wie andere aus Liebhaberei Bilder, Bücher, Japansachen, Autogramme oder Tabatièren sammeln. Man kann ja alles sammeln.

Übrigens hatte ich es nicht zu bereuen, im Gegenteil! Denn oft genug war ich nur zu froh, mit jenen Notizen meinem Gedächtnisse zu Hilfe kommen zu können. Dank jener Notizen habe ich zuerst mich selber und dann auch meine Kollegen von den pathogenen Beziehungen der Syphilis zur Tabes, der allgemeinen Paralyse, der Leukoplakie und der hereditär-syphilitischen Dystrophie usw. überzeugen können. Und für die Frage, die uns jetzt beschäftigt, greife ich wieder zu jenen Notizen, die ich mir Tag für Tag und zwar ganz unparteiisch, weil ohne Tendenz, gemacht, um mir zahlreiche Fälle, die längst meinem Gedächtnisse entschwunden sind, wieder zu vergegenwärtigen. Ich bin also, was unser Thema betrifft, folgendermaßen vorgegangen. Ich habe aus meinen Papieren alles, was auf die sekundäre Spätsyphilis Bezug hat, herausgesucht; alle Dokumente, die ich da fand, habe ich zusammengestellt, und so bin ich schließlich zu Resultaten und Statistiken gekommen, die ich Ihnen nun auseinandersetzen will.

Vor allem zeige ich Ihnen als hauptsächlichstes Resultat dieser Zusammenstellung nachfolgende höchst einfache Statistik. Sie zeigt die **relative Häufigkeit der sekundären Späterscheinungen — je nach dem verschiedenen Alter der Krankheit —**, die ich bei meinen Patienten nach dem 4. Jahre ihrer Krankheit gefunden habe.

Die senkrechten Reihen, mit den Zahlen 4, 5, 6 usw. bezeichnet, geben das Alter der Krankheit in Jahren an, und zwar vom 4. bis zum 34. Jahre. Der gerade Strich, der sie schneidet, entspricht der relativen Häufigkeit der sekundären Späterscheinungen nach den einzelnen Jahren der Krankheit, nach einer Skala zur Linken der Tabelle [1]).

Aus dieser Statistik sind drei Hauptresultate sofort ersichtlich, drei neue Wahrheiten, nämlich:

I. Der erste Punkt bezieht sich auf die **absolute Häufigkeit der sekundären Erscheinungen nach dem 3. Jahre der Krankheit.** Sie ist s e h r g r o ß; ich gebe Ihnen die Zahlen, urteilen sie selbst.

Ich habe etwa 19 000 Krankengeschichten von Syphilisfällen daraufhin untersucht, natürlich von Syphilisfällen jeder Art, jedes Alters und jeder Provenienz. Nun, unter dieser großen Zahl habe ich nicht weniger als 1096 Fälle gefunden, bei denen ich sekundäre Erscheinungen nach dem 3. Jahre notiert habe. Fast 1100 Fälle unter 19 000 ! Das ist enorm.

Enorm umsomehr, als man dabei folgende 2 Punkte beachten muß: Einerseits kommt von jenen 19 000 Fällen eine gute Anzahl überhaupt nicht in Betracht; z. B. alle jene, die nur einmal oder wenige Male zu mir gekommen sind, und die ich nicht wieder gesehen habe; auch solche, die mit einer alten Syphilis, tief in der Tertiärperiode, zu mir kamen; und noch so und so viele andere.

Andererseits aber bemerke ich ausdrücklich, daß jene Zahl von 1096 Fällen bestimmt nur ein M i n i m u m darstellt, ein s i c h e r e s M i n i m u m. Denn mit absoluter Strenge habe ich in meiner Statistik alle die Fälle ausgeschlossen, die bezüglich des spezifischen Charakters der Erscheinungen auch nur den mindesten Zweifel übrig ließen. Nun weiß man aus Erfahrung '— und auf diesen Punkt werde ich noch oft zurückkommen —, wie schwer, wie es in vielen Fällen sogar oft unmöglich ist, gewisse sekundärsyphilitische Späterscheinungen mit Sicherheit als spezifische zu bestimmen. Ich denke, um nur ein einziges Beispiel zu erwähnen, besonders an jene kleinen Erosionen, die so häufig auf der Zunge auftreten und sich durch nichts von harmlosen Affektionen (leukoplakischen, oder solchen, wie man sie bei Rauchern findet, und anderen) unterscheiden.

---

[1]) Ich halte die Wiedergabe dieser Tabelle hier für überflüssig. Die sehr einfachen Resultate gehen zur Genüge aus dem Text hervor.

Ich wiederhole also, die genannte Zahl ist nur ein Minimum. Aber diese Minimalzahl genügt trotzdem, die hohe Frequenz der sekundären Spätsyphilis zu bestätigen. Sie spricht für sich und beweist unstreitig, daß die Syphilis (wenigstens innerhalb gewisser gegebener Grenzen, die näher zu bestimmen wir später versuchen werden) die ausgesprochene Neigung hat, sich noch nach dem 3. Jahre in Sekundärerscheinungen zu äussern.

So ist die landläufige Meinung Lügen gestraft, die jede Syphilis, die älter als 3 Jahre ist, zur tertiären stempelt und von ihr nur mehr Tertiärerscheinungen erwartet.

II. Eine zweite Lehre geht mit Deutlichkeit aus der vorliegenden Tabelle hervor: **Die Frequenz der sekundären Spätsyphilis sinkt gleichmäßig im geraden Verhältnis zu dem Alter der Krankheit.**

Betrachten Sie den Weg, den die Frequenzlinie zurücklegt. Von einigen leichten Abweichungen abgesehen, die wohl auf das zurückzuführen sind, was wir „hasards de série" nennen, fällt sie von der ersten Reihe bis zur letzten.

Dieses gleichmäßige Fallen entspricht in Zahlen ausgedrückt folgenden Werten:

Von 266 (Frequenzzahl für das 4. Jahr) fällt das Verhältnis
auf: 194   „   „   5.
      135   „   „   6.
       98   „   „   7.
       67   „   „   9.
       36   „   „ 10.
       14   „   „ 13.
        8   „   „ 15., usf.

Daraus folgt, daß die sekundäre Spätsyphilis um so häufiger auftritt, je kürzere Zeit seit dem 4. Jahre der Krankheit verstrichen ist, und um so seltener, je weiter man sich von ihm entfernt.

Einige Details sind nicht ohne Interesse.

Wenn wir fortfahren, unsere Tabelle auf die Bedeutung hin, die ihr zukommt, zu prüfen, so ist abermals dreierlei hervorzuheben, nämlich:

1. daß die Frequenzlinie vom 4. bis zum 11. Jahre gleich steil abzufallen beginnt, mit der Vertikalen einen spitzen Winkel bildend; das bedeutet, daß **die Frequenz vom 4. bis zum 11. Jahre schnell sinkt** (von 266 auf 36):

2. daß sie von da ab, vom 11. bis zum 20. oder 22. Jahre im Gegenteile nur mehr sanft abfällt, in mehr schräger Neigung, und das bedeutet, daß das Sinken der Frequenz von Jahr zu Jahr geringer wird:

3. daß schließlich noch später ganz kleine Zahlen über die letzten Jahre verstreut, vereinzelten Fällen entsprechen.

Wie Sie später sehen werden, ist das nicht nur wissenschaftlich interessant, sondern auch praktisch von Wert. Denn es bedeutet, daß sich die Gefahren der Ansteckung vom 4. bis zum 11. Jahre schnell verringern, und zwar proportional dem Alter der Krankheit, um in den letzten Stadien derselben fast ganz zu erlöschen. —

III. Aber noch eine dritte, in anderer Richtung interessante Tatsache geht aus derselben Statistik hervor, und sie ist nicht nur Ihrer Aufmerksamkeit wert, sondern wird sicher Ihr lebhaftes Erstaunen erregen. — Sie betrifft die **Fähigkeit der Sekundärperiode, die zeitlichen Grenzen, die ihr gewöhnlich zugeschrieben werden, zu überschreiten.**

Und in der Tat, wenn Sie abermals die Tabelle betrachten, in die ich die späten Sekundärerscheinungen meiner Patienten eingezeichnet habe, sehen Sie sofort, daß diese Erscheinungen (natürlich ungleich verteilt, aber das ist ohne Belang) zu jeder Zeit der Krankheit auftreten. Ich darf wohl sagen, zu jeder Zeit, da sie auf dieser Tabelle **vom 4. bis zum 31. Jahre** vorkommen. Zuerst ist ihre Frequenzlinie vom 4. bis zum 24. Jahre ununterbrochen, d. h. solche Erscheinungen sind in allen diesen Jahren beobachtet worden; dann setzt sich die Linie mit einigen Unterbrechungen bis zum 31. Jahre fort. —

Bis zum 31. Jahre! Ist das nicht unglaublich? Sekundärerscheinungen nach so langer Zeit! Sekundärerscheinungen nach 10, 15, 20, 24 Jahren, um gar nicht von jenen zu sprechen, die sich anscheinend noch später gezeigt haben und die ich als nicht einwandfrei gleich von vorneherein eliminiert habe; denn bei außergewöhnlichen Dingen ist eine möglichst große Zahl von Fällen zur Beweisführung unerläßlich! —

„Aber solche Resultate," wird man mir entgegnen, „stehen in „flammendem Gegensatz zu den feststehenden und beglaubigten Lehren; solche Resultate widersprechen allem, was unsere Meister gelehrt haben. Es ist also nichts mit der Lehre Ricords und der Einteilung der Syphilis in drei Perioden; es ist also nichts mit jener streng geregelten Reihenfolge, jener Rangordnung der Erscheinungen, die der große Lehrer für die Entwicklung der Syphilis aufgestellt hat; und wir kehren zur Regellosigkeit zurück, zum klinischen Wirrwarr früherer Tage." —

Ferner — fährt man sicher fort — sind die fraglichen Resultate so eigentümlich, einige wenigstens so außerordentlich, daß man sie mit gutem Rechte als verdächtig ansehen darf. Können sie nicht etwa zufällige Täuschungen sein, diagnostische Irrtümer, Produkte verschiedenartiger Auslegung der Begriffe „sekundär" und „tertiär", die ja oft einer gewissen Willkür unterworfen ist? usw. usw.

Ich habe diese verschiedenen und wohl berechtigten Einwürfe zu beantworten.

Vor allem beruhigen Sie sich. Die Resultate, die ich hier vorbringe, haben nicht den „revolutionären" Charakter, den ihnen beizulegen man beim ersten Anblick versucht ist. Sie wollen in keiner Weise in das berühmte Dogma meines Lehrers über die allgemeine Entwicklung der Syphilis eine Bresche schlagen. Diese Lehre ist, wenigstens in ihren großen Zügen, unangreifbar; und sollte sie, was unwahrscheinlich ist, eines Tages doch angegriffen werden, wäre ich nicht der letzte, in Wort und Schrift für sie einzutreten. Übrigens handelt es sich hier gar nicht um sie.

In Wirklichkeit stellen die sekundären Späterscheinungen einerseits nur eine ganz spezielle Teilerscheinung gegenüber der Gesamtentwicklung der Syphilis dar, und andererseits bringen sie nur unter einer besonderen Voraussetzung eine Abweichung von der normalen Entwicklung der Syphilis mit sich, einer Voraussetzung, über die ich bald ausführlicher sprechen werde, die ich Ihnen aber gleich nennen kann; ich meine den hemmenden Einfluß der Behandlung. — Wenn ein Naturgesetz in einem bestimmten Falle durch ein anderes aufgewogen und dadurch unwirksam gemacht wird — folgt daraus etwa, daß jenes für falsch oder ungültig erklärt werden müsse? Und so liegt es hier.

Denn daß die sekundäre Syphilis bei gewissen Gelegenheiten und unter bestimmten Einflüssen, die näher zu bestimmen wir später versuchen werden, von der normalen Entwicklung abweichen kann, indem sie späte Erscheinungen hervorruft, ist nur eine vereinzelte Unregelmäßigkeit, die die großen Entwicklungsgesetze der Krankheit nicht durchbricht — nur ein einzelnes Faktum, das in nichts das allgemeine Gesetz berührt.

Andererseits kann die Vermutung, jene sekundären Späterscheinungen seien nur Beobachtungsfehler, keiner Prüfung standhalten.

Niemand erkennt bereitwilliger als ich bezüglich der Syphilis die Möglichkeit diagnostischer Irrtümer an. Ich habe in dieser Hinsicht zu viele Fehler aller Art von anderen und von mir begehen sehen, um davon nicht überzeugt zu sein. In dieser Sache aber ist der Einwurf „Irrtum" auszuschließen. Zu sagen, daß alle Beobachtungen sekundärer Spätsyphilis, die jetzt nach Tausenden zählen, nur auf diagnostischen Irrtümern beruhten, wäre barer Unsinn, und das aus einer ganzen Reihe von Gründen, die ich Ihrem Urteile unterbreiten werde.

1. Erstens sind in der großen Mehrzahl der Fälle die Erscheinungen der sekundären Spätsyphilis leicht oder ziemlich leicht zu diagnostizieren, durch ihr Aussehen, ihre Lokalisation, die Art und Weise ihrer Entstehung usw. Es wäre wahrhaftig schwierig, sich hier wiederholt zu täuschen, die Erscheinungen zu verkennen, sie nicht auf ihren wahren Ursprung zurückzuführen.

2. Zweitens kommt es oft vor, daß gewisse Erscheinungen, die im Laufe der normalen Sekundärperiode auftreten und allgemein als syphilitisch anerkannt werden, sich wiederholen, unter derselben Form wiederkehren, weit nach dem gewöhnlichen End-

termin der Sekundärperiode, z. B. im 6., 8., 10. Jahre und selbst noch später. So z. B. bei Rauchern die Plaques muqueuses im Munde. Man sieht häufig bei unverbesserlichen Rauchern von den ersten Jahren der Krankheit an Erosionen der Mundschleimhaut, die jeder als Plaques muqueuses ansprechen muß, und die während einer langen Reihe von Jahren absolut identisch wiederkehren. Während der Sekundärperiode erkennt man diese Erosionen als Plaques muqueuses an; mit welchem Rechte sollte man dies nicht tun, wenn sie später, aber in ganz gleichen Formen wiederkehren?

3. Ferner gibt es für die Spezifität eben jener Symptome der sekundären Spätsyphilis eine unzweifelhafte Probe: die Behandlung. Von 100 Beispielen, die ich bringen könnte, nur eines: Im 12. Jahre einer Syphilis erscheint eine Psoriasis palmaris. Ohne Behandlung bleibt sie 15 Monate bestehen; einer Quecksilberkur unterworfen verschwindet sie in 13 Tagen. Gibt es einen schlagenderen Beweis? —

4. Ein weiterer Beweis für den spezifischen Charakter der betreffenden Erscheinungen — denn das ist ein Hauptpunkt der Frage, mit der wir uns jetzt beschäftigen — liegt, wie Sie später sehen werden, in ihrer Ansteckungsfähigkeit. Wir verfügen über eine genügend große Anzahl sicherer Fälle, in denen wir den Mann seine Ehefrau durch Sekundärerscheinungen haben anstecken sehen, welche durch eine mehr oder weniger (z. B. 4 – 10 Jahre) alte Syphilis hervorgerufen waren.

5. Aber ich gehe schnell über alle diese Gründe hinweg, obgleich sie sehr triftig sind, da ich noch einen weiteren Grund habe, der alle übrigen an schlagender Beweiskraft übertrifft. Das ist die große Anzahl, die hohe Frequenz jener sekundären Späterscheinungen.

Ja, wenn dies seltene Ausnahmen wären, wenn sie in unseren Statistiken nur dünn gesät vorkämen, dann könnte man den Einwurf gelten lassen, sie wären irrtümlich als sekundär gedeutet worden. Aber weit gefehlt; gerade das kann niemand behaupten. Im Gegenteil verfügen wir über eine außerordentlich große Anzahl von solchen mehr oder weniger verspäteten Sekundärerscheinungen. Sie zählen nach Hunderten. Ich allein verfüge über mehr als 1000. Sehen Sie nicht ein, daß angesichts so vieler Tatsachen kein Einwand möglich ist? Sehen Sie nicht ein, daß bei diesen Fällen die einen für die anderen bürgen, sie stützen und bestätigen, und umgekehrt? Einige davon abzustreiten, das ginge noch; die Gesamtheit abzulehnen, das wäre eine Albernheit. Der gesunde Menschenverstand müßte jeden davon abhalten.

6. Schließlich bleibt noch als letzter Einwand die Möglichkeit verschiedener Deutung dessen, was wir sekundäre und tertiäre Erscheinungen nennen. Was ist davon zu halten?

Freilich gibt es gewisse Syphilide, die man schwer klassifizieren kann, und die der eine für sekundär, der andere für tertiär ansieht.

Der beste Beweis dafür ist, daß man übereingekommen ist, einige
von ihnen als sekundo-tertiär zu bezeichnen. Gewisse frühzeitige
Periostitiden, gewisse Formen von Orchitis zählen zu ihnen. Obiger
Einwand ist also nicht etwa a priori von der Hand zu weisen.

Hier aber ist er nicht am Platze. Wie Sie bald in den folgenden Auseinandersetzungen hören werden, sind die Erscheinungen der
sekundären Spätsyphilis, von wenigen Ausnahmen abgesehen, solche,
die eine Meinungsverschiedenheit über ihren sekundären oder tertiären
Charakter gar nicht aufkommen lassen. Das sind entweder Hautsyphilide oder, noch häufiger, Schleimhautsyphilide, die beide genau
jenen der Sekundärperiode gleichen. Das sind z. B. oberflächliche
Erosionen auf der Zunge, einfach erodiert, so gutartig, wie eine
Läsion nur sein kann, niemals auch nur die geringste Narbe hinter-
lassend, die Gewebe nicht verletzend, im wesentlichen zur Rückbildung geneigt usw.; kurz, Plaques muqueuses, die in allem jenen
alltäglichen Erscheinungen gleichen, die wir gleich bei Eintritt der
Syphilis, d. h. in ihren ersten Monaten oder Jahren beobachten.

Da ich jetzt in eine umständlichere Erörterung der Erscheinungen der sekundären Spätsyphilis nicht eintreten kann, bitte ich
Sie, mir für eine eingehendere Darlegung über diesen Punkt Auf-
schub zu gewähren; ich will mich jedoch verpflichten, Sie davon zu
überzeugen, daß dieser Einwurf nicht stichhaltiger ist als die vorhergehenden.

Wie Sie sehen, bin ich zu dem Schlusse berechtigt, daß die
Syphilis sicherlich früher oder später mitten in der sogenannten
Tertiärperiode verschiedene Symptome hervorrufen kann, die ihrer
Art, ihrem Aussehen und ihrem ganzen Charakter nach vollständig
jenen gleichen, welche sie in ihrer Sekundärperiode produziert.

Auf diese Symptome erstreckt sich unsere Aufgabe.

Ätiologie. Pathogenese.

Hier ist die erste Frage: Unter welchen Bedingungen kommt
jene sekundäre Spätsyphilis zustande? Das will sagen: Welche Bedingungen ermöglichen die merkwürdige Tatsache, daß die Syphilis
nach langen, nach manchmal ganz außerordentlich langen Zwischenräumen noch sekundäre Erscheinungen zeitigt?

Ohne jeden Zweifel müssen da mehrere und verschiedenartige
Bedingungen obwalten. Hängen sie etwa vom Krankheitskeim ab?
Etwa vom Terrain, d. h. dem Individuum, dem Organismus, auf dem
dieser Krankheitskeim sich entwickelt? Vielleicht von Dingen, von
denen wir heute noch gar keine Ahnung haben? Welche Über-
raschungen wird uns in dieser Beziehung, wie in zweifellos noch
vielen anderen Beziehungen, die noch unerforschte Bakteriologie dieser
Krankheit bieten? [1]

---

[1] Siehe Vorrede.

Jedenfalls haben wir bis heute nur eine einzige jener Bedingungen ergründen können. Glücklicherweise ist diese von der größten Wichtigkeit.

Um es gleich zu sagen: Diese Bedingung ist enthalten in der **therapeutischen Beeinflußung der Syphilis durch Quecksilber.**

Jawohl, meine Herren, beachten Sie das: die behandelte, die mit Quecksilber behandelte Syphilis ist es, die noch in der Tertiärperiode Sekundärerscheinungen hervorruft.

Und alles in allem ist nichts logischer, wenigstens theoretisch. Denn eine merkurialisierte Syphilis muß — das liegt auf der Hand — abgeschwächt sein, und muß als solche auch fast nur mehr gutartige Formen, Erscheinungen abgeschwächter Virulenz, hervorbringen können. Wenn Sie mir eine kurze Abschweifung in das Reich der Hypothese gestatten, will ich Ihnen gern näheres darüber sagen, um Ihnen meinen Gedankengang klarzulegen.

1. Eine Syphilis die genügend lange und genügend intensiv mit ihrem mächtigsten Gegenmittel, dem Quecksilber, behandelt worden ist, kann meiner Meinung nach als neutralisiert, als erloschen angesehen werden und wird keine spezifischen Symptome mehr hervorrufen.

2. Eine kürzer, also nicht ausreichend behandelte Syphilis muß demnach abgeschwächt, aber nicht geheilt sein. Sie kann einerseits ihr Fortbestehen noch durch spezifische Erscheinungen dartun, andererseits aber sind diese nur mehr gutartig oder relativ gutartig, d. h. analog jenen, die das Sekundärstadium charakterisieren.

3. Eine Syphilis schließlich, die entweder wenig oder gar überhaupt nicht behandelt wurde, bleibt mit ungeschwächter Virulenz in dem Organismus und beweist dies durch heftig auftretende, schwere Symptome, die wir als tertiäre Erscheinungen bezeichnen.

Freilich, dies alles sind aprioristische Erwägungen, Hypothesen; und viele Tatsachen könnten sofort angeführt werden, welche diesem theoretischen Aufbau absolut widersprechen. So sieht man z. B. bei mancher ungenügend behandelten Syphilis sowohl tertiäre als verspätete sekundäre Erscheinungen. Warum nun sehen wir hier tertiäre und in anderen Fällen sekundäre Symptome? Das ist ein Rätsel, das wir noch nicht gelöst haben und wahrscheinlich nie lösen werden. — Trotzdem, glauben Sie nicht, daß die fragliche Hypothese so nichtig, so rein theoretisch sei, wie man annehmen möchte. Im grossen ganzen und abgesehen von Ausnahmen gibt sie genau das wieder, was wir in der Klinik beobachten. Sie ist nichts als eine Formel für die Ergebnisse unserer Erfahrung.

Hiervon sollen Sie zwei Statistiken überzeugen, die unter meiner persönlichen Beobachtung entstanden sind.

I. Um mir über den Einfluß klarzuwerden, den die spezifische Behandlung auf die Frequenz der sekundären Spätsyphilis ausübt, habe ich alle Fälle dieser Art zusammengestellt und sorgfältig geprüft, bei denen ich von den Patienten selbst positive und genaue Angaben über ihre Behandlung seit dem Beginne der Krankheit erhalten konnte. Diese Fälle, bei denen -- ich wiederhole das absichtlich — die vorausgegangene Behandlung, was Art der Mittel und Dauer ihrer Anwendung betrifft, genau angegeben werden konnte, belaufen sich auf 581.

In folgendem haben Sie die daraus gewonnenen Ergebnisse in Bezug auf den fraglichen Punkt:

> 229 der betreffenden Patienten waren über 2 Jahre mit Quecksilber behandelt worden;
> 144 waren 1—2 Jahre,
> 115 kürzer als 1 Jahr,
> 92 nur einige Monate mit Quecksilber behandelt worden;
> 1 einziger war überhaupt nicht behandelt worden.

Zus.: 581.

Haben diese Zahlen etwa keine Bedeutung? Sie zeigen, daß die sekundäre Spätsyphilis um so häufiger auftritt, je eingehender — oder richtiger je weniger unzureichend — die Behandlung war. Vergleichen Sie:

> 92 Fälle entsprechen einer zu kurzen Behandlung;
> 115 „   „   „ etwas weniger kurzen Behandlung;
> 144 „   „   „   „ eingehenderen Behandlung;
> 229 „   „   „ mittelmäßigen Behandlung.

Das will heißen, daß **die Frequenz der sekundären Spätformen im geraden Verhältnis zur Dauer und Intensität der Behandlung wächst.**

Ich wiederhole: die mangels genügender Behandlung nicht geheilte, nicht erloschene Syphilis, die noch spät Sekundärerscheinungen hervorbringt, tritt um so häufiger auf, je länger, je eingehender ihre Behandlung von Anfang an war. Das geht aus den obigen Zahlen hervor und kann, glaube ich, nicht bestritten werden [1]).

Wenn Sie, meine Herren, diese Resultate zum ersten Male hören, sind Sie vielleicht versucht, zu sagen: „Wenn es aber so ist, daß man sich den sekundären Späterscheinungen um so mehr aussetzt, je intensiver man sich behandeln lässt, dann ist eine s c h l e c h t e Behandlung doch richtiger als eine g u t e." „Geduld!", würde ich Ihnen antworten; „warten Sie nur ab. Es gibt auch eine Kehrseite der Medaille; die wenig behandelte Syphilis verursacht ganz andere Spätsymptome als harmlose Sekundärerscheinungen, und zwar die ganze reichhaltige

---

[1]) Professor F i l a r e t o p u l o s (Athen) schreibt ebenso: „. . . es wurde beobachtet, daß diese Rezidive sekundärer Erscheinungen in sehr vorgeschrittenem Stadium der Krankheit bei Personen festgestellt wurden, die einer strengen und regelmäßigen Behandlung unterworfen gewesen waren". (Indépendance médicale, 1900, S. 203.)

Litanei des gefürchteten Tertiarismus". — Den Beweis dafür werde
ich Ihnen übrigens in einer zweiten Statistik gleich geben. Die vielen
Zahlen dürfen Sie nicht ungeduldig machen; sie sind für meine Beweisführung notwendig.

II. Ich habe Ihnen durch obige Zahlen die Beziehung zwischen
der Frequenz der sekundären Spätsyphilis einerseits und der Dauer
und Intensität der Behandlung andererseits dargelegt. Als Gegenstück
wäre es für die uns beschäftigende Frage interessant, nachzuforschen,
in welchen Beziehungen die Frequenz der tertiären Syphilis zu denselben Punkten, d. h. zu der Behandlung, der sie von Anfang an
unterworfen war, steht. Das war leicht zu machen, und in folgender
Weise führte ich es aus.

Aus meinen Notizen nahm ich die gleiche Anzahl Fälle tertiärer
Syphilis, wie ich sie zu meiner ersten Statistik verwendet hatte (581),
und zwar ohne Auswahl nach dem alphabetischen Verzeichnis, und
stellte die Behandlung fest, der in diesen 581 Fällen die Syphilis
von ihren ersten Jahren an unterworfen war. Folgendes waren meine
Resultate:

Unter 581 Patienten, die zu verschiedenen Zeiten die verschiedenartigsten Tertiärerscheinungen gehabt hatten, fand ich

> 46 ohne jegliche Behandlung;
> 307 mit einer Behandlung nur einiger (weniger als 6)
>   Monate;
> 109 mit einer Behandlung von 6 Monaten bis zu einem
>   Jahre;
> 62 mit einer Behandlung von 1—2 Jahren;
> 57 mit einer Behandlung von über 2 Jahren.

Zus.: 581.

Sehen wir zu, welche Bedeutung diesen Zahlen innewohnt. Sie
bezeugen zur Evidenz eine methodisch zunehmende Steigerung der
tertiären Gefahren, entsprechend der Abnahme der ursprünglichen
Behandlungsdauer. Exakt sagen sie folgendes:

Wenn Sie eine Syphilis nicht oder schlecht behandeln, nämlich
zu kurz, dann riskieren Sie sehr zahlreiche Tertiärerscheinungen.

Und umgekehrt: je besser, je länger Sie die Syphilis behandeln,
desto seltener riskieren Sie die Gefahren des Tertiarismus.

Das ist die Bedeutung dieser zweiten Statistik.

Nach dieser Feststellung vereinigen wir einmal die aus den
beiden Statistiken gewonnenen Resultate, und sehen wir zu, welche
Lehren wir aus dieser Zusammenstellung ziehen können.

Graphisch stellen sich die beiden Resultate als zwei einander
schneidende Kurven dar:

1. Eine absteigende Linie (auf der Tabelle voll ausgezogen),
welche zeigt, wie der Tertiarismus seltener wird, je länger und

dadurch wirksamer die Behandlung wird. (Diese Linie fällt von 307 auf 57.)

2. Eine aufsteigende Linie (auf der Tabelle punktiert), die uns zeigt, wie die sekundäre Spätsyphilis an Häufigkeit zunimmt, je eingehender die Behandlung wird. (Von 92 steigt diese Linie auf 229.)

Spricht das nicht eine deutliche Sprache?

Vereinigen wir nun diese beiden Resultate, um ihre gemeinschaftliche Bedeutung würdigen zu können. Diese besteht darin, daß unter dem Einflusse der spezifischen Behandlung die Syphilis ihre intensive Virulenz einbüßt, und zwar proportional der Dauer der Behandlung; das heißt, daß, je länger sie behandelt wird, sie um so weniger Tendenz zeigt, in ihr tertiäres Stadium überzugehen, und um so öfter dazu neigt, sich bei ihren späteren Erscheinungen auf sekundäre Formen zu beschränken. Mit einem Worte, das heißt, daß die Syphilis in Bezug auf die Qualität der späteren Erscheinungen, die sie noch hervorbringen kann, durch die Behandlung abgeschwächt wird.

Bemerken Sie übrigens, daß diese letzte Schlußfolgerung nur mit allem übereinstimmt, was alle (oder fast alle) Welt heute schon glaubt; nämlich daß das Quecksilber, wenn es eine Syphilis nicht heilt, so doch wenigstens deren Erscheinungen verringert und deren Formen mildert.

Dies ist, ich wiederhole es, überall als allgemein gültig anerkannt, und die obigen Statistiken haben nur das Verdienst, diese unleugbare Tatsache noch besonders zu bestätigen.

Daraus folgt, um auf die ganz spezielle pathogenetische Frage zurückzukommen, die diese Erörterung hervorgerufen hat, daß die eine der (wahrscheinlich mehrfachen) Ursachen für die sekundäre Spätsyphilis in der therapeutischen und zwar in der merkuriellen Beeinflussung liegt. Ohne Zweifel ist ein Grund für diese Erscheinungen der Syphilis in der mildernden, neutralisierenden Wirkung zu suchen, die das Quecksilber auf die infektiösen Keime ausübt. Und logischerweise müssen wir auch glauben, daß in vielen Fällen sekundärer Spätsyphilis die Krankheit nur deshalb ihren sekundären Charakter beibehält, weil sie behandelt, das heißt durch eine medikamentöse Einwirkung abgeschwächt worden ist.

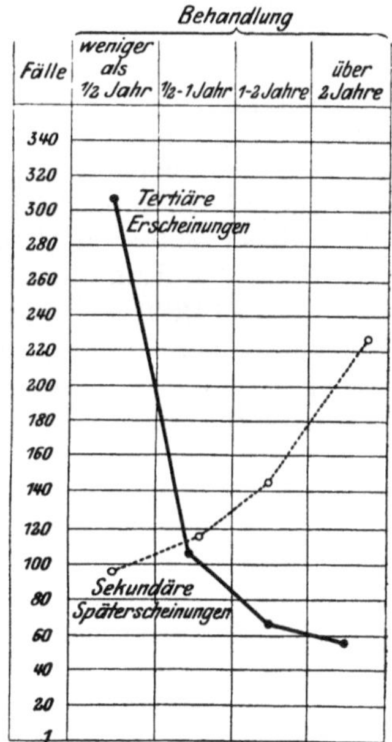

Ich will freilich nicht behaupten, daß jede sekundäre Spätsyphilis diesem therapeutischen Einflusse entspringt, und daß nur

dieser allein derart die Krankheit in Grenzen halten und in vorgeschrittenen Entwicklungsstadien auf diesen verhältnismäßig gutartigen Grad zurückführen könne. Aber ich behaupte, daß er den
unleugbaren Grund für eine große Anzahl von Fällen darstellt, und
daß er bis jetzt jedenfalls der einzige ist, den wir haben auffinden
und aufklären können.

Symptomatologie.

Aus welchen klinischen Erscheinungen setzt sich das Bild der sekundären Spätsyphilis zusammen?

Vielleicht kommt die Zeit, wo die Beobachtung gezeigt haben
wird, daß die meisten oder sogar alle Krankheitserscheinungen der
sekundären Syphilis eventuell oder ausnahmsweise auch im tertiären
Stadium auftreten können. Die Aufgabe des Pathologen wird dann
eine leichtere sein, und es wird dann genügen, die Tatsache ohne
Kommentare festzustellen. Heute aber sind wir noch nicht so weit,
und wir haben die Pflicht, die Sekundärformen einzeln aufzuzählen,
die wir außer der Reihe, in einer Periode, die nicht die ihre ist,
angetroffen haben. Das wird unsere erste Aufgabe sein.

Übrigens genügt es nicht, anzugeben, daß diese oder jene
sekundäre Form im Tertiärstadium vorkommen kann. Von viel
größerem Interesse ist die Feststellung, ob diese Sekundärform sich
dadurch, daß sie in eine ihr fremde Periode versetzt wurde, als
Symptom geändert hat und in welcher Weise; ob sie dann, auf diese
oder jene Weise modifiziert, die Diagnose irreleiten kann, und vor
allem, ob sie selbst noch in der tertiären Periode die Ansteckungsfähigkeit des Sekundärsymptoms beibehält, usw. usw. Diesen verschiedenen Fragen soll unsere Arbeit gewidmet sein.

Vorerst aber stellen wir fest, welche der sekundären Erscheinungen wir in der Tertiärperiode beobachtet haben. Meine Notizen
besagen darüber:

Syphilide der Haut (Form und Sitz verschieden) . . .	614	Fälle
„ „ Kopfhaut	33	„
Onychien und Paronychien	22	„
Syphilide der Mundschleimhaut (Lippen, Zunge, Gaumen, Mandeln usw.)	533	„
„ des Kehlkopfes	2	„
„ am Genitale bei Männern	102	„
„ „ „ „ Frauen	5	„
Anale und perianale Syphilide	7	„
Sekundärerscheinungen am Auge	3	„

1321 Fälle.

Hautsyphilide.

Im Verlaufe der Tertiärperiode, sogar in ihren vorgeschrittensten Stadien, kann man häufig spezifische Hauteruptionen konstatieren, die alle Kennzeichen und auch das allgemeine Aussehen der sekundären Syphilide besitzen. Wie Sie durch obige Statistik bereits wissen, habe ich in meiner Privatpraxis nicht weniger als 614 derartige Fälle beobachtet.

Übrigens trifft es sich, daß ich Ihnen heute allein aus dem Material meiner Abteilung mehrere Fälle dieser — ich möchte sagen — in das tertiäre Stadium hinein „verspäteten" Sekundärsyphilide demonstrieren kann. Das wird für Sie die beste Einführung in den Gegenstand sein.

Betrachten Sie zuerst diese Frau. Sie sehen an ihr ein blaßrotes, schwaches, auf gewisse Hautbezirke (Thorax, Rücken, Schenkel) beschränktes Exanthem. Dieses Exanthem ist offenbar eine R o s e o l a, und sicher auch eine spezifische Roseola, was aus einer Reihe von Eigentümlichkeiten hervorgeht: Farbe, Oberflächlichkeit, Mangel jeder Hautinfiltration, Fehlen von Schuppen, von Jucken, Konfiguration einiger Stellen, die sich als hellrote, wellenförmige Bänder darstellen, mit verschiedenartig gekrümmten Windungen und gesundem Zentrum usw. usw. Andererseits hat diese Frau ihre unanfechtbar syphilitische Krankengeschichte; sie zählt zu unseren „Habituées", und wir haben sie wiederholt mit äußerst charakteristischen spezifischen Manifestationen hier gehabt. Um nun zu dem zu kommen, was uns interessiert — wie weit reicht die Syphilis dieser Patientin zurück? Ganz genau **sieben Jahre.** Jawohl, sieben Jahre, so außerordentlich es Ihnen auch erscheinen mag, daß eine einfache Roseola so lange Zeit nach dem Primäraffekt auftritt.

Gehen wir weiter. Hier zeige ich Ihnen einen Patienten, der vor einer Woche mit einer Affektion am Skrotum aufgenommen wurde, die von ihm und, wie er angibt, von einem Arzte als ein Skrotalekzem angesprochen wurde. Nach genauer Untersuchung hat sich dieses angebliche Ekzem als eine Gruppe von papulösen Syphiliden herausgestellt, und zwar sind es teils verstreute, flache, linsenförmige, mit Schüppchen bedeckte, scharf abgegrenzte Papeln, teils — an anderen Stellen — papulöse, bogen- oder halbkreisförmige Bänder. Der Fall war nicht zu verkennen. Um so weniger, als der Patient noch außerdem gleichzeitig ein deutliches Syphilid der Flachhand aufwies; um so weniger, als seine syphilitische Anamnese vollständig einwandfrei war, und wir ihn sogar vor zwei Jahren mit einem zweifellosen tertiären Erythem hier gehabt hatten. Die Skrotalaffektion war also bestimmt ein z i r z i n ä r e s p a p u l ö s e s S y p h i l i d v o n d u r c h a u s s e k u n d ä r e m C h a r a k t e r. Und wie alt ist die Syphilis dieses Mannes? Genau **zwölf Jahre.**

Hier ist eine Bemerkung notwendig, um bei dieser Gelegenheit einen äußerst wichtigen und wesentlichen Punkt zu betonen, über den wir seinerzeit noch ausführlich zu sprechen haben werden. Dieses Skrotalsyphilid war trocken; trotzdem waren einige Stellen — entweder spontan oder infolge von Reibung und hinzugefügter Reizung — erodiert. An diesen Stellen bestand das Syphilid aus feuchten Papeln, d. h. breiten Kondylomen, also kontagiösen Affektionen. Hier haben Sie also eine Läsion, die in ihrer Eigenschaft als breites Kondylom eine Ansteckung vermitteln könnte, u. zw. — beachten Sie diesen Termin — im zwölften Jahre einer Syphilis! — Beurteilen Sie das Interesse und die Bedeutung einer solchen Tatsache.

Ich nehme mein Thema wieder auf.

Untersuchen Sie diese beiden Kranken. An beiden konstatieren Sie die so häufige syphilitische Affektion, die man gewöhnlich und mit Unrecht als „Psoriasis palmaris", richtiger als Syphilid der Flachhand bezeichnet. Die Erscheinungen dieser beiden Patienten sind einander absolut gleich. Abgesehen von einigen topographischen Details ohne Bedeutung sind die Erscheinungen des einen der genaue Abklatsch von denen des anderen. Tatsächlich sehen wir bei beiden die Eruption ausschließlich auf die innere Handfläche — der einen Hand bei dem einen, beider Hände bei dem anderen Patienten — beschränkt. Bei beiden besteht die Eruption aus einer Gruppe schuppender, hellroter, trockener Plaques, für den tastenden Finger von sich abstoßenden Schuppen umgeben. Bei beiden nimmt die Affektion an einer ihrer Stellen die Form eines zusammenhängenden Bandes an, das bogenförmig die Hälfte oder zwei Drittel eines kleinen Kreises beschreibt. Kurz, bei beiden dieser Patienten haben wir — und zwar zweifellos, denn gerade die Diagnose ist nicht zu bestreiten — ein typisches, gleichzeitig linsenförmiges und zirzinäres palmäres Syphilid.

Nun — merken Sie wohl auf, meine Herren — die Syphilis des einen Patienten reicht **10—11 Monate** zurück, die des anderen **14 Jahre!**

Dies ist doch deutlich, denke ich; und die Schlußfolgerung, die wir aus dieser Tatsache, wie aus den vorhergehenden, ziehen können, ist, daß wir auch in der Tertiärperiode, selbst wenn dieselbe schon weit vorgeschritten ist, spezifische Erscheinungen sekundären Charakters antreffen können.

Die erste Frage ist:

Welche eruptiven Sekundärformen hat man im Laufe der Tertiärperiode bereits beobachtet?

Meine Anwort darauf lautet: Alle, oder fast alle.

Und tatsächlich finde ich in meinen Notizen:

1. den erythematösen Typus, als einfache Roseola oder zirzinäre Roseola oder als ein besonderes, sogenanntes tertiäres Erythem;

2. die papulösen und papulo-squamösen Typen in all ihren außerordentlich verschiedenen Varietäten, nämlich als: papulo-squa-

möses linsenförmiges Syphilid; — lichenoides Syphilid; — nummuläres papulöses Syphilid; — ausgebreitetes papulöses Syphilid; — psoriasiformes Syphilid; — papulo-zirzinäre (annuläre, bogenförmige, serpiginöse etc.) Syphilide; — eng gruppiertes Syphilid; sogenannte Psoriasis palmaris oder plantaris; — breite Kondylome (Plaques muqueuses der Haut); — papulo-krustöses Syphilid etc. etc.;

3. den oberflächlich ulzerierten Typus (pustulo-ulzeröses, ekthymatöses Syphilid etc.).

Erwarten Sie von mir keine Beschreibung dieser verschiedenen Typen, denn das gehört nicht zum Thema [1]). Ich habe Sie Ihnen hier nur mit Namen anzuführen und erkenne für mich im Augenblick nur die eine Verpflichtung an, Ihnen zu sagen, wie sie in einem Krankheitsstadium in Erscheinung treten, in dem diese Effloreszenzen nicht mehr gewöhnlich sind.

Und in der Tat, glauben Sie nicht, daß diese verspäteten Formen, diese Anachronismen (erlauben Sie mir, sie kurz so zu nennen), immer der genaue Abklatsch der Typen seien, die ihnen in einer früheren Krankheitsepoche eigen sind. Ganz im Gegenteile, sie unterscheiden sich von einander, wenn auch nicht immer und in der Regel, so doch wenigstens sehr oft, und stellen dann nur noch modifizierte Formen dar. Gewiß, diese modifizierten Formen sind sehr wohl noch Sekundärsyphilide, nach ihrer Gestalt, ihrem Gesamteindrucke, wie nach ihrem Charakter oberflächliche Dermatosen, durchaus gutartige Hauteffloreszenzen mit der Fähigkeit, sich vollständig zurückzubilden. Darüber besteht kein Zweifel. Aber diese Sekundärerscheinungen sind eben verändert, in ihrem Grundton, ihrem Aussehen, ihrem Stil, wenn ich so sagen darf, verfälscht, zuweilen sogar umgebildet, verkleinert, degeneriert usw.; mit einem Worte, modifiziert.

Modifiziert, aber wie? — Darin z. B., daß sie anstatt profus gewöhnlich bescheiden, wenigstens relativ bescheiden auftreten und sich, anstatt ausgebreitet, zerstreut, sogar generalisiert zu sein, ganz auf einzelne, manchmal gar auf eine einzige Region beschränken; — statt ganz gesetzlos rücksichtlich der Verteilung ihrer Eruptionselemente aufzutreten, zeigen sie schon die Tendenz, sich methodisch zu gruppieren, ja sich der zirzinären Anordnung zu unterwerfen. Nach all dem fangen sie also an (von ferne freilich, aber immerhin), an die Form tertiärer Dermatosen zu erinnern.

Fügen Sie noch jene andere Eigenschaft hinzu, daß sie recht häufig aus sehr verkleinerten, abgeschwächten, in gewissem Sinne verkümmerten Exanthemen bestehen, und zwar verkümmert manchmal rücksichtlich der Ausbreitung, die sie annehmen, manchmal in Bezug auf die Zahl der sie zusammensetzenden Einzelelemente, manchmal in Hinsicht auf diese beiden Punkte zusammen.

---

[1]) Siehe die Beschreibung dieser verschiedenen Typen in meinem „Traité de la Syphilis", Band I.

Ein Beispiel wird zur Festigung Ihrer Vorstellungen hiervon beitragen.

Ein jeder weiß, wie ein papulöses Syphilid der Sekundärperiode im dritten, vierten oder fünften Monat nach dem Schanker aussieht. Einerseits ist es ein sehr ausgebreitetes, meistens sogar generalisiertes Syphilid. Andererseits verbreitet es seine Papeln nicht nur fast über alle Körperregionen, sondern es verbreitet sie sogar in verschwenderischer Menge. Wenn Sie die Geduld hätten, eine Zählung der sie zusammensetzenden Papeln vorzunehmen, so würden Sie deren mehrere Hunderte zählen.

Sehen Sie sich nun vergleichsweise diesen Kranken unserer Abteilung an, der im 7. Jahre seiner Syphiliserkrankung wieder eine papulöse Eruption aufweist. Wie sieht diese Eruption aus? Erstens beschränkt sie sich ganz exakt auf vier Regionen, nämlich beide Schenkel, die Stirn und das Kinn, und läßt alle anderen Hautpartien frei. Zählen wir alsdann die sie zusammensetzenden Papeln, was wir ohne große Mühe tun können, so finden wir deren neununddreißig, nicht eine mehr. Welcher Unterschied zwischen 39 hier gegen Hunderte bei der gewöhnlichen Form!

Das ist hier die Regel; die Eruption bei unserem Kranken geht noch über das Maß hinaus, das wir bei den betreffenden Fällen gewöhnlich beobachten.

Sie sehen also: die Eruption ist umschrieben, auf bestimmte Körperregionen beschränkt und ganz bescheiden; das ist die Regel. Im ganzen stellt also das sekundäre Syphilid im tertiären Stadium, wenn ich so sagen darf, ein Diminutivum dessen dar, was sie zur Zeit ihres planmäßigen Auftretens ist.

Ich scheue mich nicht, Ihnen zu wiederholen: vier Eigenschaften unterscheiden im allgemeinen diese Spätsyphilide von den gleichen Erscheinungsformen der sekundären Periode, nämlich:

1. das bescheidene Auftreten des Exanthems,
2. die regionäre Beschränkung,
3. die Neigung der Einzelelemente zu methodischer Anordnung und zu zirzinärer Form,
4. häufig auch die Verkleinerung und, wenn ich so sagen darf, der verkümmerte Charakter des Exanthems.

Ich will nicht sagen, daß Sie diese verschiedenen Eigenschaften immer, noch weniger, daß Sie sie immer vereint vorfinden werden; aber ich sage Ihnen, daß Sie in sehr vielen Fällen der einen oder der anderen von ihnen begegnen werden, und daß Ihnen dies ein diagnostischer Fingerzeig von bedeutendem Interesse sein kann.

Ich will sogar weiter dabei verweilen, denn wir sind hier mitten auf klinischem Gebiete, und es liegt mir am Herzen, Ihre Ansicht über einige der Eigenschaften, die ich Ihnen beschrieben habe, zu befestigen. Also:

I. Ich sprach Ihnen eben von der Neigung der sekundären Spätsyphilide, sich zu beschränken, zu umschreiben, sich auf einigen

Stellen zu verschanzen, — ganz im Gegensatz zu dem wirklichen Sekundärsyphilid, dessen Eigentümlichkeit die weite Ausbreitung, die Dissemination, oft geradezu die allgemeine Generalisierung seiner Elemente ist. Hier der Beweis.

Ich greife aufs Geratewohl fünfzig Aufzeichnungen aus meinen Beobachtungen heraus und untersuche, was diese Syphilide als Eruptionen gewesen sind; besonders achte ich darauf: Wieviel Regionen sind ergriffen, wieviel Lokalisationsstellen zählen .wir? Als Antwort finde ich folgendes:

Bei 1 Falle fünf Lokalisationsstellen (ein Bein, die beiden Vorderarme, Gesicht und Skrotum);

bei 3 Fällen vier Stellen (Stirn, beide Schenkel und Arm; — Arme, Skrotum und Penis; — Handgelenke, Vorderarm und Kinn);

bei 8 Fällen drei Stellen (Stirn, Schenkel und Arm; — Beine und Nacken);

bei 12 Fällen zwei Stellen (Gesicht und Vorderarm; — Stirn und Flachhand; — Handgelenk und Vorderarm; Bein- und Handgelenk usw.)

und bei 26 Fällen eine einzige Stelle (Bein oder Stirn oder Nase oder Handgelenk oder Arm oder Vorderarm, Hals, Hinterbacke, Nacken usw.).

Beachten Sie die Neigung zur Beschränkung, zur Lokalisierung. Unter 50 Fällen haben 38 nur zwei Eruptionsherde oder gar nur einen einzigen!

Einige Beispiele mögen vorstehende Zahlen bestätigen.

5 Jahre alte Syphilis. - Syphilis palmaris und papulöses Syphilid der Stirn.

6 Jahre alte Syphilis. — Papulo-squamöses Syphilid in zwei Herden: rechtes Bein und Handgelenk.

10 Jahre alte Syphilis. — Zirzinäres papulöses Syphilid auf einem Schenkel und einem Vorderarm.

4 Jahre alte Syphilis. — Ein einziger Herd eines papulo-squamösen Syphilids auf der linken Hinterbacke.

6 Jahre alte Syphilis. — Ein einziger Herd auf der Stirn.

8 Jahre alte Syphilis. — Ein einziger Herd in der Lippengegend in Form eines serpiginösen Syphilids; — Rezidiv desselben ausschließlich an derselben Stelle im Laufe des 6., 7. und 8. Jahres.

8 Jahre alte Syphilis. — Ein einziger Eruptionsherd am Halse in Form eines halbmondförmigen zirzinären papulo-squamösen Syphilids etc., etc.

II. Der zweite Punkt: Der stark verkleinerte, abgeschwächte, zuweilen geradezu verkümmerte Charakter des Exanthems stellt ein diagnostisches Hilfsmittel erster Ordnung dar. Sie werden das erst ganz verstehen, wenn Sie folgendes gehört haben.

Es kommt äußerst selten vor, daß die sekundären Spätsyphilide bezüglich ihrer Größe, Ausdehnung, Konfluenz denselben Syphilistypen gleichkommen, die zu ihrer gewohnten Zeit, zu ihrer normalen Fälligkeit, auftreten. Sie zeichnen sich ganz im Gegenteil meistens durch ihren relativ bescheidenen Charakter, durch eine schwache, sogar wie verkümmerte Eruption von geringerer Wichtigkeit aus.

Wie oft habe ich in unseren Krankensälen Ihre Aufmerksamkeit auf diesen Punkt gelenkt und Ihnen gesagt: „Sehen Sie sich doch diesen seltenen Fall an! Da ist ein Kranker im 6., im 8., im 10. Jahre seiner Syphilis, d. h. in einem Stadium, in dem die Krankheit (wenn überhaupt Erscheinungen) bedeutende, ulzeröse Läsionen setzen müßte; aber ganz im Gegenteile manifestiert sie sich unter ganz gewöhnlichen, sekundärsyphilitischen Symptomen, mit einigen elenden Gruppen von Papeln, sogar mit einigen isolierten Papeln und nichts weiter. Ist das nicht sonderbar?“

Aber das Sonderbare ist hier das Normale; in der Tat das Normale, denn ein papulöses Syphilid z. B. reduziert sich in der Regel während der Tertiärperiode auf einige wenige Eruptionsgruppen, sogar auf eine Gruppe, auf einige Papeln, selbst (es ist kaum glaublich, aber ich werde es Ihnen sofort beweisen) auf eine einzige isolierte Effloreszenz.

Aber ich fühle, daß derartige Behauptungen, die Ihnen sehr sonderbar erscheinen müssen, nach klinischen Beweisen verlangen, und ich beeile mich, Ihnen solche zu geben.

Da haben Sie zuerst einen Fall, bei dem die Syphilis im Laufe des 6. Jahres folgende Erscheinungen verursachte: doppelseitige Psoriasis palmaris, papulöses Exanthem auf beiden Beinen, auf jedem aus 8 bis 10 Papeln bestehend, krustöses Syphilid des Nackens (4 Papeln) und einige Krusten der Kopfhaut.

Ein weiterer Fall. Eine ganz junge Frau erwirbt im Jahre 1875 eine Syphilis und läßt sich, wie die meisten Frauen, nur so lange behandeln, als Erscheinungen bestehen, aber sehr wenig oder gar nicht, wenn dieselben verschwunden sind. Im Jahre 1880 ein tertiärer Schub, bestehend aus 7 Gummis (2 auf den Schenkeln, 2 auf den Armen, 2 auf einer Brust und 1 am Halse). Rasche Heilung unter Jod. Im Jahre 1881 eine Periostitis, die ebenfalls unter Jod heilt. — Dann im Jahre 1882 (beachten Sie wohl die Umkehrung aller Verhältnisse!) ein sicherer und unbestreitbarer sekundärer Schub, der in folgender Form auftritt: papulöses Syphilid auf beiden Beinen (8 Papeln auf dem einen, 7 auf dem anderen); papulöses Syphilid im Gesicht (2 Papeln am Kinn, 1 auf der Stirn). — Nichts weiter. Im ganzen 18 Papeln.

Aber das ist noch nicht alles, denn diese Dürftigkeit des Exanthems kann sich noch steigern. Man gelangt schließlich zu ganz außergewöhnlichen Fällen, bei denen das Exanthem aus einer kleinen, ganz kleinen Zahl von Effloreszenzen, sogar aus nur einem Dutzend, zehn, sechs, vier, drei, zwei (!) Papeln besteht.

Beispiele:

Einer meiner Patienten zeigte im 5. Jahre seiner recht gut behandelten Syphilis eine einzige Gruppe von **zehn** linsenförmigen Papeln, in Kreisform angeordnet, auf einem Vorderarm.

Ein anderer, seit 6 Jahren syphilitisch, hatte auf einem Arm ein papulo-squamöses Syphilid aus **neun** Papeln.

Ein dritter, dessen Syphilis 26 Jahre alt war, bot auf der Volarseite eines Vorderarms und des dazugehörigen Handgelenks **drei** serpiginöse Syphilide, die aus langen, wellenförmigen, papulösen Streifen bestanden.

Noch einige Fälle, deren summarische Wiedergabe wohl genügt, da ihr Interesse nur in der Bestätigung des vorhergehenden liegt:

6 Jahre alte Syphilis, — papulo-krustöses Syphilid der Stirn, aus s i e b e n Papeln bestehend.

6 Jahre alte Syphilis, — papulo-krustöses Syphilid der Nase (v i e r Papeln).

6 Jahre alte Syphilis, — v i e r linsenförmige Papeln an der Stirn.

5 Jahre alte Syphilis, — d r e i schuppende Papeln am Handgelenk und an der Stirn.

5 Jahre alte Syphilis, — z w e i zirzinäre papulo-squamöse Herde auf einer Hinterbacke.

6 Jahre alte Syphilis, — z w e i krustöse Papeln auf einem Bein.

5 Jahre alte Syphilis, — z w e i ekthymatöse Syphilide von der Größe eines 5-Centimes-Stückes am Thorax.

8 Jahre alte Syphilis, — z w e i Halbkreise eines zirzinären papulo-squamösen Syphilids am Halse.

Schließlich der Gipfel all dessen, der aus sehr gutem Grunde nicht überstiegen werden kann; das ist die Reihe von Fällen, bei denen die Eruption nur mit einer — bedenken Sie, nur mit einer e i n z i g e n! — Effloreszenz auftritt.

Ist das nicht eine unerwartete, paradoxe und außergewöhnliche Erscheinung, daß die Syphilis im vorgerückten Stadium sich nur durch eine einzige syphilitische Effloreszenz von sekundärem Charakter dokumentiert?

Und diese Erscheinung ist nicht nur sicher und unbestreitbar, sondern nicht einmal sehr selten. Denn ich finde — um nur von der Gruppe von Syphiliden zu sprechen, die uns momentan beschäftigt — in meinen Aufzeichnungen 8 Fälle, die ich Ihnen hier kurz wiedergeben will:

1. 4 Jahre und einige Monate alte Syphilis. — Leichte Sekundärerscheinungen — Mäßige Behandlung ungefähr 3 Jahre lang. — Im Verlaufe des 4. Jahres ein zirzinäres papulöses Syphilid, aus e i n e r e i n z i g e n Effloreszenz auf der Volarseite des Handgelenks bestehend. — Es hat die Form eines Kranzes mit gesundem Zentrum und den Durchmesser eines Einfrankenstückes.

2. $4\frac{1}{2}$ Jahre alte Syphilis. — Vorgeschichte: Harter Schanker und einige Sekundärerscheinungen (Roseola, Plaques der Mundschleimhaut, Drüsenschwellungen). — Behandlung einige Monate, dann unregelmäßig. — Im Laufe des 4. Jahres 2 gleichzeitige Erscheinungen: 1. syphilitische Erosion am Gaumen; — 2. papulöses Syphilid des Fußrückens: e i n e schöne, typische kupferfarbene Papel, e i n z i g und allein eine P a p e l. Sie ist genau kreisrund, leicht erhaben und fein schuppend. Keine andere Hautaffektion, kein Ekzem, keine

Psoriasis, kein Lichen in der Anamnese. — Sofortige Heilung unter spezifischer Behandlung.

3. 5 Jahre alte Syphilis. — Gutartige Form: Erodierter Schanker, Roseola, wiederholte Plaques der Mundschleimhaut, zervikale Drüsenschwellungen. — Zunächst kurze, aber von Zeit zu Zeit wieder aufgenommene Behandlung. — Im 5. Jahre erscheint auf der Stirn eine einzige papulo-krustöse, genau kreisrunde Läsion von der Größe eines 50-Centimesstückes und absolut spezifischem Aussehen. — Protojoduretpillen[1]). — Heilung in 5 Wochen.

4. 6 Jahre alte Syphilis. — Im Anfange ausschließlich charakterisiert durch einen Schanker und einige Plaques der Mundschleimhaut; Behandlung mit Protojoduretpillen 2$^1/_2$ Jahre lang mit Zwischenpausen von einigen Wochen bis zu 2 und 3 Monaten zwischen den einzelnen Kuren. — Im 6. Jahre erscheint auf der Volarseite des Handgelenks eine einzige Eruptionsstelle in Form eines papulösen roten, mit feinen Schuppen bedeckten Halbkreises, etwa 4 cm lang. Der Typus eines papulo-zirzinären Syphilids.

5. 7 Jahre alte Syphilis. — Im Jahre 1867 harter Schanker, Plaques muqueuses, — 1870 Syphilide der Palma manus und der Kopfhaut. — 1873 ein neuer Schub mit gleichen Erscheinungen. Behandlung bei jedem dieser Schübe. — 1874 (7. Jahr) Auftreten eines papulo-zirzinären Syphilids auf dem Vorderarm, ganz analog dem des vorigen Falles. — Eine einzige Eruptionsstelle in der Form von 2 Dritteln eines papulösen Kranzes. — Spezifische Behandlung und Heilung. — Dann im folgenden Jahre Rezidiv eines papulösen Syphilids, rings um die Gegend angeordnet, welche von dem früheren zirzinären Syphilid befallen war.

6. 7 Jahre alte Syphilis. — Harter Schanker, dann Roseola, Plaques muqueuses am After und sechs Jahre später ein Syphilid der Palma manus. Merkurielle Behandlung bei jedem dieser Schübe, aber nicht in den Zwischenpausen. Im 7. Jahre erscheint auf der Stirne eine breite, kreisrunde, leicht erhabene, glatte und rote Papel mit unverkennbar kupferfarbenem Schein. — Spezifische Behandlung, die nur langsam zum Ziele führt (etwa 5 Monate lang).

7. 8 Jahre alte Syphilis. — 2 harte Schanker am Penis, gefolgt von einigen Sekundärerscheinungen (Syphilid der Palma und Planta, Flecken auf der Eichel etc.). — Merkurielle Behandlung ungefähr 3 Jahre, dann Jod. — Im 8. Jahre Auftreten einer einzigen, aber sicher spezifischen Erscheinung, deren Spezifität als unbestreitbar durch mehrere Ärzte anerkannt worden ist, welche der sehr beunruhigte Kranke deshalb konsultiert hatte. — Diese Erscheinung sitzt unter der Unterlippe und besteht aus einem papulösen, roten Band, welches 2 mm breit ist und die genaue Form eines Hufeisens hat, mit einem Durchmesser, der etwas größer ist als der eines 50-Centimesstückes. — Sie haben hier ein ganz typisches, zirzinär-papulöses Syphilid sekundären Charakters.

• Beachten und behalten Sie das wohl, meine Herren: Fälle dieser Art sind wahre Fallen für die Diagnose. Jedermann ist da befangen und läßt sich verleiten, die Syphilis zu verkennen. So sagte ein Kollege, über dessen syphilitische Affektion sowohl er selbst als auch einige Kollegen sich getäuscht hatten: „Wie soll man bei solchen Kleinigkeiten auf Syphilis verfallen! Wie soll man glauben, daß sie nur mit einigen Papeln, sogar mit nur einer Papel mitten in der Tertiärperiode auftritt, während sie da normalerweise Gummata und Ulzera produzieren sollte?“ Ich mußte ihm sagen, daß solche Irrtümer hier häufig, ja sogar gewöhnlich sind. — Zur Verhütung derselben wird die vorstehende Auseinandersetzung hoffentlich beitragen können.

---

[1]) Siehe Anhang.

Zu welchen Zeiten des Tertiärstadiums entstehen die hier besprochenen Syphilide?

Nach einer gewissen Anzahl von Fällen, bei denen der Zeitpunkt des Auftretens der Erscheinungen ganz exakt festgestellt werden konnte, geben meine Aufzeichnungen folgende Antwort darauf[1]):

Im Laufe des 4. Jahres . . .	35	Fälle,
„ „ „ 5. „ . . .	22	„
„ „ „ 6. „ . . .	9	„
„ „ „ 7. „ . . .	8	„
„ „ „ 8. „ . . .	6	„
„ „ „ 9. „ . . .	3	„
„ „ „ 10. „ . . .	3	„
„ „ „ 11. „ . . .	1	„
„ „ „ 12. „ . . .	1	„
„ „ „ 16. „ . . .	2	„
„ „ „ 22. „ . . .	1	„
	91	Fälle.

Aus diesen Zahlen geht hervor:

1. Daß die Häufigkeit der Syphilide mit sekundärem Charakter in der Tertiärzeit im umgekehrten Verhältnis steht zu ihrer Entfernung vom Beginne der Erkrankung;

2. daß diese Erscheinungen besonders in den ersten Jahren der Tertiärzeit, vom 4.—6. Jahre zu finden sind; in diesen 3 Jahren allein etwa $\frac{5}{6}$ der Fälle;

3. daß sie in einem bestimmten Prozentsatz stufenweise abnehmend in den folgenden 4 Jahren noch vorkommen;

4. daß sie darüber hinaus aber nur mehr Ausnahmen und Raritäten darstellen, da ich unter 91 nur 4 (oder 5) Fälle nach dem 10. Jahre gefunden habe, gegen 86 vorher.

Aber diese Ausnahmen bestehen doch, und so behaupte ich, 2 mal sichere Syphilide von unbestreitbar sekundärem Charakter **im 16. Jahre** der Krankheit beobachtet zu haben. Ich gebe Ihnen hier eine zusammenfassende Beschreibung dieser beiden Fälle, die eine Erwähnung wohl verdienen.

Der erste betrifft einen Kranken, der, im Jahre 1876 angesteckt, verschiedentlich syphilitische Erscheinungen aufwies und deshalb von Dr. Simonet (früherem Arzte am Hôpital du Midi) behandelt wurde; mir stellte er sich viel später, 1891, mit folgenden 3 Erscheinungen vor: mehrere Symptome einer scheinbar schon seit mehreren Jahren bestehenden Tabes, Glossitis syphilitica der Raucher mit Zerstörung der Papillen an einzelnen kleinen Stellen und einem zirzinären papulösen Syphilid der Wange, seitlich vom Mundwinkel. Dieses

---

[1]) 2 Arten von Syphiliden (Syphilis palmaris und plantaris, sowie Roseola und tertiäres Erythem) werden später besprochen und sind daher in dieser Statistik nicht berücksichtigt.

Syphilid bildete einen unvollständigen Ring, etwas größer als ein Fünffrankenstück, und bestand aus einer Reihe von Papeln (nicht Knötchen), die aneinandergereiht waren wie Perlen an einer Schnur. Ich wiederhole, daß die Einzelelemente dieser Eruption ganz exakte Papeln, flache Papeln von absolut sekundärem Aussehen und keine Knötchen waren.

Der zweite Fall ist von nicht geringerer Beweiskraft. Ich habe ihn bei einem meiner ältesten Freunde beobachtet, dessen Syphilis ich vom Jahre 1859 an bis zum heutigen Tage verfolgt habe. Im Jahre 1875, also im 16. Jahre der Erkrankung, wurde er von einer Orchitis specifica befallen, die durch Jod ziemlich leicht zu beseitigen war, dann nach einigen Monaten von einem Sekundärsyphilid in zwei Erscheinungsformen; erstens einer Reihe linsengroßer über die Beine und die Unterarme zerstreuter Papeln und zweitens 5 Ringen bezw. Ovalen papulöser, im Zentrum abgeheilter Erhebungen, welche aus Gruppen von vielen kleinen Papeln bestanden, die einander berührten und wie Perlen an einer Schnur aufgereiht erschienen. Sie erkennen da jenen Typus wieder, den ich Ihnen unter dem Namen eines papulösen Syphilids mit zirzinärer Gruppierung der Papeln beschrieben habe. Weder über den syphilitischen, noch über den sekundären Charakter dieser Läsion konnte irgend ein Zweifel bestehen. Ich erinnere mich, sie genau untersucht und wiederholt betrachtet zu haben, sehr befremdet und überrascht von dem seltsamen Gegensatz zwischen der Affektion und dem Alter dieser Syphilis, daß ich aber nicht umhin konnte, sie in die Reihe sekundär-syphilitischer Manifestationen einzuordnen[1]).

Ein Zug in dem pathologischen Bilde dieser Syphilide bleibt

---

[1]) Kurze Krankengeschichte dieses Falles: Im Jahre 1859 harter Schanker, von Ricord diagnostiziert. In den folgenden Monaten Roseola, wiederholte Plaques der Mundschleimhaut, Drüsenschwellungen, Syphilis palmaris; spezifische Behandlung.

1861 konstatiere ich ein Rezidiv der Roseola. Einige Monate später schwaches Syphilid aus kleinen Papeln und Syphilis palmaris. Wiederholte Behandlung.

1875 sichere Orchitis syphilitica. Jodkali. Heilung.

Einige Monate später tritt ein schwaches, papulo-squamöses Syphilid von absolut sekundärem Charakter auf. Diese Eruption ist in mancher Hinsicht außerordentlich typisch für die Form, die ich papulöses Syphilid mit zirzinärer Gruppierung genannt habe (s. mein Traité de la Syphilis, Bd. I, S. 316), und besteht aus einer Reihe kleiner, scheibenförmiger, flacher Papeln, die, wie Perlen an einer Schnur aneinandergereiht, Kreise oder Ovale mit gesundem Zentrum bilden. Ich zähle 5 Läsionen dieser Art auf den Beinen und Vorderarmen. — Außerdem in der Umgebung dieser Läsionen eine Anzahl zerstreut liegender größerer scheibenförmiger, kreisrunder, papulöser Erhebungen von dem Durchmesser eines 20 Centimesstückes und absolut sicherem syphilitischen Aussehen. — Einerseits besteht kein Zweifel über den spezifischen Charakter der Affektion, welche außerdem durch die Diagnose mehrerer Kollegen als solche anerkannt worden ist, und andererseits ist ihr sekundärer Charakter absolut unstreitig. — Protojoduretpillen. — Verschwinden der Symptome in 2 Monaten.

1881 schließlich absolut sicher spezifische Periostitis tibialis. — Sofortige Heilung auf Jodbehandlung.

noch anzuführen, nämlich die Neigung zu Rezidiven, welche einige
von ihnen besitzen und welche wir noch ausgesprochener bei den
beiden Eruptionsformen finden werden, die wir noch zu beschreiben
haben. Man sieht zuweilen papulöse Eruptionen wieder und wieder
mit eigenartiger Zähigkeit weit über ihren gewöhnlichen Fälligkeits-
termin hinaus auftreten, und zwar — beachten Sie das wohl — nicht
in dem Grade konfluierend, wie zu Anfang, sondern in reduzierten
schwachen, umschriebenen, zuweilen sogar wie verkümmert aussehenden Formen.

Zum Beispiel:

Eine junge Frau erwirbt im Jahre 1872 eine Syphilis mit einem Schanker
an der Brust und bekommt einige leichte Erscheinungen, mit denen eine spezifische
Behandlung bald fertig wird. — 2—3 Jahre später wird sie wieder von einem
schwachen, linsenförmigen papulösen Syphilid befallen, das auf Quecksilber
rasch verschwindet. — Von diesem Zeitpunkte an wird sie während der nächsten
4 Jahre von Schüben derselben Art betroffen, die durch eine Merkurialbehandlung
immer leicht zur Abheilung gebracht werden, aber nach einigen Monaten in
derselben Form wieder erscheinen. Diese Schübe haben verschiedene Lokalisation, sind aber nie besonders stark und bestehen aus etwa 6—10 linsenförmigen,
hellroten, unleugbar spezifischen Papeln; ihre Zahl fällt zuweilen sogar bis auf
4, 3 und 2. — Ich zählte zwei solcher Schübe im Jahre 1876 (Januar und
August); drei im Jahre 1877 (März, August, Dezember); drei im Jahre 1878
(Mai, Juni, Juli); zwei im Jahre 1879 (Juni und August). — Diese Frau vertrug
allerdings das Quecksilber sehr schlecht, nahm möglichst wenig und stellte den
Gebrauch sofort nach dem Verschwinden der Erscheinungen ein. Ist dies die
Ursache bezw. die alleinige Ursache für die Häufigkeit der Rezidive, denen sie
ausgesetzt war?

Noch deutlicher ist die Neigung zu Rezidiven bei einer anderen
Art des papulösen Syphilids, nämlich bei dem papulösen Syphilid
um den Mund, charakterisiert durch eine Aussaat von Papeln auf
der einen oder anderen oder bisweilen auf beiden Lippen. Die Papeln
sind linsenförmig, rosa oder rötlich, kreisrund, mehr oder weniger
zahlreich, bald isoliert, bald zu mehreren zusammenstehend und dann
kleine wellen- und bogenförmige Bänder bildend, deren Enden
einander zuweilen berühren und so eine Art Guirlande bilden. Ich habe
gesehen, wie zwei meiner Kranken während mehrerer Jahre von
unaufhörlichen Rezidiven dieses seltenen Syphilids (bis zu elf in
5 Jahren) andauernd buchstäblich verfolgt und gequält wurden.
Hier haben Sie die Krankengeschichte der einen von ihnen, einer
jungen und hübschen Frau, die sich ihr Mißgeschick derart zu Herzen
nahm, daß sie für kurze Zeit in einen Zustand trübseliger Hypo-
chondrie verfiel, der für ihren Verstand fürchten ließ.

Syphilis im Jahre 1873. — Verschiedene Sekundärerscheinungen, besonders
3 Schübe papulöser Syphilide um den Mund, mit linsenförmigen, zahlreichen
Papeln, bald auf der einen, bald auf der anderen Lippe. — Spezifische Behandlung und Ausbleiben aller Symptome für 5—6 Jahre.
Dann von 1879 ab und zwar bis 1883, d. h. während 5 Jahren, oft
wiederholtes Auftreten der gleichen Syphilisform in der gleichen Region, nämlich
bald auf der einen, bald auf der anderen Lippe, bald auf beiden, und zwar
immer gleichmäßig charakterisiert als flache, oberflächliche, rosa oder rötliche,
ganz leicht schuppende sekundäre Papeln ohne besonders deutliche Infiltration.

Mit jedem dieser Schübe wurde die Behandlung in wenigen Wochen fertig; aber jedesmal trat die Affektion zur argen Verzweiflung der Kranken nach kurzer Zeit immer wieder auf, sobald die Behandlung aussetzte. — Es folgten aufeinander ganz genau in 5 Jahren elf Schübe, die vollkommen voneinander getrennt auftraten, nämlich:

4 im Jahre 1879 (Januar, März, Juni und Oktober);

2 im Jahre 1880 (März und November); der letzte gleichzeitig mit einem Syphilid der Zunge;

2 im Jahre 1881 (Februar und April); diese zusammen mit erosiven Syphiliden der Zunge;

1 im Jahre 1882 (Oktober);

2 im Jahre 1883 (Februar und Mai).

Ich muß hier auf die merkwürdige Tatsache hinweisen, daß dieses rezidivierende Syphilid um den Mund von sekundärem Charakter sein tertiäres Gegenstück mit der gleichen und ebenso unerklärlichen Neigung zu häufigen Rezidiven hat [1]).

Absichtlich habe ich in der bisherigen Besprechung zwei bedeutendere Typen dieser merkwürdigen sekundären Syphilisformen der Tertiärperiode aufgespart, um sie Ihnen mit all den Details, welche ihre hohe Bedeutung erfordert, zu geben. Ich werde sofort mit ihrer Beschreibung beginnen.

Syphilide der Palma und Planta.

Wir alle kennen diese Form unter der fehlerhaften Bezeichnung Psoriasis palmaris und plantaris; Ricord hat uns sie kennen gelehrt und sie als „Symptom der Syphilis in der Handfläche und an der Fußsohle des Kranken" bezeichnet.

Diese Form ist ausgesprochen undiszipliniert und macht sich zeitlich völlig unabhängig, so sehr, daß man von ihr gesagt hat, „sie ist unabhängig ohne bestimmten Termin in dem Kalender der Syphilis, wird fast unterschiedslos zu den unvereinbarsten Zeiten des Krankheitsverlaufes beobachtet und ist demzufolge imstande, ebensogut neben den Erscheinungen einer späten, wie neben denen einer mittleren oder einer ganz frühen Periode aufzutreten."

Sehen wir, was Wahres daran ist.

I. Erstens ist diese Form unstreitig die bei weitem häufigste von allen Syphiliden sekundären Charakters, die man in der Tertiärperiode antrifft. Unter 879 Fällen dieser Art (welche ich sowohl in der Privat- als auch in der Spitalpraxis beobachtet habe) finde ich sie 450 mal, es kommt für sie allein also mehr als die Hälfte der Fälle in Frage.

II. Zu welchen Zeiten des Tertiärstadiums treten diese Syphilide auf?

---

1) S. mein Traité de la syphilis, Bd. II, S. 246.

Die folgende Statistik wird uns über diesen Punkt Auskunft geben:

Im Laufe des	4.	Jahres	. . . .	74	mal
„ „ „	5.	„	. . . .	55	„
„ „ „	6.	„	. . . .	37	„
„ „ „	7.	„	. . . .	31	„
„ „ „	8.	„	. . . .	28	„
„ „ „	9.	„	. . . .	15	„
„ „ „	10.	„	. . . .	21	„
„ „ „	11.	„	. . . .	14	„
„ „ „	12.	„	. . . .	13	„
„ „ „	13.	„	. . . .	7	„
„ „ „	14.	„	. . . .	7	„
„ „ „	15.	„	. . . .	6	„
„ „ „	16.	„	. . . .	11	„
„ „ „	17.	„	. . . .	4	„
„ „ „	18.	„	. . . .	4	„
„ „ „	19.	„	. . . .	2	„
„ „ „	20.	„	. . . .	3	„
„ „ „	21.	„	. . . .	1	„
„ „ „	22.	„	. . . .	5	„
„ „ „	23.	„	. . . .	1	„
„ „ „	24.	„	. . . .	2	„
„ „ „	27.	„	. . . .	1	„
„ „ „	28.	„	. . . .	1	„
„ „ „	31.	„	. . . .	1	„
„ „ „	33.	„	. . . .	1	„
„ „ „	42.	„	. . . .	1	„

346 Fälle.

Schon bei einfachem Überlesen dieser Statistik kann man leicht folgende Schlüsse daraus ziehen:

1. Erstens, daß das psoriasiforme Syphilid der Palma oder Planta die Fähigkeit besitzt, zu den verschiedensten Zeiten der Tertiärperiode, oder, besser gesagt, **zu jeder Zeit** derselben aufzutreten.

2. Zweitens, daß **die Häufigkeit seines Auftretens im umgekehrten Verhältnis zur Entfernung vom Beginn der Tertiärzeit rasch abnimmt.** So zählt die vorangegangene Statistik zwar 261 Fälle vom 4. bis zum 10. Krankheitsjahre, aber nur 71 vom 11. bis zum 20. (d. i. 6—7 mal weniger) und nur 14 vom 21. bis zum 42. (d. i. 6 mal weniger als in dem vorhergehenden Jahrzehnt).

3. Aber sicherlich das sonderbarste, überraschendste und ich kann ohne Übertreibung sagen, das **verblüffendste** Resultat dieser Statistik ist die Fähigkeit des in Frage stehenden Syphilids, zu Zeiten aufzutreten, die man für **unmöglich** halten sollte nach der überaus langen Pause, die sie vom Beginne der Krankheit trennt. Wer würde a priori daran glauben wollen, daß ein Syphilid, das man gewöhnlich

während der ersten Jahre oder sogar während der ersten Monate
der Krankheit antrifft, in gleicher Weise mitten in der Tertiärperiode
auftreten könne, sogar in weit vorgeschrittener Tertiärperiode, d. h.
nach dem 10., 15. und 20. Jahre? In einigen Fällen hat man es
sogar, wie ich glaube, mit Sicherheit 31, 33 und 42 Jahre nach dem
Schanker auftreten sehen[1]).

Solche Zahlen sind, ich wiederhole das Wort, in der Tat verblüffend; sie scheinen unglaublich, und ich erwarte daher auch folgende Einwürfe: Begeht man da nicht, wo es sich um so erstaunlich späte Termine handelt, einen fundamentalen Irrtum, sei es über die Natur der Erscheinungen selbst, sei es wenigstens über ihre Zugehörigkeit zur sekundären oder tertiären Form?

Aber ich verneine das; ich werde sofort beweisen, daß dieser Einwurf unrichtig ist.

Was vor allem die sekundäre oder tertiäre Qualität der Erscheinungen betrifft, so erkläre ich, in meine Statistik nur Fälle aufgenommen zu haben, deren sekundärer Charakter durch ihr Aussehen unzweifelhaft ist, wofür Sie mir schwerlich eine gewisse Urteilsfähigkeit absprechen können. Da gerade der Widerspruch zwischen dem sekundären Aussehen und dem tertiären Auftreten mich hauptsächlich interessierte, habe ich mich wohl gehütet, der ersten und wesentlichsten Bedingung meines Programmes nicht zu entsprechen und in die genannte Statistik Fälle aufzunehmen, die man als tertiär hätte verdächtigen können. Ich wiederhole, daß ich sehr sorgfältig alle tertiären Syphilide der Palmar- und Plantarregion (und deren gibt es nicht wenige) ausgeschlossen habe.

Übrigens hat die tertiäre Psoriasis dieser Regionen (lassen Sie mich dieselbe weiter mit dem unzutreffenden, aber kurzen und bequemen Namen bezeichnen) ein ganz besonderes Aussehen und ist von der sekundären Psoriasis leicht zu unterscheiden. Sie unterscheidet sich besonders durch einen viel höheren Grad von Infiltration, woraus eine Derbheit und Härte der Haut resultiert, die dann wie Pergament, in manchen Fällen wie Leder erscheint; durch eine lamellöse, manchmal sogar großblätterige Schuppung; durch tiefe Risse in den Beugefalten der Flachhand und der Finger, die in ulzeröse V-förmige Rhagaden übergehen können; manchmal durch einen runden, höckerigen Wulst am Rande, der

---

[1]) Bei einer neuen Untersuchung, die ich zur Kontrolle der vorhergehenden eingeleitet habe, finde ich nicht weniger als 9 Fälle von Syphilis palmaris oder plantaris von sekundärem Charakter, die später als 20 Jahre nach dem Schanker aufgetreten waren; nämlich:

Im 21. Jahre	. . . .	1 Fall,
„ 22. „	. . . .	1 „
„ 23. „	. . . .	1 „
„ 24. „	. . . .	1 „
„ 25. „	. . . .	3 Fälle,
„ 27. „	. . . .	2 „
	Zusammen	9 Fälle.

besonders am Handgelenk vorspringt und dort sozusagen den Saum der Läsion bildet. — Wir müssen noch hinzufügen, daß die tertiäre Psoriasis fast ausschließlich die flächenhafte Eruptionsform bevorzugt, und nie jene von linsenförmigen, zerstreuten, einander nicht berührenden Scheiben, die viel eher eine Sekundärform darstellen, etc.

Was den zweiten Einwand bezüglich der S p e z i f i t ä t der Erscheinungen anlangt, ist er kaum zulässiger als der vorhergehende.

Ich bestreite nicht, daß sich in die große Menge der Fälle, die ich beobachtet habe, eine gewisse Anzahl diagnostischer Irrtümer haben einschleichen können; denn niemand, ich am wenigsten, ist unfehlbar. Aber was würden ein paar vereinzelte Irrtümer unter mehreren hundert (genau 346) Fällen bedeuten? Übrigens geht die Spezifität der fraglichen Fälle aus einer Summe von unzweifelhaften Beweisen hervor, die ich hier folgen lasse:

1. Vor allem die Häufigkeit dieser psoriasiformen S p ä t syphilide, die immer unter gleichen Bedingungen entstehen, nämlich bei Personen, deren syphilitische Anamnese sichergestellt ist.

2. Das häufige Zusammentreffen dieser Syphilide mit anderen syphilitischen Symptomen, sei es mit jener Art der Glossitis, die wir Glossitis depapillans nennen und von der bald die Rede sein wird, sei es mit verschiedenen Tertiärsymptomen, wie dem trockenen tuberösen Syphilid, dem tubero-ulzerösen Syphilid, Gummis, Orchitis, Tabes, zerebraler Syphilis, progressiver Paralyse etc.

3. Die häufig ganz deutlichen äußeren Charakteristika, wie z. B., wenn die Läsion in der zirzinären Form, sei es ring-, sei es noch häufiger bogenförmig auftritt.

4. Das therapeutische Kriterium: Die prompte Beeinflussung dieser Erscheinungen durch spezifische oder noch genauer durch Quecksilberbehandlung. Für diese Erscheinungen gibt es in der Tat ein Heilmittel, und zwar nur eines, das Quecksilber. Dieser notorischen Tatsache kann nicht widersprochen werden.

5. Noch ein Beweismittel von besonders entscheidender Bedeutung: Man hat mehr als einmal diese Erscheinungen immer und immer wieder rezidivieren sehen, sobald sie nicht mehr durch Quecksilber beeinflußt wurden. Wendet man dann wieder Quecksilber an, so verschwinden sie vollständig, um einige Zeit nach Aussetzen der Therapie wiederzuerscheinen, bei Wiederaufnahme der Behandlung von neuem den Schauplatz zu verlassen, und so fort. Dieses eigenartige Versteckspiel besitzt eine Bedeutung, über die wir nicht weiter zu reden brauchen.

Ich bringe ein Beispiel von vielen:

X .... hat im Jahre 1873 Syphilis erworben (harter Schanker, makulopapulöses Syphilid, Alopezie, Plaques muqueuses im Munde zu wiederholten Malen). — Er hat sich leidlich lange behandeln lassen (nach seiner Angabe 2—3 Jahre) und hat dann bis 1889 keine Erscheinungen mehr gehabt.

Im Jahre 1889 Auftreten eines Palmarsyphilids, so typisch wie irgend möglich, in zirzinärer Form. — Ich verordnete eine Behandlung mit D u p u y t r e n -

schen Pillen [1]). — Die seit 2—3 Monaten bestehenden Erscheinungen verschwanden in einigen Wochen.

Im Januar 1890 Rezidiv an derselben Stelle und in genau derselben Form. — Wiederaufnahme der Behandlung. — Verschwinden der Erscheinungen in 3 Wochen.

Im April und August zwei neue Rezidive; gleiche Behandlung und ebenso Heilung innerhalb einiger Wochen.

1891 geht der Patient ins Ausland, und ich sehe ihn erst im Juni 1892 wieder. Dann erzählt er mir, daß seit seiner Abreise die Erscheinungen genau fünfmal wieder aufgetreten und geheilt seien, und zwar immer an denselben Stellen und immer unter denselben Bedingungen. „Kaum habe ich," sagt er, „14 Tage bis 3 Wochen Quecksilber genommen, so geht die Affektion zurück, blaßt ab und verschwindet. Habe ich aber dann das Medikament kaum 1—2, höchstens 3 Wochen ausgesetzt, so entsteht sie wieder wie zuvor. Sehen Sie lieber selbst. Da habe ich 2—3 Monate kein Quecksilber genommen, und das Syphilid ist schon wieder da." Und in der Tat sehe ich ein Syphilid auf beiden Handflächen, ganz so, wie ich es schon 5mal bei ihm habe auftreten sehen.

Da haben Sie also einen Kranken, der vom 16. bis zum 20. Jahre seiner Syphilis von zehn Schüben eines Palmarsyphilids betroffen worden ist, und alle diese Schübe sind immer innerhalb kurzer Zeit unter merkurieller Behandlung abgeheilt. Wäre es möglich, da die Spezifität zu leugnen, wie außergewöhnlich auch die verschiedenen Termine sein mögen?

Sie sehen also, meine Herren, daß es keinen Zweifel über den Punkt gibt, den wir diskutieren. Und wir können ganz bestimmt das Auftreten psoriasiformer Syphilide der Planta und Palma von sekundärer Form in späterer, ja ganz später Zeit der Tertiärperiode als möglich und sogar ziemlich häufig bezeichnen.

Es bleibt nun noch übrig, die Richtigkeit des Gesagten durch einige Beispiele zu belegen, welche ich meinen Notizen entnehme.

I. Syphilid der Palma **im 22. Jahre der Krankheit.**

X.... erwirbt im Jahre 1873 eine Syphilis und läßt sich nur ganz unzureichend behandeln. In zu früh geschlossener Ehe überträgt er die Ansteckung auf seine Gattin, und das erste Kind erliegt einer höchst wahrscheinlich spezifischen Meningitis.

Im Jahre 1895 ausgebreitetes Palmarsyphilid, beide Handflächen und die Fingerfalten ergreifend. — Dieses Syphilid ist ganz oberflächlich und erinnert deutlich an die frühen Formen derselben Dermatose. — Behandlung mit Protojoduretpillen. — Bedeutende Besserung vom 15 Behandlungstage ab und vollständiges Verschwinden der Affektion innerhalb eines Monats.

II. Palmarsyphilid **im 24. Jahre der Krankheit.**

Syphilisinfektion im Jahre 1865. — Harter Schanker. — Dann Roseola, papulöses Syphilid, Krusten auf der Kopfhaut, Schwellung der Halsdrüsen, Plaques muqueuses im Munde usw. — Sehr kurze Behandlung, ungefähr 6 Monate, mit Protojoduret.

Im Jahre 1889 3mal Ohnmacht (spezifische Epilepsie). Außerdem einseitige Syphilis palmaris in Bogenform, bestehend aus einem großen Kreisbogen, der von der Basis des Daumens über die Flachhand bis zum Hypothenar verläuft. Dieses Syphilid ist ganz flach ohne die geringste Erhabenheit, ohne Infiltration und Härte. Es ist rosa gefärbt, an einzelnen Stellen leicht schuppend und erinnert durchaus an das Aussehen der Sekundärformen. — Kombinierte Behandlung. — Schnelle Heilung.

----

[1]) Siehe Anhang.

III. Syphilid der Flachhand und der Finger **im 29. Jahre der Krankheit.** Bei einem meiner Patienten, dessen Syphilis **29 Jahre** zurücklag, habe ich ein papulöses zirzinäres Syphilid von **vollständig sekundärem Aussehen** die Volarseite einer Hand befallen sehen. Dieses Syphilid erschien in Form eines großen Kreisbogens, der von der Wurzel des Daumens an bis zur 2. Phalanx der Finger anstieg und dann nach dem Hypothenar hin abfiel. — Bei der geringen Infiltration, dem oberflächlichen Aussehen und der leichten Schuppung war dieses Syphilid, ich wiederhole es mit Absicht, in der Tat den Erscheinungsbildern der Sekundärperiode anzugliedern.

IV. Syphilid der Flachhand **im 33. Jahre der Krankheit.** — Syphilis seit 1865. — Harter Schanker am Penis. — Dann Plaques muqueuses im Munde und in den ersten Jahren der Krankheit „Psoriasis palmaris" mit zweimaliger Wiederholung. — 5—6 Monate Behandlung mit Quecksilber und Jodkali.

1873 und 1874 Erkrankung der Nasenknochen. Perforation der Scheidewand. — Jodbehandlung.

Im Jahre 1898 zirzinäres papulo-squamöses Syphilid in der linken Flachhand. Daselbst, genauer auf dem Hypothenar, eine Gruppe von 9 linsengroßen, kreisrunden, blaßroten, mit feinen Schuppen bedeckten Papeln mit leichter pergamentöser Verdickung der Haut. Diese Papeln sind in Kranzform so charakteristisch gestellt, daß über ihre Spezifität weder einem meiner Kollegen, noch mir ein Zweifel bleiben konnte.

Endlich — und das ist der Gipfel — habe ich mit meinen eigenen Augen ein Syphilid der Flachhand derselben Art, d. h. von absolut sekundärem Charakter **im 42. Jahre der Erkrankung** auftreten sehen. Die Tatsache ist ganz authentisch, denn sie ist an einem Arzte beobachtet worden, der mit größter Exaktheit und mit genauen Notizen über die verschiedenen Symptome seiner Krankheit Buch führte. Also:

Syphilis seit 1856. — Harter Schanker am Penis, diagnostiziert von Ricord. — Dann Roseola, Flecken in der Flachhand, Plaques muqueuses im Munde zu wiederholten Malen, Drüsenschwellungen, unbestimmte Schmerzen, Kopfweh usw. — Kein anderes Symptom seit dem ersten Jahre, außer von Zeit zu Zeit (vielleicht) einigen Flecken, deren Charakter unbestimmt geblieben ist. — Symptomatische Quecksilberbehandlung, d. h. ausschließlich auf Grund der verschiedentlichen Krankheitseruptionen; keine Präventivbehandlung außerhalb der Schübe.

Im Jahre 1898 Auftreten eines Palmarsyphilids, das so typisch wie möglich, unbestreitbar, aber ganz oberflächlich, ohne Infiltration, Erhabenheit und Härte ist, fast gar nicht schuppt und von einer ganz blaßrosa, fast gar nicht mehr sichtbar rosa Farbe ist. „Danach könnte man wirklich glauben," sagte der Kollege, „daß ich mich erst vor einem halben Jahre angesteckt hätte, während ich doch schon 42 Jahre krank bin." Diesen Eindruck teilte ich meinerseits durchaus.

Außerdem fand ich bei dem Kranken gleichzeitig eine Sklerose des linken Hodens. Das Organ war geradezu bretthart, kleiner geworden und höckerig, oder besser ausgedrückt, übersät mit erbsengroßen, äußerst harten Knoten (Ricord sche Knötchen). Es war eine sichere spezifische Orchitis. Leider konnte der Zeitpunkt des Auftretens dieser Hodenaffektion von dem Kranken nicht mehr genau angegeben werden.

Hiernach kämen wir nun zur **klinischen Beschreibung** dieser Erscheinungen. Diese Beschreibung aber brauche ich Ihnen mit gutem Grunde hier nicht zu geben, denn ich habe diese Palmar- und Plantarsyphilide mit den anderen Sekundärerscheinungen an anderer Stelle lang und breit beschrieben. Ich verweise Sie dieserhalb auf den ersten Band meines Buches „Traité de la Syphilis"

(S. 317 ff.). Ich werde mich hier darauf beschränken, zu untersuchen, ob jene Erscheinungen irgend welche Eigentümlichkeiten aufweisen, sobald sie später, also in der Tertiärzeit, auftreten.

I. Was vor allem die Lokalisation betrifft, beobachtet man die Affektion viel häufiger an den Händen als an den Füssen; — und an beiden Stellen beschränkt sie sich immer sehr genau auf die Palmar- oder Plantarfläche, ohne sie je zu überschreiten.

II. An den Händen befällt sie manchmal — entweder gleichzeitig mit dem Handteller oder ausschließlich — die Volarseite der Finger, und zwar immer in den Beugefalten. — In Ausnahmefällen lokalisiert sie sich auf der letzten Phalanx, und zwar auf der Fingerkuppe.

III. Mit der Lokalisation in der Hand kombiniert sich ziemlich oft jene an der Fußsohle; wir müssen aber beachten, daß diese Koexistenz, die während der Sekundärperiode sehr häufig, ja fast immer zu finden ist, in der Tertiärperiode unendlich viel seltener vorkommt.

IV. Die Affektion kann sich auch, aber relativ selten, ausschließlich auf den Fuß beschränken. Auf 345 Fälle meiner Statistik kommen 42 dieser Art.

Am Fuße ergreift sie die Sohle oder ausnahmsweise die Beugefalten der Zehen. — Manchmal lokalisiert sie sich auch am Innenrande der Fußsohle, wo sie ganz wenig auf die benachbarte Seitenpartie übergreift.

V. Schließlich ist die Ferse manchmal der ausschließliche Sitz dieser psoriasiformen Spätsyphilide, die sich hier — nebenbei gesagt — besonders chronisch und der Behandlung gegenüber refraktär verhalten.

Was die Form der Eruption betrifft, kommt diese späte Psoriasis palmaris und plantaris in folgenden drei charakteristischen Typen vor.

I. Die **lentikuläre Form**; sie besteht aus einer Anzahl kleiner, schuppender Papeln, die durchschnittlich der Größe eines 20 Centimesstückes entsprechen, einmal etwas kleiner, einmal etwas größer sind, gewöhnlich rund, schwach fühlbar, trocken, uneben anzufühlen, von verschiedenem Aussehen je nach dem Zustande der Oberfläche, nämlich grau und schuppig, solange die Schuppen noch haften, oder im entgegengesetzten Falle rötlich und immer mit einem Kranze sich ablösender Epidermisschuppen umrandet.

II. Die **Flächenform** (Psoriasis en nappe). — Hier breitet sich die Affektion statt in einzelnen isolierten Papeln über breite Flächen aus und bildet auf der Handfläche unregelmäßige Herde, die 2, 3, selbst 4 cm lang und ebenso verschieden breit sind und besonders die Richtung der Hautfalten bevorzugen. Diese Herde sind trocken und rauh anzufühlen. Sie erscheinen bald vollständig ihrer Epidermis beraubt, bald stellenweise von schuppigen Fetzen bedeckt, in beiden Fällen immer rings von einem sich abhebenden Saume umgeben. Sie zeigen im allgemeinen eine dunkelrote Färbung und sind besät

mit grauen Inseln, die den sich ablösenden Epidermisstellen entsprechen. Außerdem sind sie hie und da von feinen weißlichen
Streifen in der Richtung der Hautfurchen durchzogen.

Manchmal, aber seltener, ist die Handfläche in sehr großer
Ausdehnung oder sogar fast vollständig von solchen Herden ergriffen.

III. Die **zirzinäre Form.** — Dieser Typus tritt in zwei
Formen auf:

1. Bei der einen bleiben die Papeln voneinander unabhängig,
ordnen sich aber zu Halbkreisen und Halbmonden an. Man sieht
beispielsweise 5 oder 6 linsenförmige Papeln, die, ohne zu konfluieren,
kreisbogenförmig nebeneinanderstehen.

2. Bei der anderen nimmt die Affektion die Gestalt eines zusammenhängenden Bandes an und beschreibt eine Kurve,
und zwar ein Drittel, die Hälfte oder zwei Drittel eines Kreises. —
Manchmal bildet sie in der Hohlhand sogar 2 oder 3 Bogen, die
zusammenhängen oder getrennt bleiben können. Seltener nimmt sie
ringförmige Gestalt an und bildet einen vollständigen Kranz um ein
gesundes Zentrum.

Hier kommt eine merkwürdige Erscheinung vor. Man sieht
manchmal eine Papelkurve von der Handfläche aus über die Volarseite der Finger und hier in ganz regelmäßiger Weise weiter ziehen
und in gleicher Höhe von einem Finger zum anderen über-
springen. Nun versteht man wohl, wenn sich eine pathologische
Erscheinung über eine zusammenhängende Fläche ausbreitet; daß
sich aber eine Kurve mit mathematischer Regelmäßigkeit über getrennte und voneinander unabhängige Partien fortsetzt, so wie es die
Finger sind, das, muß ich gestehen, klingt mindestens unwahrscheinlich und entgeht jeder Deutung.

Ich muß bemerken,

1. daß von den 3 besprochenen Typen die zirzinäre Form
in der Tertiärperiode die bei weitem gewöhnlichste ist.
Man kann sie jedenfalls fast nur in einem Stadium der Krankheit
beobachten, das viel weiter vorgerückt ist, als die Zeit, in der die
lentikuläre Form vorherrscht, die im Gegensatz dazu relativ früh
auftritt;

2. daß ebenso der vollkommen ringförmige Typus fast ausschließlich ein mehr oder minder spätes Syphilissymptom darstellt.

Bezüglich des allgemeinen Aussehens der Affektion haben wir
die merkwürdige und für die Diagnose wesentliche Tatsache zu ver-
zeichnen, daß die sekundären Späterscheinungen geradezu **verwischte**
Formen annehmen, sowohl was den Grad des Infiltrationsprozesses,
als auch was die Zahl der Einzeleffloreszenzen der Affektion betrifft. Hier werden einige Details nicht überflüssig sein, denn derartige Formen sind sehr trügerisch, und ich könnte eine ganze Anzahl von Fehldiagnosen aufzählen, die in dieser Richtung begangen
worden sind.

So zum Beispiel:

1. In gewissen Fällen, allerdings selten, sieht man die Affektion sich hinsichtlich ihrer Modalität sehr stark abschwächen, bis zu einer oberflächlichen, schwachen Infiltration, einer ganz leichten Schuppung und sogar (so unglaublich es klingt) zu einer einfach erythematösen, hellroten Färbung der Haut. Es ist dann genau genommen nicht mehr als eine Roseola der Handfläche. Ich stelle es Ihrem Urteile anheim, ob solche Fälle nicht Anlaß zur Verwirrung bieten und gewöhnlich verkannt werden.

Wie sollte man sich in der Tat auch vorstellen, daß die Syphilis zu einer Zeit, in der sie sich gewöhnlich durch Erscheinungen bemerkbar macht, deren Schwere dem Alter der Krankheit entspricht, nämlich durch tiefgreifende Läsionen mit Zerstörungen der Gewebe, auf so gutartige und unbedeutende Hauterscheinungen zurückgreifen könnte? Und doch ist es so, wie der folgende Fall, ein Beispiel von vielen, zeigen wird.

Herr X . . . ., jetzt 28 Jahre alt, hat vor 7 Jahren Syphilis erworben, die folgende Erscheinungen hervorgerufen hat: Schanker an der Lippe, Roseola, Plaques muqueuses im Munde und am Anus, vorübergehende Alopezie. Zweimal hatte er eine Affektion, die sein Arzt als „Psoriasis palmaris syphilitica" bezeichnete. — Durch 2—3 Jahre fortgesetzte Behandlung mit Quecksilberpillen, „blutreinigendem" Sirup (?), Jodkali usw. — Seit 5 Jahren keine Erscheinungen.

Vor 2—3 Monaten neuer Schub: erstens auf dem Skrotum ein trockenes zirzinäres papulöses Syphilid mit bogenförmiger Begrenzung, die sehr scharf hervortritt; zweitens ein Syphilid beider Handflächen. Dieses Syphilid ist durch seinen oberflächlichen Charakter und sein gutartiges Aussehen ungewöhnlich. Man diagnostiziert es mit Sicherheit als ein Syphilid, schon durch seinen Sitz, seine kreis- oder bogenförmige Gruppierung, seine Färbung, seine am Rande an manchen Punkten abgehobenen Schuppen usw.; aber es besteht fast nur aus einer erythematösen Färbung der Haut, in rosa Tönung und ohne fühlbare Hautinfiltration. Seine Schuppung ist minim, eher wie staubig aussehend. Nur an einzelnen Stellen seines Randes sehen wir einen Saum abgehobener Epidermis. Davon abgesehen könnte man von einer Art von **Roseola palmaris** sprechen.

Aber es kommt noch besser. Achten Sie wohl auf folgende Beobachtung, welche mindestens drei interessante Punkte enthält und für deren Richtigkeit ich Ihnen bürgen kann, da ich sie lange und mit Interesse verfolgt habe.

Ein junger Mann erwirbt im Jahre 1869 Syphilis (harter Schanker, Roseola, Plaques im Munde usw.). — Er läßt sich 3—4 Monate behandeln. Diese sehr schwache Behandlung — erster Punkt — genügt nichtsdestoweniger, die Entwicklung der Krankheit 24 Jahre lang zu hemmen, und während dieser ganzen Zeit zeigt sich keine Erscheinung.

1894 erscheint eine Exostose der Tibia, welche ohne Behandlung zwei Jahre lang besteht, und die sich, später behandelt, nicht ändert, was immer ich auch tun mochte.

1898 (29. Jahr der Krankheit) Auftreten einer typischen Psoriasis plantaris, in ihrer Erscheinungsform absolut sekundär, unter dem Einflusse einer merkuriellen Behandlung in einem Monate verschwindend. Also — 2. Punkt — Psoriasis, die sekundäre Form, n a c h einer Exostose, einer tertiären Erscheinung; der Pflug vor den Ochsen.

Schließlich 1899 (d r e i ß i g s t e s J a h r der Krankheit) Rezidiv der Psoriasis plantaris, diesmal in einer zirzinär-erythematösen Form. Mehrere unvollständige Ringe; außerdem durchzieht ein langes Stück eines Kreises von großem Durchmesser die Fußsohle in ihrer ganzen Ausdehnung. Die Erscheinung ist von e r y t h e m a t ö s e m T y p u s und besteht aus hellroten, an einigen Punkten ganz schwach und fein schuppenden, oberflächlichen und nicht erhabenen Flecken ohne Verdickung der Haut. Also — letzter Punkt — die Erscheinung bietet, trotzdem sie durch ihre zirzinäre Gruppierung und besonders durch deren weite Spannung tertiär aussieht, einen im wesentlichen doch sekundären Charakter, und zwar durch ihre Oberflächlichkeit, das Fehlen jeder Hautinfiltration, ihre Farbe, ihr rein roseolaartiges Aussehen usw.

2. In anderen Fällen äußert sich der verwischte Charakter in der **Zahl** der Eruptionselemente. Diese Zahl kann (ich wiederhole, was ich schon einmal sagte) weiter zurückgehen, als man für möglich halten sollte, und kann so bis zum bescheidensten Typus fallen, sogar zu einem v e r w i s c h t e n Typus, der infolge seines diskreten Auftretens zu Irrtümern Anlaß geben kann. So hat man zu verschiedenen Zeiten der Tertiärperiode psoriasiforme Spätsyphilide auftreten sehen, die aus 3, 4 oder selbst 2 Plaques von sekundärem Charakter bestanden! Was sage ich? Ich verfüge in meinen Papieren über e l f unleugbare Beobachtungen, die dartun, daß solche Syphilide nur aus e i n e r, e i n e r e i n z i g e n Stelle bestehen können! Zum Beweise mögen im folgenden einige Fälle dienen:

I. C., 5 Jahre alte Syphilis. Schanker, dann verschiedene Sekundärerscheinungen. — Syphilid der linken Hohlhand, bestehend aus z w e i papulosquamösen Herden von dem Umfange eines 20 Centimesstückes.

II. H., 6 Jahre alte Syphilis. Schanker, Roseola, Plaques muqueuses im Munde, Glossitis depapillans. — Ungefähr 18 Monate lange Behandlung. — Im letzten Jahre 2 Wiederholungen eines papulo-squamösen Syphilids am Skrotum und Syphilide der Zunge. — Jetzt trockenes Skrotalsyphilid von zirzinärer Umgrenzung. — Auf einer Handfläche e i n hellroter, kreisrunder Fleck vom Umfange eines 50 Centimesstückes, schuppend und von einem Ringe abblätternder Epidermisschuppen umgeben.

III. M., 10 Jahre alte Syphilis. Schanker und verschiedene Sekundärerscheinungen. — Längere, aber unregelmäßige Behandlung. Jetzt seit 4 Monaten Syphilid einer Hohlhand, aus e i n e r e i n z i g e n S t e l l e bestehend. Dieselbe besteht aus einem Streifen, der etwa ein Drittel eines Kreises beschreibt, 3—4 cm lang und 4—5 mm breit ist, und, seiner Epidermis beraubt, hellrot gefärbt, rauh anzufühlen, vollkommen den Anblick der zirzinären Psoriasis palmaris bietet.

IV. Frau A., 20 Jahre alte Syphilis. Schanker und einige Sekundärerscheinungen. — Trotz einer sehr abgekürzten Anfangsbehandlung nichts als mehrere Exanthemschübe auf beiden Handflächen, deren spezifischen Charakter außer mir mehrere Ärzte festgestellt haben. — Der letzte Schub war nach der Angabe der Kranken vor 15 Monaten aufgetreten und seit kurzem verschwunden. — Seit drei Monaten eine ähnliche Läsion auf der Volarseite eines Fingers in der Höhe des ersten Interphalangealgelenks. Sie besteht aus einer abschuppenden, pflaumengroßen, trockenen Stelle, deren Rand von einem Saume sich abhebender Epidermisschuppen umgeben ist. — Die der Artikulation entsprechende Hautfalte ist in eine ulzerierende Furche, eine recht schmerzhafte Rhagade umgewandelt. Der Gesamteindruck der Läsion ist absolut der einer digitalen Psoriasis syphilitica.

Zwei erwähnenswerte Eigentümlichkeiten vervollständigen das klinische Bild dieser merkwürdigen Hautaffektionen.

Die erste bezieht sich auf deren Dauer. — Diese Erscheinungen haben überhaupt hartnäckigen, chronischen Charakter. Wenn sie einmal da sind, bleiben sie lange Zeit unverändert (selbstverständlich wenn man sie ihrer Entwicklung überläßt, ohne sie therapeutisch zu beeinflussen), und zwar ohne die Tendenz, sich auszubreiten oder sich zu komplizieren, sich zurückzubilden oder zu verschwinden. Sie scheinen in ihrem Zustande erstarrt, „festkristallisiert", wie sich einer meiner Patienten ausdrückte.

So können sie nicht nur monatelang, sondern sogar jahrelang unverändert bleiben, was besonders der Tatsache zuzuschreiben ist, daß sie bei ihrer absoluten Schmerzlosigkeit die Kranken nicht belästigen, die dann oft nichts oder fast nichts tun, um die Erscheinungen loszuwerden, immer in der Hoffnung, daß „das von selbst weggehen" werde. Nach den Angaben mehrerer meiner Patienten (denen ich die Verantwortlichkeit für Zahlen überlassen muß, deren Richtigkeit ich nicht kontrollieren kann) dauerten derartige Syphilide, wenn ich sie zum ersten Male sah, schon mehr oder minder beträchtliche, sogar enorme Zeit, nämlich:

In 5 Fällen seit 2 Jahren,
„ 13   „   „   3   „
„ 5   „   „   4   „
„ 1 Falle   „   5   „
„ 1   „   „   6   „
„ 1   „   „   8   „
„ 1   „   „   10   „

Nicht minder erstaunlich ist schließlich an diesen Affektionen ihre Fähigkeit zu rezidivieren.

Wenn sie, entweder spontan oder unter dem Einflusse der spezifischen Behandlung, verschwunden sind, zeigen sie eine eigentümliche Tendenz, nach einigen Monaten oder Jahren wiederzukommen, und dann gewöhnlich an denselben Stellen und in derselben Erscheinungsform. Von neuem verschwunden, können sie von neuem wieder auftreten, und so 3, 4, 5 mal, wie z. B. in folgendem Falle:

Einer meiner Patienten hat vor 30 Jahren Syphilis erworben. Im Anfange hatte er einige ziemlich leichte Erscheinungen, die unter Quecksilber und Jod bald verschwanden. — Seitdem hat er, im 9. und im 15. Jahre nach der Ansteckung, 3 Eruptionsschübe in der Hohlhand gehabt, die von den Kollegen Simonet und Mauriac gesehen und als Psoriasis syphilitica palmaris diagnostiziert und behandelt worden sind.

Ein Jahr nach dem letzten dieser Schübe (also im 16. Jahre der Krankheit) führte ihn ein neues Rezidiv zu mir, und ich konstatierte ein zirzinäres Syphilid beider Palmae, das so typisch wie möglich war und völlig als sekundär imponierte. Innerhalb einiger Wochen verschwand die Affektion unter dem Einflusse einer merkuriellen Behandlung.

Dann vergingen 10 Jahre ohne Erscheinungen. — Dann, im 27. Jahre der Krankheit, bildete sich wieder ein frisches Exanthem, und zwar wie stets an gleicher Stelle und genau in derselben Form.

Also 5 vollkommen voneinander getrennte Schübe von Syphilis palmaris vom 9.—27. Jahre der Krankheit.

Diese Rezidive kommen, wie ich Ihnen eben sagte, häufig vor. Urteilen Sie nach folgenden Zahlen selbst: Unter 346 Fällen, welche ich beobachtet und für diese Erörterung untersucht habe, finde ich nicht weniger als 76 Fälle, die bereits rezidivierten, als ich sie zum ersten Male sah.

Schließlich — zu welchen Zeiten beobachtet man diese Rezidive? Folgende Statistik gibt darüber Aufschluß.

Beobachtete Rezidive:

Im Laufe des	4. Jahres	3
„ „ „	5. „	9
„ „ „	6. „	5
„ „ „	7. „	10
„ „ „	8. „	8
„ „ „	9. „	4
„ „ „	10. „	4
„ „ „	11. „	2
„ „ „	12. „	5
„ „ „	13. „	3
„ „ „	14. „	4
„ „ „	15. „	3
„ „ „	16. „	4
„ „ „	17. „	1
„ „ „	18. „	2
„ „ „	19. „	3
„ „ „	20. „	1
„ „ „	27. „	1
		72

Roseolaformen.

Die roseolaartigen Syphilide sind nach der Sekundärperiode, sogar lange nachher, keineswegs selten. In meiner Statistik finden sich 62 derartige Fälle. — Nur bieten sie, sobald sie mehr oder weniger verspätet erscheinen, nicht mehr das klassische Bild, das sie bei früherem Auftreten so scharf charakterisiert. — Abgesehen von ihrer Oberflächlichkeit, die sich stets gleich bleibt, haben sie nichts Gemeinschaftliches mehr mit jener Roseola der ersten Zeit, welche die Sekundärperiode einleitet und die, wie Sie sich erinnern, aus einem über den ganzen Körper (mit Ausnahme des Gesichts und der Extremitätenenden, die sie immer verschont) gleichsam ausgesäten Exanthem besteht, das besonders Brust- und Bauchgegend befällt und von linsenförmigen, hellroten, willkürlich ohne jede methodische Anordnung verstreuten Fleckchen gebildet wird. — Im Gegenteile stellen sie in den vorgerückteren Stadien der Krankheit nur mehr einen absolut modifizierten Typus dar, sind umschrieben, gleichsam auf bestimmte Gegenden beschränkt, in ihrer Anordnung verändert, den zirzinären Formen sich nähernd, und vor allem, was Ausbreitung, Zahl ihrer Einzeleffloreszenzen etc. betrifft, geradezu verkümmert.

Sie bilden daher, wenigstens einige von ihnen, ohne Übertreibung ganz besondere Typen der syphilitischen Hautaffektionen; und ich möchte Ihnen um so lieber Details davon geben, als sie im allgemeinen wenig bekannt sind (wenigstens außerhalb des engen Kreises der Spezialisten) und da sie, als unbekannte Größen, zu bedauernswerten Irrtümern führen können.

Ich wiederhole, daß wir nur ganz ausnahmsweise nach der Sekundärperiode eine Roseola vom Typus der sekundären Roseolen antreffen.

Im Gegenteile bevorzugen die erythematösen Erscheinungen im späteren Stadium andere Formen, die man unter 2 Typen einreihen kann, nämlich:

Die einfache Spätroseola
und die zirzinäre Spätroseola.

I. Bei dem ersten Typus, der **einfachen Spätroseola,** hat man es mit modifizierten Roseolaformen zu tun, die sich von der gewöhnlichen Roseola durch folgende 4 Charakteristika unterscheiden:

1. Dadurch, daß sie umschriebene, regionär beschränkte Erscheinungen darstellen;
2. daß sie bescheidene Eruptionen bilden;
3. daß ihre Flecken bemerkenswert groß sind;
4. daß diese Flecken von blasser, zartrosa Farbe sind und wie verwischt aussehen.

Ich gebe Ihnen einige Einzelheiten.

Vor allem, sagte ich, stellen sie regionär beschränkte Eruptionen dar (und nicht ausgebreitete, zerstreute, nach Art der vulgären Roseola), d. h. sie sind auf einige Bezirke beschränkt oder gar nur auf einen (z. B. den Bauch, die Brust, den Rücken oder gar ein Stück einer Extremität).

In zweiter Linie sind diese Erscheinungen außerordentlich bescheiden und reduzieren sich in der Regel auf eine kleine, sogar sehr kleine Zahl von Flecken (höchstens 50, häufiger 30 oder selbst nur ein Dutzend). Manchmal noch rudimentärer, kommen sie über sechs Flecken nicht hinaus, und ich habe noch dürftigere gesehen. Ein Beispiel: Eine meiner Patientinnen bekam 5 mal während des 4., des 5. und des 6. Jahres einer ziemlich regelmäßig behandelten Syphilis erythematöse Erscheinungen, die sich auf 6—8 hellrote Fleckchen beschränkten und ausschließlich Brust und Schultern befielen.

Drittens sind die Flecken dieser Erscheinungen gewöhnlich größer als jene der gewöhnlichen Roseola, etwa so groß wie eine Mandel, eine Dattel, ein Ein-, Zwei-, selbst Fünffrankenstück.

Schließlich sind sie **blasser** als jene der gewöhnlichen Roseola, von einem zarteren Rosa. In ihrer Färbung abgeschwächt und fast wie verwaschen, ohne scharfe Grenzen, können sie beinahe unbeachtet bleiben. Manchmal hat man wirklich Mühe, sie zu finden, und es bedarf der genauesten Untersuchung, um sie zu erkennen.

II. Der zweite Typus, die **zirzinäre Spätroseola,** kommt viel häufiger vor. Sie setzt sich aus hellroten, ebenen oder ganz leicht erhabenen Flecken zusammen, deren spezielles Merkmal ihre **zirzinäre Gruppierung** bildet.

Diese Flecken bilden entweder vollständige Kreise, deren ganze Fläche rosa gefärbt ist; oder, häufiger, unregelmäßig geschlossene Figuren, Ringe, Ovale von erythematöser Färbung, aber mit gesundem Zentrum; oder, noch häufiger, halbe Ringe und besonders C-förmige Bogen oder Halbmonde; oder auch — aber nur ausnahmsweise — mit den Enden zusammenstoßende, also etwa guirlandenförmige Kreisbogen usf.

Die ring- und halbringförmigen, die ovalen und elliptischen sind die gewöhnlichsten. Die Kurven oder Kreisbogen, die sie beschreiben, haben fast alle einen kleinen Radius, nicht größer als jener eines Ein- oder Zweifrankenstückes, höchstens eines Fünffrankenstückes. Nur als seltenste Ausnahmen bilden derartige Syphilide Bogen von 5, 6, 7 und bis 8 cm Durchmesser, wie man es an einigen Beispielen im Museum des St. Louisspitales sieht.

Von all diesen verschiedenen Formen ist die charakteristischste und gleichzeitig eine der gewöhnlichsten jene, die man manchmal als **ovaläre Roseola** bezeichnet und deren Eruptionen eine Ellipse bilden, die in der großen Axe etwa 4—5 oder 6 cm, und in der kleinen Axe etwa 2 oder 3 cm mißt. Sie ist hie und da von kleinen Zwischenräumen gesunder Haut unterbrochen.

Alle diese verschiedenen Formen sind, wenn man sie sich selbst überläßt, ziemlich hartnäckig. Andererseits weichen sie wohl leicht einer Quecksilberbehandlung, doch hat man beobachtet, daß sie eine eigentümliche Tendenz zu **rezidivieren** aufweisen. Trotz der Behandlung können sie mehrere Male hintereinander wiederkehren, und oft muß man, um sie daran zu hindern, die Behandlung sehr lange fortsetzen.

So wie die vorhergenannte Form kann auch die zirzinäre Roseola die Zahl ihrer Effloreszenzen sehr beschränken und schließlich in eine geradezu **verwischte Form** ausarten, die oft Anlaß zu diagnostischen Irrtümern gibt. Man hat in der Tat die Zahl ihrer Einzelherde bis auf 4, 3, 2 und selbst einen einzigen (!) sinken sehen. Beispiele:

Bei einem meiner Patienten trat im Laufe des 5. Krankheitsjahres eine zirzinäre Roseola auf und bestand ganz genau aus **drei** ovalen Bogen mit einer großen Axe von ungefähr 5—6 cm.

Ich habe in den Krankengeschichten meiner Privatpraxis nicht weniger als 8 Fälle, bei denen derartige Syphilide sich auf einen einzigen Herd (Kreis, Halbkreis, Ellipse, Bogen) beschränken.

I. 4 Jahre alte Syphilis. — Großer erythematöser Ring auf einer Hinterbacke, gleichzeitig mit einem Syphilid der Flachhand und einem der Zunge.

II. 4 Jahre alte Syphilis. — Ein einziger zirzinärer Roseolafleck auf der Brust.

III. 4 Jahre alte Syphilis. — Ein einziger zirzinärer rosa Fleck auf dem Schenkel.

IV. 4 Jahre alte Syphilis. — Ein erythematöser, genau kreisrunder Ring auf dem Fußrücken. Plaques muqueuses im Munde.

V. 4 Jahre alte Syphilis. — Ein ringförmiger Fleck auf der Streckseite des Handgelenks.

VI. 6 Jahre alte Syphilis. — Ein unvollständiger Kreis eines erythematösen Syphilids auf dem Vorderarm.

VII. 7 Jahre alte Syphilis. — Ein ganz ringförmiger erythematöser Fleck auf einem Finger.

VIII. 8 Jahre alte Syphilis. — Ein einfach erythematöser Ring auf der Fußsohle.

Als interessanten Kommentar muß ich noch hinzufügen, daß von diesen 8 Fällen 6 Frauen betrafen. Diese Eruptionsart erscheint in der Tat viel häufiger bei dem weiblichen Geschlecht.

Rezidivierende Roseola.

Alle Roseolaarten, von denen eben die Rede war, sind Rezidiven, und zwar sehr starken Rezidiven unterworfen, die von einander ganz unabhängig sind. Eine aber ist darunter, für welche das Rezidiv ein so hervorstechendes, so besonderes und außergewöhnliches Charakteristikum wird, daß man veranlaßt ist, sie besonders zu beschreiben und gerade dieser ihrer Eigenschaft wegen als rezidivierende Roseola, als Roseola mit häufigen Rezidiven, ganz besonders zu bezeichnen.

Zunächst ist die Tatsache selbst, so merkwürdig sie auch erscheinen mag, von unumstößlicher Sicherheit. Man hat unstreitig Roseolaeruptionen bei ein und demselben Kranken wieder und wieder entstehen sehen, bis zu drei, vier, fünf, sechs, acht, zehn und elf Malen! Ich kann das durch einen meiner Patienten beweisen, der, im Jahre 1893 mit Syphilis infiziert, seitdem zehn erythematöse Eruptionen dargeboten hat, welche nicht nur von mir als „syphilitische Roseolen" angesprochen wurden, sondern auch von mehreren Kollegen, denen ich diesen merkwürdigen Kranken zugeschickt habe, um ihre Ansicht einzuholen, besonders von einem vor allen erfahrenen Dermatologen, meinem lieben und hervorragenden Kollegen Besnier[1]).

Die Fälle dieser Art beobachtet man nur in der Privatpraxis. Sie kommen nicht oder nur selten in der Krankenhauspraxis vor, und zwar aus zwei Gründen: erstens, weil man im Spital nur ganz ausnahmsweise die Kranken während einer langen Reihe von Jahren beobachten kann, und zweitens, weil es sich um eine Erscheinungsart handelt, derentwegen die Kranken nicht ins Krankenhaus kommen.

---

[1]) Ich habe über eine Reihe von Beobachtungen dieser Art in einer besonderen Arbeit berichtet (Roséoles syphilitiques à récidives multiples in Ann. de dermat. et de syphil., Oktober 1896).

Ein Arbeiter oder ein Beamter, der seine Arbeit tun muß, um sein tägliches Brot zu verdienen, wird nicht einen halben Tag verlieren wollen, um uns in der Klinik ein paar Flecke auf der Haut zu zeigen, die ihm keine Beschwerden machen, deren Natur auch nicht derart ist, daß sie ihn beunruhigen, und die er außerdem meistens kaum bemerkt. Ein Wohlhabenderer dagegen, der freie Zeit hat, um seine Gesundheit besorgt ist und das ärztliche Honorar nicht scheut, wird nicht verfehlen, wegen der „roten Flecken", die ihn beunruhigen und über die er sich informieren zu müssen glaubt, zu seinem Arzte zu eilen.

Nach verschiedenen Richtungen hin sind diese Roseolen mit besonders häufigen Rezidiven wohl geeignet, bei den Kranken ernstliche Vorurteile zu erzeugen; sie verdienen es daher, vom Praktiker gekannt zu werden, und einige Einzelheiten hierüber werden sicherlich nicht überflüssig sein.

Ihre Rezidive werden besonders in der Sekundärperiode beobachtet. Nichtsdestoweniger kommen sie auch später, sogar viel später, zur Beobachtung. So finde ich in meinen Notizen:

Im Laufe des 4. Jahres . . . . . 11 Fälle
   „   „   „   5.   „   . . . . . 6 „
   „   „   „   6.   „   . . . . 4 „
   „   „   „   7.   „   . . . . 1 Fall
   „   „   „ 10.   „   . . . . 1 „
   „   „   „ 11.   „   . . . . 1 „

Man sieht, daß diese rezidivierenden Roseolen mit Recht in den Bereich unseres Gegenstandes fallen.

Die Zahl der möglichen Rezidive ist verschieden. Man zählt deren meistens 2—5 (mit Einschluß der in der Sekundärperiode aufgetretenen); aber man hat deren auch schon mehr beobachtet, nämlich 6, 7, 8, 10 und bis (in einem Falle) 11.

Ätiologie. Ein ätiologischer Grund für diese sonderbaren rezidivierenden Exantheme, ein von mir jedesmal ausdrücklich konstatierter Grund besteht in der vorher mehr oder weniger genau, mehr oder weniger lange durchgeführten Behandlung. Mit anderen Worten, diese Exantheme sind sozusagen fast ausschließlich den behandelten Patienten vorbehalten, manchmal sogar gerade solchen Patienten, die einer regelmäßigen und langdauernden Behandlung unterworfen waren.

Und in der Tat betreffen alle Beobachtungen, die ich hierüber gesammelt habe (und ich habe deren viel gesammelt, da mich die Eigenart der Tatsache interessierte) ohne eine einzige Ausnahme Kranke, die sich immer hatten behandeln lassen, und zwar sämtlich (mit nur einer Ausnahme) mit Quecksilber. Die meisten dieser Patienten hatten eine gründliche oder wenigstens mittelmäßige Behandlung durchgemacht. einige von ihnen sogar eine lange Behandlung während mehrerer Jahre.

Mit einigem Rechte hat man daher von diesen Exanthemen sagen können, es seien „durch Quecksilber modifizierte Roseolen". Nicht als ob es das Quecksilber wäre, das man für diese Roseolen und ihre Rezidive verantwortlich zu machen hätte; aber das Quecksilber ist es aller Wahrscheinlichkeit nach, das die Syphilis mildert, sie in den gemäßigten Formen zurückhält und ihr bei den aufeinanderfolgenden Schüben nur gestattet, sich in ihren leichtesten Hauterscheinungen zum Ausdruck zu bringen. — Ich stelle mir vor, daß eine unbehandelte Syphilis einen hohen Grad von Virulenz beibehält und gewissermaßen zu Erscheinungen von solcher Gutartigkeit nicht herabsteigt.

Abgesehen hiervon, wissen wir nichts von der Ätiologie dieser rezidivierenden Roseolen. Welche Prädispositionen, welche Krankheitsbedingungen lassen diese eigenartigen Syphilisformen zustande kommen, welche trotz ihrer Behandlung beharrlich immer wiederkommen, und zwar immer unter denselben Erscheinungen, immer in derselben Form, einer Form, die mit ihrem Alter nicht in Einklang steht? Wir wissen absolut nichts davon.

In jedem Falle gehört die Neigung zu Rezidiven so zum Bilde dieser Art von Exanthemen, daß ein einmal aufgetretenes Rezidiv ein fast sicheres Anzeichen für ein anderes, in Kürze auftretendes Rezidiv ist. Bei der rezidivierenden Roseola folgt ein Rezidiv dem anderen, das ist die Regel, so daß die Patienten bald daran gewöhnt sind. So habe ich wiederholt den einen oder anderen meiner Patienten sagen hören: „Das ist immer dasselbe, Herr Doktor; Sie werden meine neue Roseola heilen, aber ich werde in kurzer Zeit eine andere haben." Und meistens hat der Verlauf diese Vorhersage bestätigt.

Klinische Eigenschaften. — Diese rezidivierenden Roseolen bewahren bei denjenigen ihrer Erscheinungen, die in später Zeit (z. B. vom 5.—10. Jahre) auftreten, die klinischen Charakteristika, welche sie in der Sekundärperiode annehmen. Sie zeigen nämlich im höchsten Grade die Trias der Eigenschaften, welche ich im vorhergehenden als ein unterscheidendes Merkmal der Spätroseolen im allgemeinen bezeichnet habe. Es sind das in dreifacher Hinsicht abgeschwächte Roseolen, nämlich: bezüglich der territorialen Ausbreitung der Eruption, bezüglich der Zahl ihrer Herde und bezüglich der Intensität ihrer Färbung. Mit anderen Worten, diese Roseolen sind

auf einige Stellen beschränkt,
spärlich auftretend, „rarifiziert",
durch ihre Färbung von zartestem Rosa gekennzeichnet.

Einige Einzelheiten:

Durch allmähliche Abnahme kommen sie schließlich zu einer ganz kleinen Zahl von Flecken, z. B. 20, 15, 12, 6, ja 4, 3 und sogar einem einzigen! Bei einem meiner Kranken, der von 7 Roseolaschüben befallen wurde, bestand der letzte nur aus einem einzigen erythematösen Ring, der vorn seitlich am Schenkel saß[1]).

Diese Flecken trifft man am häufigsten auf den Seitenpartien der Brust, seltener auf den Flanken oder Hinterbacken, ganz selten auf den Extremitäten.

Vom dermatologischen Standpunkte aus sind sie nichts anderes als erythematöse Elemente, identisch mit denen der gewöhnlichen Roseola, aber oft breiter, und zwar gewöhnlich von der Größe eines Fingernagels oder einer Mandel. — Sie bevorzugen häufig den ovalären Typus in der Form unvollständiger Ovale, die ich im vorhergehenden beschrieben habe.

Außerdem sind sie sicher von weniger intensivem Rosa als jene der gewöhnlichen Roseola. Oft sind sie nur eine Schattierung

---

[1]) Zusammenfassung dieser eigenartigen Beobachtung:

Syphilis. — 7 Schübe erythematöser Syphilide im Laufe der 5 ersten Krankheitsjahre. — Annuläres Syphilid, bestehend aus einem einzigen Ring.

Frau H., 31 Jahre, sonst gesund, nervöses Wesen.

Syphilis erworben vom Ehemann im März 1890. — Im April Roseola mit heftigen neuralgischen Schmerzen im Kopf und in den Kiefern. Behandlung mit Protojoduretpillen, mit Eisen und Chinin.

Im Juli Syphilide auf den Tonsillen.

Im November zweite Roseola. Diese ist gänzlich unbedeutend und besteht nur aus etwa 20 Flecken, die über Brust und Bauch verstreut sind. — Wiederaufnahme der Behandlung.

Juni 1891 dritte Roseola, äußerst unbedeutend, fast noch unbedeutender als die zweite. — Wiederaufnahme der Behandlung, die nur 3 Wochen fortgesetzt wird. — Verschwinden der Flecken „in wenigen Tagen".

Juli. Vierte Roseola, bestehend aus nur einem Dutzend erythematöser Flecken. — Lippensyphilide. — Wiederaufnahme der Behandlung, die in Rücksicht auf dyspeptische und diarrhoische Erscheinungen nur sehr unregelmäßig befolgt wird.

Oktober. Fünfte Roseola, ebenso wie die früheren äußerst unbedeutend und ebenso nach Gebrauch einiger Pillen zurückgehend.

April 1892 sechste Roseola; diese nimmt die zirzinäre Form an und besteht aus etwa 10 ringförmigen bezw. ovalen erythematösen Flecken von zartestem Rosa ohne Schuppung. Durch diese Erscheinung mehr beunruhigt als durch die früheren, faßt die Patientin den Entschluß, sich „endlich regelmäßig behandeln zu lassen". Ich verordne Quecksilbereinreibungen, 8 Inunktionen genügen, die Erscheinungen verschwinden zu lassen, worauf die Behandlung aufgegeben wird.

Im Juli ein ganz sicher spezifischer Fleck auf der Flachhand. Kur in Uriage; 25 Quecksilbereinreibungen.

Nach dieser Behandlung anderthalb Jahre lang keine Erscheinungen.

Im Dezember 1893 Knochenerscheinungen, besonders im linken Oberschenkel. Jodkali.

Im Juli 1894 annuläres Syphilid, bestehend aus einem einzigen Ring, aber absolut typisch und unbestreitbar. Er ist genau kreisrund, erythematös und zwar rein erythematös ohne Beimischung schuppiger Elemente und Infiltration in der Tiefe. — Quecksilbereinreibungen. — Verschwinden des Exanthems nach einwöchentlicher Behandlung.

Im April Wiederaufnahme der Einreibungen. — Trotzdem im Mai erneute Knochenerscheinungen, welche Jodkali lindert und in kurzer Zeit vertreibt.

Keine weiteren Erscheinungen bis heute.

vom blassesten, zartesten Rosa. Durch diese Abschwächung der Färbung sieht man sie nicht immer auf den ersten Blick und zuweilen sogar (aber selten) muß man sie bei sehr guter Beleuchtung suchen.

Ich füge hinzu, daß ihre Konturen im allgemeinen nicht scharf begrenzt sind und scheinbar unmerklich in die umgebende Haut übergehen.

Bei solcher Abschwächung ihrer gesamten Eigenschaften werden diese rezidivierenden Erytheme buchstäblich v e r k a n n t, und man würde wirklich nicht wagen, sie als Roseolen zu bezeichnen, wenn man nicht zwischen ihnen und dem gewöhnlichen Typus eine ganze Reihe von Zwischenstufen als Übergang hätte.

D a u e r. Wie alle sekundären Erscheinungsformen bilden sich die rezidivierenden Roseolen spontan zurück. Dafür scheint die Rückbildung um so langsamer vor sich zu gehen. Ich habe in der Tat mehrere beobachtet, die nach den Angaben der Patienten schon „mehrere Wochen, zwei Monate und länger" bestanden.

Im allgemeinen weichen sie der spezifischen Behandlung rasch; die zirzinären Formen sind jedoch zuweilen etwas widerstandsfähig. In 12—14 Tagen höchstens wird das Quecksilber mit ihnen fertig, oft sogar noch früher (in zehn Tagen, einer Woche). Bei einem meiner Patienten, der sich mit Recht hierin als „erfahren" bezeichnen durfte, waren die häufigen Roseolen, die er durchgemacht hatte, immer „in 4 oder 5 Tagen" unter dem Einflusse von Protojoduretpillen verschwunden.

P r o g n o s e. Diese rezidivierenden Roseolen verursachen an sich, wie sich von selbst versteht, nur indifferente Symptome. Aber sie haben eine eigenartige traurige Prognose infolge ihrer m o r a l i s c h e n W i r k u n g. Es handelt sich eben um Erscheinungen, die durch ihre häufigen Rezidive gewisse Patienten ungeduldig, unruhig, mutlos machen, ja zur V e r z w e i f l u n g bringen, weil sie in ihren Augen einen Beweis fortbestehender Ansteckungsfähigkeit bilden, die nicht zu beheben ist, sondern der Behandlung widersteht und zu „ewiger Dauer" bestimmt zu sein scheint. Unzählige Male habe ich gewisse Patienten, die solches durchgemacht, mir ihre Klagen und ihren Kummer darüber ausdrücken hören: „Sie sehen doch, Herr Doktor, daß wir mit dieser vermaledeiten Syphilis niemals zu Ende kommen werden. Ich kann alles tun, was Sie mir vorschreiben, ich kann mich mit Quecksilber vollstopfen, es geht immer wieder los. Nun habe ich schon wieder eine neue Roseola; da sehe ich doch, daß ich mit meiner Heilung nicht weiter bin als zu Beginn der Krankheit vor 4, 5, 6 Jahren. Das ist zum Verzweifeln, ich bin trostlos."

Indessen ist diese Beunruhigung und Verzweiflung nicht berechtigt. Einerseits kommt man mit Hilfe der Behandlung mit diesen Erscheinungen immer zurecht. Andererseits haben derartige Manifestationen weder für die Gegenwart noch für die Zukunft eine schlechte Prognose. Für die Gegenwart liegt es ganz klar zutage. Denn diese Spätroseolen sind fast ausschließlich der Ausdruck einer

m o m e n t a n g u t a r t i g e n Syphilis und oft sogar ihr einziger Ausdruck im Laufe mehrerer Jahre.

Und hinsichtlich der Zukunft sind sie in keiner Beziehung ein
ungünstiges Vorzeichen. Man hat sie meines Wissens als Vorläufer
schwerer Tertiärformen nicht besonders angegeben, und ich für
meinen Teil finde in meinen Notizen nur 2 Fälle, in denen ihnen
tertiäre Manifestationen folgten (in einem Falle eine Exostose, im
anderen ein Lungengummi). Ich wäre daher vielmehr geneigt, ihre
Prognose für die Zukunft für g ü n s t i g zu halten; aber wohlverstanden nicht um ihrer selbst willen, sondern weil sie durch die
Multiplizität ihrer Rezidive eine lange Behandlung bedingen.

B e h a n d l u n g. Die Behandlung dieser Spätroseolen ist nicht
anders als die aller besonders widerspenstigen und Rückfällen unter-
worfenen spezifischen Erscheinungen. Das heißt, daß wir die H e i l u n g
mit der V o r b e u g u n g beginnen müssen. Die sog. symptomatische
Methode (welche, wie man weiß, darin besteht, die Kranken zur Zeit
der Erscheinungen zu behandeln und nichts mehr mit ihnen vorzunehmen, wenn sie keine mehr aufweisen) erfährt hierdurch die nieder-
schmetterndste Verurteilung. Denn sie hat erfahrungsgemäß nur das
Resultat, diese Roseolen noch häufiger rezidivieren zu lassen. Die
p r ä v e n t i v e Methode bietet im Gegenteil ganz andere Garantien
hinsichtlich des Erfolges, und zu ihr allein muß man im Namen der
Empirie seine Zuflucht nehmen. Wie stets wird sie in einer Reihe
von intermittierenden Kuren bestehen, welche durch Pausen von
immer längerer Dauer getrennt werden.

Man wird sich also nicht darauf beschränken, die spezifische
Behandlung nur während der Rezidive zu verordnen. Man wird sie
auch n a c h dem Schwinden der Erscheinungen verschreiben, und
zwar immer für eine Zeit von ausreichender Dauer, also s e l b s t
w e n n roseolaartige Exantheme gar nicht wieder auftreten.

Ich meine, daß eine Reihe spezifischer Kuren, staffelförmig mit
Zwischenpausen im Laufe von 2—3 Jahren nach dem Auftreten des
letzten Exanthems, nicht übertrieben ist, um die eigenartige Rückfällig-
keit der in Rede stehenden Erscheinungen definitiv abzuschneiden
und auch die Zukunft des Kranken vor anderen Symptomen zu bewahren.

Das Q u e c k s i l b e r stellt hierfür das auserlesene Heilmittel dar,
das Jod übt auf die sekundären Formen nur einen mäßigen, unver-
gleichlich schwächeren Einfluß aus. Man wird es in mittleren Dosen
geben; dieselben sind im allgemeinen ausreichend. Indessen habe
ich mich in einigen Fällen gezwungen gesehen, energische, fast
intensive Dosen anzuwenden, um hartnäckig rezidivierende Roseolen
zum Verschwinden zu bringen.

Von geringer Bedeutung ist, wie ich glaube, die Art der Anwendung des Heilmittels. Man kommt mit jeder Methode (sowohl
mit innerlicher Anwendung als auch mit Einreibungen und Injektionen) zum Ziele, wenn man sie nur ausdauernd fortsetzt. Die

Hauptsache ist die lange Dauer einer methodischen intermittierenden Behandlung.

Das tertiäre Erythem.

Ich werde nicht müde, zu wiederholen: es ist außerordentlich oder es ist wenigstens im Widerspruch mit der herrschenden Ansicht, daß die Syphilis im Tertiärstadium durch eine Reihe oberflächlicher und rein erythematöser Hauterscheinungen zum Ausdruck kommt, welche, wie man glaubt, ausschließlich dem Gebiete der Frühperioden der Krankheit angehören. Ich gestehe, daß ich für meinen Teil lange eine solche Übertretung der täglich beobachteten Fakta für unmöglich und das für zweifelhaft gehalten habe, was ich heute als sichere Tatsache beschreibe. Meine Augen haben sich der Wahrheit nur zu langsam geöffnet.

Nun ist es mir aber durch eine große Menge von Beobachtungen wirklich bewiesen, daß die tertiäre Syphilis sogar in vorgeschrittenen Stadien der Krankheit, nämlich 5, 10, 15 Jahre nach dem Schanker imstande ist, sich durch Hauterscheinungen zu manifestieren, die erythemartigen Charakter haben.

Daher der Name **tertiäres Erythem,** das ich diesen Erscheinungen gegeben habe, ein Name, der meines Erachtens dem der „tertiären Roseola" vorzuziehen ist, welcher ihnen zuweilen beigelegt worden ist und der, wie mir scheint, unrichtigerweise eine annähernde Gleichheit des Wesens oder wenigstens des Aussehens zwischen jenem Exanthem und der wahren sekundären Roseola annehmen läßt.

Dieses tertiäre Erythem ist noch wenig bekannt und wenig anerkannt; trotz meiner Bemühungen und trotz einer ausgezeichneten Arbeit eines meiner Schüler über diese Frage[1] hat es sich noch nicht ins große medizinische Publikum hindurchgearbeitet, wenn ich so sagen darf, und ich halte es daher für notwendig, seinem Studium hier einen etwas breiteren Raum zu gewähren.

Objektive Charakteristik. Die Eruption hat, ich wiederhole es, erythematösen Typus, d. h. sie besteht aus einer einfachen, oberflächlichen, weit ausgebreiteten Rötung der Haut, ohne Infiltration, ohne Schuppung und schließlich ohne jegliches Jucken.

Die Flecken auf der Haut, welche es zusammensetzen, sind von rosa Farbe — gewöhnlich von reinem, manchmal von ziemlich lebhaftem, häufiger von blassem, ganz fahlem Rosa. Zuweilen ist diese Färbung sogar so wenig deutlich, daß man sie nur erkennt, wenn man sie intensiver Beleuchtung oder einige Minuten der kühlen Luft exponiert. — In jedem Falle bietet sie niemals (im Gegensatz zu dem, was man behauptet hat) eine kupferfarbene Tönung.

Nur wenn die Eruption einige Zeit (z. B. einige Wochen oder gar 2—3 Monate) besteht, nimmt die rosa Färbung einen leicht gelb-

---

[1] Dr. B r a u m a n, De l'érythème circiné de la syphilis. Thèse de Paris 1891.

lichen Ton an. — Da scheint es auch, als seltene Ausnahme, hier und da zu einer minimalen, kaum wahrnehmbaren Schuppung zu kommen, die sogar meistens nur durch eine feine Fältelung der Haut vorgetäuscht ist.

Beim Betasten merkt man nie auch nur den geringsten Widerstand, nicht die geringste Verdickung der Haut.

Schließlich ruft sie in keiner Phase ihrer Entwicklung auch nur das geringste subjektive Empfinden, wie Hitze, Brennen oder Jucken hervor. So bleibt sie eben von den Kranken, die sie höchstens durch Zufall entdecken, unbemerkt. Oft wird sie sogar, wenn sie an Stellen sitzt, die dem Auge des Kranken entgehen, erst durch den Arzt entdeckt.

Die in Rede stehende Form ist also eine vollständig oberflächliche und rein erythematöse Erscheinung.

Darin nähert sie sich sicherlich der sekundären Roseola. In folgenden Punkten unterscheidet sie sich aber andererseits vollständig von ihr:

1. Vor allem durch die **Begrenzung der Eruption.** — Das tertiäre Erythem ist immer eine umschriebene, lokalisierte, b e g r e n z t e Eruption, d. h. es ergreift nur eine oder einige Hautpartien; — die sekundäre Roseola dagegen ist ein profuses, weitausgebreitetes, verstreutes, manchmal sogar (mit Ausnahme von Gesicht und Extremitätenenden) gleichsam generalisiertes Exanthem. — In jedem Falle ist das tertiäre Erythem immer diskret und besonders diskret im Verhältnis zur wahren Roseola.

Was diesen ersten Punkt betrifft, sehen wir also keine Analogie, keine mögliche Annäherung zwischen zwei Eruptionsformen von so verschiedener Lokalisierung.

2. In zweiter Linie durch die **Größe der Effloreszenzen.** Das tertiäre Erythem besteht aus einer k l e i n e n Anzahl g r o ß e r rosa Flecken; — die sekundäre Roseola dagegen wird von einer Unzahl kleiner Fleckchen gebildet.

3. Eine dritte unterscheidende Eigenschaft ist die **methodisch angeordnete Gruppierung.** Im Gegensatz zur sekundären Roseola, deren Effloreszenzen von unbestimmter „Form", fast amorph und andererseits ohne bestimmte Anordnung zueinander verteilt sind, sehen wir die Flecken des tertiären Erythems immer einer methodischen Anordnung unterworfen, manchmal direkt zu Gruppen vereinigt.

So zeigen sie fast ausnahmslos den einen oder anderen Typus der **zirzinären** Form, d. h. sie bestehen entweder aus zum Teil kreisförmigen, häufiger ovalen rosa Scheiben von der Größe eines Zweifrankenstückes, einer Dattel oder Pflaume oder, was am häufigsten der Fall ist, sie zeigen die besprochenen r i n g f ö r m i g e n , h a l b r i n g f ö r m i g e n , k r e i s b o g e n f ö r m i g e n oder g u i r l a n d e n a r t i g v e r b u n d e n e n Typen. Im großen ganzen sind sie meistens wellenförmige rosa Streifen mit verschieden großer Ausbuchtung und gesundem Zentrum.

Die Größe dieser Ovale oder dieser Kreise ist übrigens variabel. Gewöhnlich überschreitet ihr Durchmesser oder ihre große Axe nicht 3, 4—6 cm, aber es gibt auch viel größere. Man hat Ovale beobachtet, deren große Axe 8, 10, 12, 15 cm erreichte. Beispiele: Bei einer meiner Patientinnen maß ein bandförmiges Oval mit gesundem Zentrum in einer seiner Axen 10 cm, in der anderen 14. Bei einer anderen fand sich in der Kreuzbeingegend ein horizontal gelegenes ähnliches, wahrhaft riesenhaftes Oval, das über 15 cm breit und 8 cm hoch war. Dabei ist zu bemerken, daß diese großen Formen häufig neben anderen viel kleineren sich finden. So fanden sich bei der zuletzt besprochenen Patientin zwei Ringe nebeneinander in Form einer 8, dem oben beschriebenen großen Oval benachbart und nicht größer als ein silbernes Fünffrankenstück.

Eine andere merkwürdige Eigentümlichkeit muß übrigens durch neue Beobachtungen noch bestätigt werden. Aus einer gewissen Anzahl von Fällen scheint hervorzugehen, daß die Ausdehnung der Effloreszenzen des tertiären Erythems im geraden Verhältnis zum Alter der Syphilis steht und im umgekehrten Verhältnis zur Ausbreitung der Eruption, d. h. daß die großen Kreise, resp. die großen Ovale vor allem bei veralteten Syphilisfällen sowie dort beobachtet werden, wo die Eruption aufs äußerste beschränkt ist.

So sind die Elemente der Eruption beschaffen.

Was die Eruption im ganzen betrifft, setzt sie sich aus einer bestimmten Anzahl der eben beschriebenen Erscheinungen zusammen. Fast ausnahmslos ist sie diskret und beschränkt sich auf 2, 3, 4 bis 6 Effloreszenzen. — Seltener umfaßt sie eine größere Anzahl, die dann symmetrisch, z. B. auf den Ober- und Unterarmen angeordnet sind. — Ausnahmsweise beobachtet man schließlich tertiäre Erytheme, die aus nur einer Effloreszenz bestehen. So hat eine meiner Patientinnen als Symptom einer 5 Jahre alten Syphilis auf einem Schenkel nur einen einzigen erythematösen blaßrosa Kreis von ca. 4 cm Durchmesser (Fall 9 in der Arbeit von Brauman).

Was endlich die Lokalisation betrifft, ergreift das tertiäre Erythem am häufigsten den Stamm, besonders die Seiten; dann in absteigender Reihenfolge die Schenkel, die Lenden, das Gesäß, die Unter- und Oberarme. — Nie habe ich es im Gesicht und ebensowenig an Händen und Füßen beobachtet.

Verlauf. — Dauer. — Der Verlauf ist äußerst langsam, schleichend, chronisch.

Sobald das tertiäre Erythem einmal entstanden ist, bleibt es in seinem Zustand wie unbeweglich, ohne Neigung sich in irgend einer Beziehung zu verändern.

Ich muß noch (als merkwürdiges, abnormes Detail) hinzufügen, daß seine kreisförmigen, ovalen, bogenförmigen Herde nicht dem Gesetz des zentrifugalen Fortschreitens wie die anderen tertiären Syphilide unterworfen sind. Sie behalten ihr anfängliches Aussehen, und zwar während der ganzen Dauer der Eruption.

Das Ende der Affektion zeigt sich schließlich durch allmähliches Nachlassen der Färbung bis zum vollständigen Verschwinden, ohne Spuren zu hinterlassen. Wie lange es dauert? Diese Frage ist exakt schwer zu beantworten, und zwar aus verschiedenen Gründen, besonders deshalb, weil der Beginn der Erscheinung meistens unbemerkt bleibt. Jedenfalls ist die Dauer dieses Exanthems außerordentlich lang, wenn keine Behandlung eingeleitet wird. Ganz sicher hat es in einigen Fällen nicht kürzer als ein Viertel-, ein halbes, selbst ein ganzes Jahr gedauert, und es ist recht wahrscheinlich, daß es diesen Zeitraum noch überschreiten kann. So haben mir zwei meiner Patienten versichert, daß sie diese Affektion, der eine „seit 1½ Jahren" und der andere „länger als zwei Jahre" (?) hätten.

Rezidive. — Eine andere beachtenswerte Tatsache ist die Neigung des tertiären Erythems zu Rezidiven. Es kehrt nach vollständigem Verschwinden häufig wieder, und man hat, wovon ich selbst einige Fälle besitze, es auch öfter, bis zu 2 und 3 Malen, sich wiederholen sehen. —

Termine des Auftretens. — Das tertiäre Erythem tritt zu den allerverschiedensten Zeiten auf. Man kann darüber nach der folgenden kleinen Statistik urteilen.

Unter 29 Fällen habe ich sie auftreten sehen:

Im Laufe des		3. Jahres	. .	6 mal,
„	„	„	4.	„	. .	1 „
„	„	„	5.	„	. ..	3 „
„	„	„	6.	„	. .	6 „
„	„	„	7.	„	. .	3 „
„	„	„	8.	„	. .	4 „
„	„	„	11.	„	. .	2 „
„	„	„	13.	„	. .	2 „
„	„	„	14.	„	. .	1 „
„	„	„	18.	„	. .	1 „

Zusammen 29 Fälle.

Es stellt also nicht nur eine überhaupt zeitlich tertiäre Erscheinung dar, sondern eine solche, die sogar imstande ist, in ganz weit vorgeschrittenen tertiären Stadien aufzutreten. Ich brauche wohl nicht zu wiederholen, daß dies eine Anomalie darstellt, einen höchst merkwürdigen Umsturz des sonst üblichen Verlaufs der Krankheit, der früher, sogar noch vor wenigen Jahren, als eine klinische Unmöglichkeit oder, sagen wir es geradezu, als das Resultat eines Beobachtungsfehlers angesehen worden wäre.

Schlußfolgerung. Daraus folgt, daß dieses Erythem, ein „deklassiertes" Symptom par excellence, ebenso gut den wahren Tertiärerscheinungen folgen, als gleichzeitig mit ihnen bestehen kann.

Zum Beispiel:

1. Bei einem meiner Fälle von schwerster Syphilis mit fortlaufenden Erscheinungen, die den Patienten mit unausgesetzten tertiären

Schüben bis zu seinem Tode verfolgte, sah ich ein tertiäres Erythem im 11. Jahre der Krankheit nach einer ganzen Reihe von höchst typischen und sehr ernsten Erscheinungen (wiederholte trockene tuberöse und tubero-ulzeröse Syphilide, multiple Gummen mit verschiedener Lokalisation, Zungenaffektionen, Periostitiden, Exostosen usw.)[1].

2. Die Herren Vidal und Wickham haben in der dermatologischen Gesellschaft einen interessanten Fall vorgestellt, der gleichzeitig mehrere Gummata am Penis und in der Leistengegend, ein papulöses corymbiformes Syphilid, ein ulzeröses Syphilid am Handgelenk und ein ringförmig zirzinäres ganz oberflächliches Erythem aufwies, das über den Stamm, den linken Arm, die linke Achselhöhle und die Kreuzbeingegend verstreut war[2].

3. Bei einem meiner Patienten bestand neben einem absolut typischen tertiären Erythem ein tuberöses Syphilid des Schenkels und ein ulzeröses Gummi am Penis.

Aber diese Koexistenz des tertiären Erythems mit anderen Tertiärerscheinungen ist nur eine Seltenheit, fast eine Ausnahme, wenigstens nach den Beobachtungen zu urteilen, die uns bis jetzt zur Verfügung stehen. Im Gegenteil, fast immer findet es sich isoliert, als einziger Ausdruck der Krankheit in dem betreffenden Augenblick.

Prognose. Das tertiäre Erythem ist eine oberflächliche und gutartige Erscheinung, frei von jeder Funktionsstörung und an sich nicht gefährlich. Unbequem wird es höchstens zuweilen durch seine lange Dauer, seinen Widerstand gegen die Behandlung und vor allem seine Rezidive.

Aber es beweist das Fortbestehen der Syphilis, und zwar einer noch in Aktion befindlichen Syphilis. Deshalb und trotz der Gutartigkeit als Symptom stellt es, wie man gesagt hat, „die gleiche Drohung wie eine Tertiärerscheinung" dar, und deshalb auch „eine Aufforderung zur Behandlung".

---

[1] Eine zusammenfassende Beschreibung dieses Falles findet sich im ersten Bande meines Traité de la syphilis, S. 841.

Das Erythem bei diesem Kranken wich sehr bald einem neuen Auftreten von Exostosen der Tibia und bestand in folgendem: „Auf dem linken Arme und in der Achselhöhle 7 annuläre ganz oberflächliche rosa Plaques, deren Oberfläche mehr chagriniert und gefältelt als schuppig ist. Sie liegen nahe beieinander und haben jedes etwa den Durchmesser eines Zweifrankenstückes. Ein ovaler, wenig ausgebreiteter Herd von der Größe eines Hühnereies sitzt auf dem unteren Teil desselben Armes. Sein Gesamtbild ist dem der oben beschriebenen Plaques ähnlich, abgesehen von einer leichten Färbung des Zentrums.

Am Rücken und an der rechten Seite 4 rosa Kreise, deren Größe zwischen jener eines Fünffrankenstückes und jener einer Handfläche schwankt. Annuläre Gruppierung; die Eruption hat einen absolut oberflächlichen und roseolaartigen Charakter.

Kombinierte Behandlung: 4 Dupuytrensche Pillen und 4 Gramm Jodkali täglich. Die Eruption blaßt ab, wird gelblich und verschwindet in etwa einem Monat."

[2] Siehe die Reproduktion dieses Erythems auf einer Moulage im Museum des Hôpital St. Louis. Coll. gén., Nr. 1425.

Behandlung. Zweierlei ergibt sich aus der klinischen Erfahrung. Erstens, daß das tertiäre Erythem der spezifischen Behandlung oft nachgibt wie jedes spezifische Symptom, und zweitens, daß es ihr zuweilen äußerst hartnäckig widersteht, so daß man, um es zum Verschwinden zu bringen, zuweilen einer fast intensiven und prolongierten Behandlung bedarf. Ich könnte selbst einige Fälle anführen, in denen die Wirkung dieser Behandlung so schwach und so langsam war, daß man sich nach der Heilung fragen mußte, ob dieselbe nicht vielmehr eine Wirkung der Zeit als ein Erfolg der Therapie war. Derartige Fälle haben — nebenbei gesagt — für die Affektion eher eine parasyphilitische als eine wirklich syphilitische Natur annehmen lassen.

Welche Auslegung soll man solch widersprechenden Tatsachen geben? Ich werde mich hüten, jetzt eine Entscheidung zu treffen, und zwar mit gutem Grunde. Denn das ist einer der zahlreichen dunklen Punkte des noch jungen, unvollkommen erforschten Gebietes.

Diagnose. Man hat gesagt: „Das tertiäre Erythem ist nur irgend eine verkannte und der Syphilis unrechtmäßigerweise zugeschriebene Dermatose." Wir wollen daher sehen, welche Dermatosen die Diagnose derart verwirren könnten. Ich finde 5, die in Betracht kämen, aber nicht mehr, da ich wirklich nicht Affektionen wie das Ekzem, das nummuläre Ekzem, die Lepra maculosa, die Arzneiexantheme usw. heranziehen will, die nur dermatologischen Neulingen dafür erscheinen könnten.

Diese 5 Dermatosen sind: Die Trichophytie (Herpes maculosus tonsurans), die Pityriasis versicolor in ihrer wenig bekannten rosa Varietät, das Erythema multiforme, die Roseola squamosa, früher Pityriasis rosea oder Pityriasis rosea (Gibert) genannt und das seborrhoische Ekzem.

1. und 2. Für die beiden ersten trifft das Mikroskop die oberste Entscheidung. Es zeigt in dem einen Falle den Trichophytonpilz und im anderen das Mikrosporon furfur. In dieser Hinsicht ist eine Diskussion ganz undenkbar.

Ich kann noch hinzufügen, daß bei der Pityriasis versicolor das Abkratzen, das Loslösen eines Oberhautteilchens mit dem Nagel ein hervorragendes differentialdiagnostisches Zeichen vor der Zuhilfenahme des Mikroskopes ist.

3. Das Erythema exsudativum multiforme sollte wahrhaftig nicht irreführen können, trotz der zirzinären (annulären, ovalären, bogenartigen usw.) Formen, welche es bisweilen zeigt. Es ist leicht zu unterscheiden durch seine gewöhnliche Lokalisation auf der Dorsalseite der Gliedmaßenenden, durch seine lebhafte, kongestive, rote, manchmal fast weinrote Färbung, die unter Fingerdruck für einen Augenblick verschwindet, durch die oft in seinem Gefolge befindlichen Allgemeinerscheinungen, und besonders durch sein plötzliches, hastiges, fast ephemeres Auftreten, das ganz im Gegensatz zu dem relativ chronischen Verlaufe des tertiären Erythems steht.

4. Die s q u a m ö s e R o s e o l a könnte ein wenig geübtes Auge leichter täuschen und zwar gerade durch eines ihrer Hauptcharakteristika, nämlich ihre ovalen medaillonartigen rosa Herde. Aber sie hat als differentialdiagnostisches Merkmal die Ausdehnung der Affektion, ihre weite Zerstreuung über den Rumpf und die oberen zwei Drittel der Gliedmaßen, die immer vorhandene größere oder kleinere Schuppung, seine viel hastigere 4, 5, 6 Wochen kaum überschreitende Entwicklung. Schließlich unterscheiden sich ihre Herde selbst von den Ringen und Ovalen des tertiären Erythems wesentlich dadurch, daß sie meist viel kleiner sind, daß sie einen erhabeneren und besonders mehr oder weniger schuppenden Rand sowie ein etwas dunkleres Zentrum haben.

5. Das E k z e m a s e b o r r h o i c u m unterscheidet sich schließlich deutlich vom tertiären Erythem durch seine charakteristischen Lokalisationen (besonders auf der Kopfhaut, dem Sternum, in der Interskapulargegend, den Temporo-auricular- und Nasalfalten etc.), durch seine Farbe, die rotbraun und nicht rosa ist, durch sein ganz fettes und dabei feinschuppiges Aussehen, durch seine erhabenere krustenartige Begrenzung oder feinen Inzisuren am Rande usw. — alles Charakteristika, die wahrlich zu keiner Täuschung Anlaß geben.

Ä t i o l o g i e. Eine Bemerkung drängt sich auf, und ich scheue mich nicht, sie hier zu wiederholen, nachdem ich sie im vorhergehenden schon ausgesprochen habe: nämlich daß alle diese abgeschwächten Formen der tertiären Hauterscheinungen, das tertiäre Erythem allen voran, unendlich viel häufiger in der Privat- als in der Spitalpraxis beobachtet werden. Das begreift und erklärt sich gerade aus der Gutartigkeit dieser Läsionen. Es sind tatsächlich lauter Erscheinungen, mit denen sich zu beschäftigen ein Gutsituierter Muße hat, während ein Proletarier nicht daran denkt, in unserer Sprechstunde deshalb seine ihm nur zu kostbare Zeit zu verschwenden. Wissen wir andererseits irgend eine Ursache für die verschiedenen Formen dieser abgeschwächten tertiären Syphilide und besonders für das so merkwürdige tertiäre Erythem?

Vorläufig nein, wenigstens insoweit Gründe des Alters, des Geschlechts, des Temperaments, der vorhergegangenen oder gleichzeitigen Krankheiten etc. in Betracht kommen.

Für manche Ärzte ist die Gutartigkeit jener verschiedenen Formen eine Folge der vorangegangenen Behandlung, besonders der Anfangsbehandlung und zeugt von einer A b s c h w ä c h u n g der Krankheit durch die spezifischen Mittel. „Unter 17 meiner Fälle, sagt B r a u m a n, bei denen es mir möglich war, genaue Mitteilungen zu erhalten, zähle ich 14, bei denen die Behandlung gut durchgeführt war, bei mehreren von ihnen sogar recht intensiv."

Andere Ärzte halten diese Gutartigkeit für ein adhärentes Merkmal des Charakters der Krankheit, und die Behandlung für ganz unbeteiligt daran.

U n n a (Hamburg) sieht das tertiäre Erythem als eine Art parasyphilitischer Erscheinung an, die „von Störungen in den vasomotorischen Nerven herrühren solle und sich in Erweiterungen der Gefäße äußere, deren Effekt das Erythem sei". Er hat für dieses Erythem sogar den Namen „Neurosyphilid" vorgeschlagen, in Analogie mit ähnlichen Erscheinungen bei der Lepra, die er Neurolepride nennt.

Hypothese auf Hypothese. Ich für meinen Teil möchte lieber glauben, daß dieses tertiäre Erythem nur eine im denkbar höchsten Grade abgeschwächte Form des tuberösen Syphilids ist. Zugunsten dieser Anschauung sehe ich die zwiefache Tatsache an, daß das besagte Erythem sich zuweilen gleichzeitig mit wahren tuberösen Syphiliden vergesellschaftet findet und daß man sogar zuweilen bei denselben Kranken gleichzeitig verschiedene Formen gesehen hat, die als Übergänge zwischen beiden Erscheinungen dienen können. Hiervon habe ich kürzlich ein sehr schönes Beispiel beobachtet, welches zitiert zu werden wert ist, denn es scheint wie absichtlich für die vorliegende Beweisführung konstruiert.

Im Jahre 1898 wird mir eine junge Frau durch ihren Gatten zugeführt, von dem sie eine frische Infektion hat[1]).

Ich finde bei ihr eine äußerst typische Roseola, Papeln an der Vulva neben sehr heftigen Kopfschmerzen. Sie läßt sich einige Monate behandeln, dann hält sie sich, wie gewöhnlich, für geheilt und macht keine weitere Behandlung durch. -- 5 Jahre später kommt sie wegen eines trockenen tuberösen Syphilids wieder zu mir, welches über mehrere Körperregionen verstreut ist und an folgenden Stellen Formen von ganz verschiedenem Aussehen darbietet:

Am Gesäß und an den Schenkeln große halbmondförmige tuberöse Syphilide, mehrere Millimeter erhaben, mit starker Infiltration der Haut.

Am Rumpf einfache papulöse Herde, viel weniger erhaben, von sekundärem Aussehen, in jeder Hinsicht mit einer papulösen Eruption aus der ersten Zeit der Krankheit vergleichbar.

An den Handgelenken zirzinäre, bogenförmige Syphilide, die Stücke von Ovalen beschreiben. Links bietet eine dieser Läsionen noch die gleiche papulöse Form mit leichter Infiltration dar. Aber rechts ist eine Affektion, die, ganz gleich bezüglich ihrer Formation und Farbe, doch rückgebildet ist in das Stadium eines rein erythematösen rosa Fleckes ohne Erhabenheit, ohne die mindeste Hautverdickung, ohne merkbare Infiltration. Dies ist nichts Anderes als ein tertiäres Erythem neben einem Syphilid, welches an einigen Stellen papulöse Form hat, an anderen Stellen aber, und zwar in

---

[1]) Die Syphilis des Mannes (die ich diagnostiziert und weiter verfolgt habe) war zur Zeit der Hochzeit 12 Jahre alt.

Der Mann erzählte mir, daß er sich in den ersten Tagen nach der Hochzeit beim Verkehr mit seiner Frau eine breite „Abschürfung" zugezogen hätte; daß diese Abschürfung lange gedauert, weil er den Verkehr nicht ausgesetzt habe („ganz im Gegenteil") und „daß dies die einzig mögliche Erklärung für eine Ansteckung seiner Frau sei". — Seit 10 Jahren hatte er keine verdächtige Läsion gehabt und war nicht mehr behandelt worden. — Ich brauche wohl kaum hinzuzufügen, daß die junge Frau zu denen gehört, die über jeden Zweifel erhaben sind.

der bei weitem größeren Mehrheit seiner Elemente sicher und zwar sehr stark tuberös ist.

Nun, hat dieser Synchronismus, diese Verbindung der Affektionen nicht einen Sinn? Ist das nicht ein Beweis im Sinne der Ansicht, welche alle diese Affektionen bezüglich ihres Ursprungs und ihrer Natur nicht nur als einander ähnlich ansehen möchte, sondern sie voneinander nur durch den höheren oder niedrigeren Grad von Infiltration unterscheidet?

Aber es ist unnütz, diese verschiedenen Hypothesen und noch andere, die ich stillschweigend übergehe, weiter zu diskutieren. Es ist zu klar, daß dies eben die dunklen Stellen in einem noch neuen Gebiete sind, über die nur eine spätere ausführliche Untersuchung einiges Licht verbreiten könnte.

Was jene andere Frage betrifft, ob das tertiäre Erythem mit der Spätroseola und der rezidivierenden Roseola identifiziert werden darf oder nicht, gestehe ich, daß sie mich sehr erstaunt.

Sicher sprechen zahlreiche und triftige Gründe zugunsten dieser Identität. So ist das tertiäre Erythem vom dermatologischen Standpunkte aus eigentlich nichts als eine Roseola, und zwar eine reine Roseola ohne Beimischung anderer Eruptionselemente; frei von allen subjektiven Symptomen, besonders von Juckreiz; meistens zirzinär nach der Art der rezidivierenden Roseolen; sich spontan vollständig zurückbildend usw.

Eine objektive Differentialdiagnose zwischen ihr und einer rezidivierenden Roseola wäre in vielen Fällen unmöglich. Warum also nicht diese 2 Formen zu Varietäten desselben Krankheitsbildes machen?

Andererseits indessen ist, wie man aus dem vorhergehenden ersieht, nicht alles bei diesen beiden Formen identisch. Vor allem erscheint das zirzinäre tertiäre Erythem, ohne mit der Roseola im Frühstadium durch dazwischen auftretende Roseolen verbunden zu sein. Dermatologisch unterscheidet es sich von der rezidivierenden Roseola in 2 Punkten. Erstens durch die geringere Anzahl der Eruptionselemente und zweitens dadurch, daß diese Eruptionselemente viel größer sind (die Kreise und Ovale messen 6, 8, 10, 15, 16 cm im Durchmesser bezw. in der großen Axe). — Außerdem ist es von viel langsamerer Entwicklung und viel beträchtlicherer Dauer. — Seine Fähigkeit zu rezidivieren ist geringer. — Schließlich und vor allem weicht es viel schwerer der spezifischen Behandlung; manchmal widersteht es ihr sogar mit bemerkenswerter Hartnäckigkeit.

Genügen jedoch diese zuletzt angeführten Gründe, um jene Eruptionsformen von den rezividierenden Roseolen zu trennen und daraus einen besonderen Typ zu konstruieren? Wahrhaftig darüber läßt sich streiten.

Ich für meinen Teil neige stark zu der Ansicht, daß jene verschiedenen Erytheme trotz ihrer größeren oder geringeren dermatologischen Ähnlichkeit, trotzdem es in gewissen Fällen sogar unmöglich ist, sie zu differenzieren, doch pathologisch etwas Verschiedenes darstellen, verschiedene Formen, in denen sich die Infektion unter dem Einflusse von intimen pathogenen Zusammenhängen, die uns entgehen, äußert. Trotzdem könnte ich nur schwer mit triftigen Gründen nachweisen, was eben nur mein persönlicher Eindruck ist; und schließlich bin ich zu dem Schlusse gezwungen, daß wir vorläufig nur einfach das Problem stellen können, ohne seine Lösung zu kennen.

Kopfhaut.

Man begegnet nicht selten auf der Kopfhaut im Laufe der Tertiärperiode und sogar zu mehr oder weniger vorgerückter Zeit derselben Syphilide von sekundärem, durchaus sekundärem Charakter. Hiervon finde ich in meinen Aufzeichnungen 33 Fälle; aber diese Zahl ist sicher kleiner als in Wirklichkeit, da die in Frage stehenden Läsionen zu denen gehören, die oft unbemerkt vorübergehen.

Ich kann über ein schönes Beispiel dieser Art berichten, das geeignet ist, Sie zu überzeugen. Es handelt sich um einen Kranken, der lange unter meiner Aufsicht gestanden hat, und von dem ich mir während 9 Jahren, vom vierten bis zwölften Jahre seiner Syphilis Notizen über unaufhörliche Syphilisrezidive von besonderer Hartnäckigkeit auf der Kopfhaut machen mußte. Nämlich:

Im Jahre 1877 (4. Krankheitsjahr) eine kleine Gruppe von krustösen Papeln, die im Haar zerstreut liegen. Rasches Verschwinden unter dem Einfluß der spezifischen Behandlung.

Im Jahre 1878 erneuter Ausbruch des gleichen Syphilids, gleichzeitig mit einem trockenen Syphilid des Skrotums und Präputiums. — Wiederaufnahme der Behandlung; Heilung.

Im Jahre 1879 von neuem einige krustöse Papeln auf der Kopfhaut, welche nach einigen Wochen unter dem Einfluß einer Behandlung mit Gibertschem Sirup[1] verschwinden.

Im Jahre 1880 ein kranzförmiges papulöses Syphilid am Kinn und einige Wochen später Krusten auf der Kopfhaut. — Wiederaufnahme der Behandlung; Verschwinden der Erscheinungen in einem Monat. — Dieses Mal wurde die Behandlung länger fortgesetzt; im Laufe der folgenden 4 Jahre kein Symptom.

Dann, schließlich im Jahre 1885 wieder reichliches Auftreten von krustösen Papeln auf der Kopfhaut, die eine indiskutable Syphilis darstellen; indiskutabel um so mehr, als sie zum Beweise ein gleichzeitiges Syphilid von allergrößter Deutlichkeit auf dem Zungenrücken darbot.

Da ich also mit eigenen Augen die 5 Attacken dieses Syphilids der Kopfhaut gesehen und mir jedesmal den Befund notiert habe, bin ich imstande zu versichern, daß es stets mit denselben objektiven Charakteristicis aufgetreten ist. Es war im Jahre 1885 ebenso, wie ich es im Jahre 1880, 1879, 1878 und 1877 gesehen habe. Als ich es zum ersten Male sah, hatte es den Charakter einer sekundären Syphilis, und das war nicht erstaunlich, da sich der Kranke erst im 4. Jahre nach der Ansteckung befand. Aber der letzte Schub, der noch immer dasselbe sekundäre Aussehen bewahrt hatte, stellte als Symptom einer 12 Jahre alten Syphilis einen wahren

---

[1] Siehe Anhang.

Anachronismus dar, so sehr disharmonierte sein frisches Aussehen mit dem Alter der Krankheit.

Die Syphilide der Kopfhaut, die so mitten in der Tertiärzeit das sekundäre Aussehen beibehalten, treten in 2 Formen auf, nämlich: entweder in einer Aussaat linsenförmiger, ganz leicht erhabener, schuppender oder öfter von einer kleinen bräunlichen oder braunen Kruste bedeckter Papeln, — oder in Bogen, Halbmonden, oder selbst unvollständig bezw. vollständig geschlossenen Ringen, mit schuppender Oberfläche oder mit Krusten bedeckt. Unter dieser Form drängen sich jene bogen- und ringförmigen Syphilide der Kopfhaut immer wieder der Aufmerksamkeit auf und werden leicht auf ihren wahren Ursprung zurückgeführt.

Zwei Punkte sind hier hervorzuheben: 1. Diese Spätsyphilide der Kopfhaut mit sekundärem Charakter sind im allgemeinen bescheiden, zuweilen erstaunlich bescheiden; das darf übrigens nicht überraschen, da sie meist bei mehr oder weniger behandelter Syphilis auftreten. Fast immer beschränken sie sich auf eine kleine Zahl von eruptiven Elementen (ein Halbdutzend Papeln, 3 oder 4 Halbmonde, Halbkreise oder Kreise); aber es ist nicht ohne Interesse festzustellen — weil man es a priori nicht glauben sollte — daß sie noch weiter abgeschwächt werden können, bis sie sich nur in einer ganz unbedeutenden Zahl von papulösen Elementen äußern.

2. Zweitens sind sie ganz besonders Rezidiven unterworfen. Dafür haben Sie in dem vorher angeführten Falle ein Beispiel. Ebenso haben bei einem anderen meiner Patienten, trotz regelmäßig durchgeführter Behandlung papulo-squamöse oder papulo-krustöse Syphilide der Kopfhaut nicht aufgehört, immer und immer wieder ohne Unterlaß vom 5.—9. Jahre der Krankheit zu wuchern. In einem Jahre entstanden bis 3 papulöse Attacken von gänzlich sekundärem Charakter.

Was schließlich die Termine dieser verschiedenen Syphilide im Laufe der Tertiärperiode anlangt, so finde ich sie in meinen Aufzeichnungen auf die Zeit zwischen 4. und 12. Jahre, mit starkem Vorherrschen des 4., 5., 6. und 7. Jahres beschränkt.

Ein einziger Fall stellt eine durch seine Besonderheit und unbestreitbare Sicherheit der Erwähnung werte Ausnahme dar. Dieser Fall betrifft ein zirzinäres Syphilid der Kopfhaut von absolut sekundärem Charakter und trat im 23. Jahre der Syphilis auf. Hier soll ein zusammenfassender Bericht über diesen sonderbaren Fall folgen:

42 Jahre alter Mann. — Syphilis im Jahre 1874. Harter Schanker am Penis mit Lymphangitis inguinalis duplex. — Mehrere Sekundärerscheinungen, besonders Plaques muqueuses auf der Zunge und den Mandeln. — Merkurielle Behandlung während zweier Jahre.

Im Jahre 1878 Gummi am Schenkel. — Erneute Behandlung.

Im Jahre 1897 (23. Jahr nach der Ansteckung) Syphilid der Kopfhaut, auf die linke Fronto-temporal-Gegend beschränkt. Dieses Syphilid besteht aus einer Reihe papulo-krustöser Herde, welche fast sämtlich zirzinären oder annulären Typus haben. Ein sehr schöner Ring, der fast vollständig geschlossen ist, sitzt an der Haargrenze. Er besteht aus einer Anzahl kleiner Papeln, die, aneinander gereiht, wie Perlen auf einem Faden, meistenteils von bräunlichen Krusten bedeckt sind. Der Typus der Eruption ist rein sekundär.

Schon beim Anblick allein der schönen übermalten Photographie (von Méheux) müssen Sie von der unbestreitbaren Spezifität dieser Eruption überzeugt sein. Wenn Ihnen aber noch der geringste Zweifel hierüber bliebe, könnte ich Ihnen denselben mit einem Worte zerstreuen und Ihnen sagen, daß diese Eruption, welche 3–4 Monate bestand, kurzer Hand durch eine einzige Kalomelinjektion verschwand. Naturam morborum curationes ostendunt.

Nägel.

Man begegnet ziemlich häufig im Laufe der Tertiärperiode, besonders in den 5, 6, 7 ersten Jahren dieser Zeit Läsionen der Nägel bez. ihres Falzes, die ganz identisch sind mit denen, welche man gewöhnlich bei der sekundären Syphilis sieht.

Es wird, glaube ich, genügen, einige Beispiele davon anzuführen, so sehr ist diese Tatsache erwiesen und unbestritten. Ich besitze in meinen Aufzeichnungen weit mehr als ein Dutzend Fälle mit der einen oder anderen der folgenden Affektionen:

1. Die sogenannte rissige, blätterige, schuppige Onychie besteht in einer besonderen Brüchigkeit des Nagels, dessen freies Ende Risse und Sprünge bekommt, zerbröckelt und an der Spitze eine Reihe von unregelmäßigen Rauhigkeiten, Spitzen und ungleichen Zacken zeigt.

Ein typisches Beispiel: Ich wurde von einem jungen Manne konsultiert, der seit sieben Jahren an einer gutartigen Syphilis litt, derentwegen er sich recht gut hatte behandeln lassen und deren Symptome schon seit langem verschwunden waren; er besaß von seiner alten Erkrankung nur noch eine Affektion der Nägel, die seit 8 Monaten jeder Behandlung widerstand. Diese Läsion war eine typische schuppige Onychie und ergriff 6 Finger der Hände, die Daumen blieben frei. Sie machte den jungen Mann um so trostloser, als er im Begriffe stand, sich zu verheiraten, und dazu nur auf das Verschwinden dieser Entstellung wartete, derentwegen ihm seine zukünftige Familie schon „einige verdächtige Bemerkungen" gemacht hatte.

2. Teilweise oder gänzliche Loslösung des Nagels, der sich ganz schmerzlos von der Unterlage ablöst und manchmal abfällt, das sogenannte Nagelbett frei liegen lassend. — Einer meiner Patienten verlor auf diese Weise im 6. Jahre seiner Syphilis den Nagel an einer großen Zehe. — Bei einem anderen mit 8 Jahre alter Syphilis bildete sich ein Nagel an der Hand, der schon länger als 1 Jahr abgefallen war, nicht wieder und wurde durch einen kleinen, unförmigen Knopf aus Hornmasse ersetzt, der die Basis des Nagels einnahm und wie im vorigen Falle eine abstoßende Entstellung darstellte.

3. Seltener beobachtet man die Pachyonychie, welche besonders durch eine mehr oder weniger beträchtliche Verdickung,

eine wahre Hypertrophie der Nagelschicht mit hell- oder dunkel-
brauner Färbung, manchmal mit unregelmäßigen Sprüngen des freien
Randes charakterisiert wird. — Einer meiner Patienten zeigte im
fünfzehnten Jahre seiner Syphilis eine ähnliche gänzliche Hypertrophie der meisten Nägel (7 an den Händen und 5 an den Zehen)
und diese Erkrankung widerstand verschiedenen Behandlungsmethoden
seit 7 Jahren.

4. Was man schließlich nicht selten noch mitten in der Tertiärperiode beobachtet, ist die trockene Paronychie oder paronychale
syphilitische Schwiele, welche in einer Verdickung der seitlichen
Hautfälze des Nagels besteht. Diese kleine Läsion zeigt sich fast
ausschließlich an den Händen und stellt da ein besonders „ärgerliches
kleines Leiden“ dar, da es außerordentlich zäh und widerstandsfähig
ist. Eine junge Frau, die seit 9 Jahren syphilitisch ist und mich
wegen einer solchen Läsion konsultieren kam, sagte mir, daß sie
davon seit 3 Jahren trotz mehrfacher Behandlung, wiederholtem
Herausschneiden und aller Kunst ihrer Manikure belästigt werde.
Auch ich konnte sie nur schwer und langsam davon befreien.

Zu welcher Varietät alle diese Affektionen der Nägel oder der
Umgebung derselben während der Tertiärperiode gehören mögen, sie
sind insgesamt merkwürdig sowohl durch ihre Hartnäckigkeit hinsichtlich ihrer Symptome als auch durch ihre besondere Neigung zu
Rezidiven.

Iritis.

Zu all diesen Beispielen könnte ich noch andere — immer von
derselben Art — hinzufügen, um zu beweisen, daß die Syphilis in
mehr oder weniger weit vorgerücktem Stadium sich verschiedentlich
in sekundärer Form manifestieren kann. Aber ich werde nur eine,
und zwar die am Auge lokalisierte, die Iritis, anführen, weil ich
glaube, daß dies zum Beweise ausreichen wird.

Meine persönlichen Aufzeichnungen liefern mir 3 Fälle, welche
im Laufe des 5., 6. und 10. Jahres ihrer Syphilis eine absolut
typische Iritis von sekundärem Aussehen bekommen haben, mit den
3 charakteristischen Merkmalen: dem subakuten Charakter, der relativen Schmerzlosigkeit und der Entwicklung der kleinen papulösen
Knoten an der Oberfläche der Iris, die man papulöse Syphilide der
Regenbogenhaut nennt.

Aber diese paar Fälle aus meiner Praxis verschwinden vor
denen kompetenterer Beobachter, nämlich besonders zuverlässiger
Ophthalmologen. So kommt Albert Terson, der über diesen
Gegenstand eine Sonderstudie verfaßt hat, zu dem Schlusse, daß man
in den verschiedenen, zuweilen sogar in sehr späten Tertiärstadien eine
Iritis mit den Symptomen und dem Aussehen beobachten kann, die
sie im Sekundärstadium auszeichnen. In seiner Arbeit[1] führt er

---

[1] Des iritis syphilitiques tardives. Revue génér. de clinique et de
thérap. 1902.

nicht weniger als 19 solcher Fälle an, die teils von ihm selbst, teils von Kollegen beobachtet worden sind und zu verschiedenen Zeiten der Tertiärperiode aufgetreten waren:

1 Fall im Laufe des				4.	Jahres nach der Infektion,				
1	„	„	„	„	6.	„	„	„	„
1	„	„	„	„	8.	„	„	„	„
2 Fälle	„	„	„	9.	„	„	„	„	
4	„	„	„	„	10.	„	„	„	„
1 Fall	„	„	„	13.	„	„	„	„	
1	„	„	„	„	14.	„	„	„	„
2 Fälle	„	„	„	16.	„	„	„	„	
2	„	„	„	„	17.	„	„	„	„
1 Fall	„	„	„	18.	„	„	„	„	
1	„	„	„	„	20.	„	„	„	„
1	„	„	„	„	27.	„	„	„	„
1	„	„	„	„	30.	„	„	„	„

19

In allen diesen Fällen handelte es sich nach der genauen Angabe des Autors sicher um Iritis auf syphilitischer Grundlage, denn unabhängig von der Syphilis hatte man bei den Patienten keine andere Erkrankung gefunden, die als ätiologisches Moment angenommen werden könnte (weder Rheumatismus noch Albuminurie, noch Diabetes oder Gonorrhoe usw.).

Was ist da übrigens Wunderbares daran, daß „auf dem alten Baume der Syphilis ein bischen spät eine Läsion wieder aufblüht, die man kaum mehr erwartet hat und die übrigens manchmal (wie bei mehreren meiner Kranken) nur eine Wiederkehr früherer Erscheinungen an alter Stelle ist?"

So gibt Dr. Schrameck, der ebenfalls als zuverlässiger Ophthalmologe bekannt ist, an, bei einem seiner Patienten im 31. Jahre der Krankheit (beachten sie diesen späten Termin) eine Iritis von vollkommen sekundärem Aussehen beobachtet zu haben, deren Spezifität ihm unbestreitbar erschien [1]).

Ebenso glaubt auch Dr. Antonelli „an die recht bemerkenswerte Häufigkeit der Iritis von völlig sekundärem Aussehen während

---

[1]) Zusammenfassung dieser Beobachtung:

X..., 53 Jahre alt, stellt sich mir am 26. März 1903 mit allen Symptomen einer rechtsseitigen Iritis vor: perikorneale Injektion, Verengerung der Pupille, an 2 Stellen leichte Adhäsionen an der Vorderseite der Linse; leichte Veränderung der Färbung der Iris etc.

Die Affektion begann plötzlich vor 2 Tagen, sie tritt ohne Schmerzen auf und hat nur eine mäßige Empfindlichkeit des Auges gegen Licht zur Folge.

Keine zufällige Ursache, keine erbliche Belastung, mit der man diese Iritis in Zusammenhang bringen könnte. — Nur vor 22 Jahren Syphilis: Harter Schanker, Roseola, Plaques muqueuses. Behandlung $1^1/_2$ Jahre mit Protojoduretpillen. — Seit 30 Jahren keine syphilitische Manifestation.

Behandlung: Protojoduretpillen und Atropin. — Rapide Änderung aller Symptome und vollständige Heilung in 14 Tagen.

der Tertiärperiode und nennt sie a n a c h r o n i s t i s c h e Iritis. In diese
Reihe der anachronistischen Iritiden gehört nicht nur die kondylomatöse oder papulöse Iritis, die man klinisch unmöglich von der
gummösen trennen kann und deren sekundären Charakter man folglich zu bestreiten berechtigt wäre, sondern auch die einfachen und
r e i n k o n g e s t i v e n Iritiden. Wie ich höre, kann man, und zwar
recht häufig, bei alten Syphilitikern Iritiden antreffen, ohne Syphilide
der Iris, nur charakterisiert durch eine radiäre perikorneale Injektion,
Veränderung der Färbung der Iris, entzündliche Verengerung der
Pupille und eine Trübung der vorderen Kammer[1]". Als Beispiel
zitiert er einen kürzlich von ihm auf der Abteilung G a u c h e r s
beobachteten Fall bei einer seit 8 Jahren syphilitischen Frau,
welche vor 3 Jahren ein Gummi des Pharynx und in der letzten
Zeit eine sicher spezifische Iritis hatte, eine einfache Iritis ohne
Knötchenbildung, die sich mit charakteristischer Schnelligkeit unter
merkurieller Behandlung gebessert hatte und dann geheilt war.
Nichts in der Anamnese, keine hereditäre oder persönliche Belastung
ließ für diese Iritis einen anderen als syphilitischen Ursprung annehmen; und doch „war sie in r e i n s e k u n d ä r e r F o r m 8 Jahre
nach dem Schanker aufgetreten"[2].

Sekundäre Spätsyphilis der Schleimhäute.

Ich habe oben festgestellt, daß die Syphilis im Tertiärstadium
durch Erscheinungen von sekundärem Charakter zum Ausdrucke
kommen kann und auch kommt, und zwar besonders häufig durch
Hauterscheinungen. Dies ist jedoch keine isolierte Tatsache, denn
dasselbe beobachtet man auf der Schleimhaut. Sowohl hier als auf
der Haut erborgt sich die Syphilis nach dem dritten Krankheitsjahre,
dieser angeblichen „eisernen Grenze" der Sekundärperiode, sogar
lange nachher, oberflächliche und gutartige Erscheinungen, die gewöhnlich zum sekundären Stadium gehören. —

Ich gebe Ihnen dafür ein Beispiel, das niemand zurückweisen
wird. Gibt es einen Praktiker, der noch nicht Plaques muqueuses,
richtige sekundäre Plaques muqueuses im Munde von über 4, 5,
6 Jahre an Syphilis kranken Personen, d. h. zeitlich mitten in der
Tertiärperiode, gefunden hat? Gibt es einen Pathologen, der diesen
Erscheinungen die Qualität als Plaques muqueuses absprechen würde,
unter dem Vorwande, daß sie sich erst nach den ersten 3 Jahren
der Krankheit entwickelt hätten? Es existieren also sicher — wenn
ich so sagen darf — v e r s p ä t e t e sekundäre Syphilide, die auf der
Schleimhaut sowie auf der Haut als Äußerungen der Krankheit er-

---

[1] Schriftliche Mitteilung.

[2] Diese anachronistischen Iritiden könnten, wie Dr. A n t o n e l l i versichert,
ebenso bei Syphilis hereditaria tarda entstehen, und zwar in ihrer rein entzündlichen Form ohne Bildung von Knoten, unter denen man gummöse Infiltrate
vermuten könnte.

scheinen, selbst wenn diese Krankheit sich zeitlich schon mitten im tertiären Stadium befindet. —

Bis zu welchem Termin können jedoch diese Nachzügler, diese Nachwehen der Sekundärperiode, wenn ich mich so ausdrücken darf, noch auftreten? Es ist sehr wahrscheinlich, daß ich anstelle der allgemeinen Zustimmung, auf die ich eben noch stolz sein durfte, nur mehr Widerspruch und Ungläubigkeit begegnen werde, wenn ich sage, daß derartige Erscheinungen, nämlich solche sekundärer Form, auf der Schleimhaut (wie übrigens auch sonst) manchmal noch viel länger nach der Infektion, z. B. 8, 10, 15 Jahre nach dem Schanker, sogar noch später, auftreten. Und trotzdem, ich habe es gesehen, und ich werde es Ihnen in Bezug auf die Schleimhaut zeigen, wie ich es Ihnen in Bezug auf die Haut gezeigt habe, und wie ich es Ihnen in Bezug auf noch andere Organsysteme zu wiederholen haben werde. Aber das kommt später. —

Was die Schleimhaut betrifft, ist es sicher die Mundschleimhaut, die am häufigsten von jenen verspäteten Sekundärerscheinungen befallen wird. Mit ihr wollen wir daher anfangen.

Mundschleimhaut.

Eine Tatsache von so hervorragender Bedeutung, daß man sie an die Spitze dieses Abschnittes stellen muß, ist mit Rücksicht auf die aus ihr zu ziehenden praktischen Ergebnisse sicher die außerordentlich große Häufigkeit der Syphilide der Mundschleimhaut von sekundärem Charakter jenseits, und zwar weit jenseits der Grenze der Sekundärperiode.

Und es ist in der Tat etwas ganz Gewöhnliches, derartige Symptome, die fast immer schon ein oder mehrere Male im Laufe der ersten Zeit der Syphilis in Erscheinung getreten waren, wieder und wieder jenseits jenes dritten Jahres entstehen zu sehen, das das vulgäre Vorurteil hartnäckig als Grenze der Sekundärperiode betrachtet. Zwei Zahlen genügen als Beweis für meine Behauptung. In meiner Privatklientel, außerhalb meines Spitals, habe ich (um nur die Fälle zu erwähnen, über die ich schriftliche Notizen besitze) nicht weniger als 533 Patienten gesehen, die mit Affektionen der Mundschleimhaut sekundären Charakters zu verschiedenen Zeiten der Tertiärperiode behaftet waren, nämlich vom 4.—10., 12. 15. Jahre und noch später, wie man aus dem folgenden wird ersehen können.

Nach diesen einleitenden Worten, nach dieser ersten Feststellung ist es unmöglich, sich der praktischen Bedeutung, welche ein derartiges Beobachtungsresultat enthält, zu entziehen. Wie? Syphilide der Mundschleimhaut mit sekundärem Charakter, d. h. wahrscheinlich ansteckende Symptome, können auftreten und treten sogar ziemlich häufig auf mitten in der Tertiärzeit, ja zu mehr oder weniger vorgeschrittener Zeit der Tertiärperiode! Aber, was wird dann aus der sogenannten Sicherheit gegen die Ansteckung, welche bisher gerade das Alter der Krankheit zu verleihen schien? „In der Tertiärperiode,“ sagte man, „hat man keine Ansteckung mehr zu fürchten,“ und nun

sieht man, daß die Ansteckungsfähigkeit sich mit der Zeit nicht erschöpft, daß sie nicht mehr verjährt! Aber was soll dann aus dem
Ehekonsens der Syphilitiker werden? Und bis zu welchem Termin
soll in Zukunft der Konsens aufgeschoben werden? Und so fort.

Diese und noch andere Gedanken entspringen notwendig aus
dem vorangegangenen. Die Antwort darauf begründet das Interesse
für den Gegenstand, den wir studieren.

Gehen wir ins Detail. — Zuerst müssen wir die Lokalisationsfrage entscheiden. Ist der oder jener Teil des Mundes mehr
als andere der Sitz dieser gefährlichen Spätsyphilide
(gefährlich für andere und nicht für den Kranken selbst)?

Ja, und die folgende Statistik vermag uns über diesen ersten
Punkt aufzuklären, der auch seinerseits, wie man übrigens begreift,
von Bedeutung ist.

Unter 434 Erscheinungen dieser Art, deren Lokalisation ich in
meinen Notizen genau verzeichnet fand, waren

42 an den **Lippen,**

9 an den **Mandeln** und den benachbarten Partien des
Gaumensegels,

12 am **Gaumen,**

201 an der **Zunge** in Form von nässenden Syphiliden,

170 an der **Zunge** in einer besonderen trockenen Form,
der sog. Glossitis depapillans.

Zusammen 434.

Das heißt, daß von 434 Erscheinungen im Munde 371 an der
Zunge waren. Das ergibt prozentualiter berechnet: Auf 100 Munderscheinungen sekundärer Spätsyphilis kommen 85 an der Zunge. —
85 Prozent, welches Verhältnis!

Wir haben also für unsere Untersuchung als erstes wichtiges
Ergebnis folgendes zu notieren:

Daß mit einer überwiegenden Majorität die Zunge der gewöhnliche Sitz der Munderscheinungen sekundärer
Form, die man im Laufe der Tertiärperiode beobachtet,
ist: Die Zunge ist demnach die Prädilektionsstelle par excellence für solche Erscheinungen.

Welche **Formen** bevorzugen diese Sekundärsyphilide der Tertiärperiode?

Abgesehen von einer Lokalisation an der Zunge, über welche
ich nachher sprechen will, sage ich:

1. Die klinischen Formen dieser Erscheinungen sind genau, Zug
für Zug, die der Sekundärsyphilide; oder, einfacher, es sind
Sekundärsyphilide, wenn ich so sagen darf, in die Tertiärperiode verpflanzt.

2. Von diesen Formen bevorzugen sie eine fast ausschließlich,
nämlich die alleroberflächlichste, die benigne Form par excellence, die **erosive Form.**

Ich sage ausdrücklich:

1. In der Tertiärperiode sind die spezifischen Erscheinungen, welche man am Munde (Lippen, Zunge, Gaumensegel, Mandeln usw.) antrifft, entweder Syphilide tertiärer Art (von diesen haben wir hier nicht zu reden); oder Syphilide sekundärer Art; und diese, die im Augenblick einzig wichtigen, stellen den ganz exakten Abklatsch dessen dar, was man in den ersten Stadien der Krankheit beobachtet.

2. Wenn zweitens — und das ist für unseren Gegenstand von größter Bedeutung — die Sekundärperiode sich auf diese Weise in die Tertiärperiode hinein fortzusetzen scheint, so verrät sie sich, was ihre Munderscheinungen betrifft, fast immer durch Manifestationen erosiver Art, einfach rein erosiver Art.

Und zwar, um es genauer zu präzisieren, durch Läsionen des folgenden Typus:

Einfache Epithelverluste, bei denen die Mukosa nur freigelegt, aber sonst nicht angegriffen, nicht ulzeriert wird, also rein oberflächliche Läsionen, Erosionen.

Die Erosionen sind im allgemeinen rund oder oval, können aber alle Formen annehmen und sind zuweilen ganz unregelmäßig, amorph.

Die Erosionen sind klein wie eine Mandel, öfter wie eine Linse aber zuweilen noch kleiner, bis sie ganz klein, herpetiform werden.

Sie sind rot oder grau und dann mit einem Stich ins Rötliche. Sie sind platt, ohne Erhabenheit usw.

Im ganzen Erosionen, wie sie durch ganz kleine Zugpflaster hervorgerufen werden könnten und die daher nur unwichtige, ganz besonders gutartige und sogar unbedeutende Läsionen darstellen, die ganz sicher unbemerkt vorübergehen können.

Weshalb bevorzugen diese verspäteten Sekundärsyphilide die Form, welche die oberflächlichste und gutartigste von allen ist und andererseits ganz nach frischer Lues aussieht, statt die papulo-erosive oder papulo-hypertrophische oder die ulzeröse Form anzunehmen, die mit dem Alter der Erkrankung gewiß besser in Einklang stehen würden? Ich stelle nur die Tatsache fest, ohne dafür die mindeste plausible Erklärung geben zu können. Ich sage absolut nicht, daß sie diese erosive Form konstant und ausschließlich bevorzugen; denn man begegnet ihnen zuweilen auch in der papulo-erosiven oder ulzerösen Form. Aber ich behaupte — und ich scheue keine Wiederholung bei diesem so überaus wichtigen Punkt —, daß dies ihre Prädilektionsform, ihre am allerhäufigsten vorkommende Form ist, und zwar an allen Stellen, an denen man sie beobachten kann (Zunge, Lippen, Wangen, Gaumensegel, Tonsillen usw.).

Die wenigen folgenden Fälle als Beispiele:

Ein junger Mann aus meiner Klientel, ein beharrlicher und unverbesserlicher Zigarrettenraucher, wurde vom ersten bis zum elften Jahre seiner Erkrankung von Mundsyphiliden verfolgt, die alle Teile des Mundes ergriffen (Lippen, Zunge, Wangen, Mandel, Gaumensegel und -bogen), sich aber vom 6. Jahre der Krankheit an ganz besonders an der Zunge lokalisierten. Nun, diese Erscheinungen, die ich fast sämtlich gesehen habe, haben ohne Ausnahme in einfachen Erosionen bestanden, die bald klein, bald mehr oder weniger weit ausgebreitet, bald unregelmäßig begrenzt, bald in bestimmten Formen, immer aber oberflächlich und gutartig waren, sogar in den am weitesten vorgeschrittenen Stadien der Erkrankung.

Einer meiner Patienten (Raucher) zeigte vom 1.—10. Jahre seiner Krankheit eine geschlossene Kette von Mundsyphiliden mit ausschließlich erosivem Charakter; besonders an der Zunge saßen oberflächliche Syphilide, die mit Zerstörung der Papillen einhergingen, um im 11. Jahre in eine sklerosierende lobuläre Glossitis auszugehen. Zwei andere meiner Patienten haben, der eine im 6., der andere im 8. Jahre ihrer Krankheit, ihre Ehefrauen angesteckt, und zwar mittels Mundaffektionen, die ich festgestellt und in meinem Krankenjournal mit allen Einzelheiten verzeichnet hatte, und die nichts anderes als erosive Syphilide der Lippe und Zunge von ganz oberflächlichem und gutartigem Typus waren.

Variation. Es gibt vereinzelt eine Syphilis, die durch unbekannten Einfluß, sogar ohne den lokalen Reiz des Tabaks sich auf die Mundschleimhaut „schlägt", wie man vulgär sagt; gewissermaßen den Mund zu ihrem Lieblingsaufenthalt wählt und da für kürzere oder längere Zeit ihre Erscheinungen häuft, ohne daß man sie vertreiben könnte. Aber sogar mitten in der Tertiärperiode kommt diese Syphilis nur durch Läsionen sekundärer Art zum Ausdruck, nämlich durch erosive Syphilide. Beispiele:

Einer meiner Patienten, der nie geraucht hatte, sich sehr schöner und guter Zähne und der besten Gesundheit erfreute, bot vom 8.—12. Jahre einer bis dahin gutartigen und an Erscheinungen armen Syphilis eine Reihe von Erscheinungsattacken dar, die sich zum Teil auf den Mund beschränkten, zum andern Teil in ähnlicher Weise auch andere Hautpartien ergriffen. Diese Schübe im Munde, die ich, da sie mich sehr interessierten, mit Sorgfalt studiert habe, bestanden stets nur aus Erscheinungen von sekundärem Typus, vom gutartigsten sekundären Typus. Niemals waren es andere als rein erosive Syphilide. So könnte ich noch viele Beispiele anführen.

Beachten Sie das wohl, daß in einer Epoche, in der die Syphilis nur zu gewöhnlich in ernsten, heftigen und furchtbaren Erscheinungen auftritt, sie sich nur durch eine Reihe von oberflächlichen, gutartigen, unbedeutenden Erscheinungen manifestiert, nämlich in Erosionen der Schleimhaut, durch Plaques muqueuses, durch ganz geringfügige Beschwerden. Wahrlich ein paradoxer, außerordentlicher Gegensatz zwischen den Symptomen und dem Alter der Krankheit.

Und sogar das ist nicht das letzte Wort über diese so seltsam gutartige Symptomatologie. Denn Sie müssen folgendes beachten:

Nicht nur, daß jene Syphilide von sekundärer Form, die in so eigenartiger Weise in der Tertiärperiode auftauchen, fast immer den erosiven Charakter bevorzugen; sie beschränken sich sogar, was die Schwere der Erscheinungen betrifft, auf ein Minimum, das man von vornherein kaum für möglich gehalten hätte.

Ihre Erosionen sind dann besonders k l e i n , g e r i n g f ü g i g , h e r p e s ä h n l i c h , m i l i ä r und man würde sie nie für Syphilis halten und noch weniger für eine Syphilis im tertiären Stadium. Um das Bild zu vervollständigen, kommt dazu, daß sie in dieser abgeschwächten Form einen bevorzugten Sitz haben, den eine ganz spezielle Ursache, über die ich sofort sprechen werde, bedingt.

Diese Lokalisation ist auf der Z u n g e , und zwar an ihren Rändern und an der Spitze, und jene besondere ätiologische Bedingung ist der c h r o n i s c h e Tabakgenuß.

Und in der Tat kann man bei syphilitischen Rauchern sogar mitten in der Tertiärperiode nicht selten Läsionen konstatieren, die folgendes Aussehen aufweisen: entweder ganz kleine Epithelverluste an oben genannten Punkten, ähnlich denen bei Herpes und auch miliär wie diese, oder strichförmige, lineäre Erosionen wie Furchen, Fissuren oder Rhagaden, beide von roter oder grauer bis opalfarbener Tönung; manchmal vereinigen sich beide Erscheinungsformen.

Diese „Nikotinsyphilide" sind in ihrem Verlaufe sehr h a r t - n ä c k i g , c h r o n i s c h und a u ß e r o r d e n t l i c h z u R e z i d i v e n g e n e i g t . Man sieht manchmal eine ununterbrochene Serie „jahrelang dauernd", wie die Patienten sagen oder, um es näher zu präzisieren, 3, 5, 10 und mehr Jahre.

Vom praktischen Standpunkte aus ergibt sich aus dem vorhergehenden folgendes: Die Syphilide der Mundschleimhaut, die ich soeben beschrieben habe, sind in jener abgeschwächten Form s e h r s c h w e r als Syphilide zu erkennen. Die Diagnose ist nicht nur schwer, sondern meistens sogar unmöglich. Welche spezifischen Merkmale sind ihnen denn auch wirklich geblieben? — So muß ich für meinen Teil erklären, daß ich häufig auf der Zunge von Tertiärsyphilitischen Erosionen gefunden habe, deren Natur ich selbst nach reiflicher Prüfung nicht bestimmen konnte. Und alle meine Kollegen an diesem Krankenhaus werden Ihnen dasselbe sagen. Der beste Beweis dafür ist der, daß wir einander oft und oft um derartige Diagnosen befragten, die uns unlösbar geblieben waren.

In der Tat gibt es außerordentlich zahlreiche Affektionen, mit denen jene abgeschwächten Syphilide verwechselt werden können. Wir haben da eine ganze Anzahl von erosiven Läsionen des Mundes, z. B.: t r a u m a t i s c h e n t z ü n d e t e (z. B. durch Vernachlässigung der Mundpflege, durch Reibung der Mundschleimhaut an schlechten Zähnen etc. entstanden); E r o s i o n e n d u r c h T a b a k g e n u ß ; l e u k o - p l a k i s c h e E r o s i o n e n (die schwerste Differentialdiagnose); H e r p e s - e r o s i o n e n (man kennt den rezidivierenden Herpes am Munde bei Luetikern); um gar nicht erst von selteneren Affektionen zu sprechen, die eventuell die Zunge ergreifen können (Hydroa, Lichen planus, merkurielle Stomatitiden, medikamentöse Affektionen etc.). — Da bleiben denn (ich wiederhole es abermals, um des praktischen Interesses willen, das dieser Tatsache anhaftet) zahlreiche Fälle der fraglichen Syphilide unbestimmt oder werden verkannt. Ihre Spezifität stützt sich tatsächlich auf nur 2 Kriterien: Therapeutische Beeinflußbarkeit und Kontagiosität. Das will sagen, daß man sie nur dann als syphilitisch erkennt, wenn man sie durch eine energische Quecksilberkur zurückbringt, oder aber wenn sie eine Infektion verursacht haben. — Zwei Beispiele werden das erläutern.

Ein syphilitischer Raucher läßt sich 2 Jahre vergebens wegen immer wiederkehrender Erosionen an der Zunge behandeln; er hatte sich sogar — vollständig nutzlos — zum Kuraufenthalte nach Bourboule und St. Christau begeben. — Er kam zu mir, und ich gestehe, daß es mir unmöglich, buchstäblich unmöglich war, eine Diagnose zu stellen; aber gewitzigt durch die erfolglose Behandlung so vieler Ärzte, die er vor mir aufgesucht hatte, verordnete ich ihm versuchshalber eine spezifische Behandlung in der Form von Kalomelinjektionen. Glänzender Erfolg. In 3 Wochen war er sein „Mundleiden" los, das ihn seit 2 Jahren gequält hatte.

Das 2. Beispiel. Ein junger Mann erwirbt Syphilis und läßt sich nur unzureichend behandeln. Nichtsdestoweniger zeigen sich bei ihm blos ganz leichte Erscheinungen. Nur bekommt er als ausgepichter Raucher wiederholte Schübe von Mundsyphiliden, an denen er 3 bis 4 Jahre leidet. Dann hört er eine Zeitlang zu rauchen auf, die Mundaffektionen hören auf, und er heiratet (ohne meinen Konsens einzuholen, wohlverstanden!). Er hält sich für geheilt und nimmt das gewohnte Rauchen wieder auf, was natürlich einen neuen Schub hervorruft. Ich konstatiere wiederholt Rezidive dieser Erscheinungen, die freilich manchmal syphilitisch aussehen, meistens aber in der Tat unbestimmbar bleiben. Man kann nicht sagen, ob es Syphilide sind, oder ein rezidivierender Herpes, oder beginnende leukoplakische Läsionen, oder einfache Entzündungen durch das Rauchen. 2 Jahre vergehen so, während welcher Heilung und Rezidiv abwechseln. — Schließlich bekommt die junge Frau nach einem neuen Schub einen Lippenschanker; mit großer Sicherheit kam nur der Mann als für die Infektion verantwortlich in Betracht.

Ich könnte Ihnen noch über ähnliche Fälle berichten; auf einige von ihnen komme ich noch zurück.

Ist es notwendig, noch besonders auf die soziale Gefahr jener Syphilide hinzuweisen, die, von abgeschwächtem, verwischtem, schlecht determiniertem Typus, die Diagnose erschweren und verwirren, wenn nicht gar unmöglich machen? Diese Gefahr besteht in der Verkennung der Erscheinungen, die man für harmlos und nicht ansteckend hält. - Und was ist die Folge? — Daß der Arzt Patienten für gesund erklärt, die die Keime furchtbarer Ansteckung in sich tragen; daß die Kranken ohne Mißtrauen ihr gewöhnliches Leben leben, ohne sich die geringste Vorsicht aufzuerlegen, und ihre Frau, ihre Geliebte, ihre Kinder, ihre Umgebung etc. Gefahren aussetzen, von denen sie selbst nichts wissen. Wie viele Fälle dieser Art habe ich nicht schon gesehen! So habe ich in meinen Notizen die Krankengeschichten dreier Patienten, die trotz derartiger Affektionen doch die ärztliche Heiratserlaubnis erhielten und deren Munderscheinungen als „gewöhnlich und harmlos" angesehen wurden. — Einer von ihnen hat seine Frau infiziert; von den beiden anderen habe ich nichts mehr gehört.

Glossitis depapillans.

Eine zweite Kategorie von Läsionen bildet jenes Zungensyphilid, dem ich den Namen Glossitis depapillans gegeben habe.

Sie ist die allergewöhnlichste in dem Krankheitsstadium, das uns beschäftigt. Meine Statistik zählt nicht weniger als 160 Fälle unter 533.

Welches ist ihr klinisches Bild?

Es ist ein oberflächliches Syphilid von vollkommen sekundärem Typus und höchst einfachem Aussehen.

Auf den ersten Blick fallen zwei Eigenschaften auf:

1. Flecken von dunklem Braun oder düsterem Rot auf dem Zungenrücken.

2. Vor allem — als wesentlichste Veränderung — ist die Oberfläche glatt, eben und gleichmäßig gefärbt, was bekanntlich von der epithelialen Abstoßung der Zungenpapillen herrührt. Daher auch die Namen, die man der Glossitis depapillans gegeben hat: Glossitis mit glatten oder geschorenen Herden.

Im Detail sieht man folgendes: Mitten auf der Oberfläche der Zunge finden sich ein oder mehrere scharf umschriebene, glatte, einfarbige, glänzende Flecke, die aussehen, als hätte man auf ihnen die Papillen weggeschoren, und die sich gerade darin von dem benachbarten Papillenrasen abheben. Man könnte sie (der Vergleich ist so treffend, daß er sich förmlich aufdrängt) mit gemähten Stellen in einer Wiese vergleichen. Und in der Tat besteht die Affektion, die einen so merkwürdigen Anblick bietet, in einer Zerstörung der Fortsätze der Papillae filiformes. „Man weiß", sagt Cornil, „daß die Papillae filiformes, die wie Grasbüschel über den Zungenrücken verstreut sind, in eine Spitze auslaufen, in einen langen Fortsatz aus Hornzellen, die dachziegelartig übereinander liegen und deren untersten in einer kleinen, kaum vorspringenden Papille wurzeln. Die hornige Partie ist von beträchtlicher Länge, $\frac{1}{2}$ mm, 1 mm und mehr. Wo diese enormen Hornfortsätze zerstört werden, und das ist tatsächlich auf den besprochenen Flecken der Fall, bleibt die glatte ebene Fläche nur von der Schleimhautschicht bedeckt, sie ist aber der hornigen

Fortsätze beraubt. Sie erscheint dann in ihrer Umgebung um so glatter, um so mehr eingedrückt, als wir rund herum die Hornfortsätze der fadenförmigen Papillen in ihrer ganzen Länge erhalten sehen, und wird noch deutlicher durch die Entzündung der Zunge etc." Es sind also förmliche alopezieartige Plaques, wenn ich so sagen darf, die durch die Zerstörung der Papillen hervorgerufen sind.

Diese Plaques sind immer scharf begrenzt. Sie unterscheiden sich von ihrer Nachbarschaft nicht nur durch ihre glatte Oberfläche, sondern auch durch ihre Färbung, die ein dunkleres Rot aufweist als die normale Schleimhaut.

Weiter nichts. Keine Schwellung, keine Infiltration, keine Papeln, keine Induration, ebensowenig wie (und das ist wesentlich) eine Erosion der Oberfläche. Die Affektion ist ihrem Wesen nach t r o c k e n, und eine Erosion, Exkoriation, kurz ein Defekt der Schleimhaut ist niemals etwas anderes als eine Begleiterscheinung oder die Folge einer gleichzeitigen Komplikation.

Dieses Syphilid ist also nicht nur durch seinen die Papillen zerstörenden Charakter bemerkenswert, sondern auch dadurch, daß es t r o c k e n bleibt. Es zerstört wohl die Papillen, aber es läßt die Zungenschleimhaut unberührt. Schließlich hat man es also mit einer eigentümlichen P l a q u e   m u q u e u s e zu tun, aber mit einer t r o c k e n e n, und zwar trocken auf einer Schleimhaut! Das bildet eine Ausnahme ganz für sich.

Was ihre Bedeutung, ihr Aussehen, sowie Anzahl, Ausbreitung und Gruppierung ihrer Eruptionselemente betrifft, ist die Affektion in den einzelnen Fällen sehr verschieden. Trotzdem lassen sich 3 H a u p t t y p e n erkennen, und zwar:

I. Die **linsenförmige, glatte Glossitis.** Sie besteht aus einer gewissen Anzahl von wie geschorenen Plaques, die über dem Zungenrücken verstreut sind und sich häufig zu Gruppen zusammenschließen, in der Art wie z. B. die lentikuläre Psoriasis palmaris.

Diese Plaques sind mehr oder minder zahlreich (3, 5, 8, 10), und zwar im umgekehrten Verhältnis zu ihrer Größe. Gewöhnlich sind sie abgerundet oder oval (mit sagittaler großer Axe), oder, aber seltener, unregelmäßig, amorph. Sie sind meistens linsen- bis mandelgroß; aber sie können auch kleiner (wie ein Birnenkern oder ein Getreidekorn) oder größer sein (wie eine Bohne, ein 50 Centimesstück, eine Puffbohne oder Dattel). — Immer sind sie scharf begrenzt und ihre karminrote Färbung hebt sich von dem grauen Ton der benachbarten gesunden Partien ab.

Sie bevorzugen das vordere Drittel oder die vordere Hälfte der Zunge, besonders an den Seitenrändern, seltener ergreifen sie ihre hintere Hälfte.

II. **Ausgebreitete glatte Glossitis.** Bei dieser Form befallen jene Plaques eine größere Fläche und breiten sich über einen ganzen

Teil der Zunge aus, z. B. über ihr vorderes Drittel oder seltener über ihre vordere Hälfte, wo die Abstoßung der Papillen auf einer zusammenhängenden Fläche vor sich geht.

Eine ziemlich gewöhnliche Varietät ist jene, bei der die befallene Fläche sich über einen ganzen Seitenrand der Zunge ausbreitet und dort einen langen Streifen von 1—1½ cm Breite bildet. Manchmal beobachtet man auf der anderen Seite eine ähnliche Fläche, die sich mit der ersten an der Zungenspitze vereinigt, so daß der gesunde Teil der Zungenfläche sich buchstäblich von einem Hufeisen zerstörter Papillen eingeschlossen findet.

Schließlich sieht man in gewissen Fällen — bei besonders starken Rauchern — wie die Zerstörung der Papillen sich ungewöhnlich ausbreitet und allmählich fast die ganze Oberfläche des Zungenrückens befällt. Bei einem Patienten, den ich lange behandelt habe, sind jetzt etwa ⁷/₈ des Zungenrückens der Sitz einer gänzlichen Zerstörung der Papillen. Im folgenden gebe ich Ihnen ganz kurz die Daten dieses eigenartigen Falles, der wahrhaftig Beachtung verdient.

Ein junger Mensch von 25 Jahren erwirbt im Jahre 1892 Syphilis. Er läßt sich ziemlich regelmäßig behandeln und hat während 7 Jahren nur zweierlei Erscheinungen: Skrotalsyphilide mit 2 Rezidiven und Syphilide der Mundschleimhaut, deren häufige Rezidive durch chronischen Tabakgenuß unterhalten werden (täglich wenigstens 25 Zigarretten).

Unter dem Einfluß des Tabaks bekommt er dann im Jahre 1899 die ersten Erscheinungen einer Glossitis depapillans, von der er seitdem nur in kurzen Intervallen frei geblieben ist. Sobald er aufhört zu rauchen und sich behandeln läßt, schwindet die Affektion mit Leichtigkeit (durchschnittlich in 3–4 Wochen). Sobald er aber die Behandlung aussetzt und in sein Laster zurückfällt, kehrt sie sofort mit aller Heftigkeit wieder.

Von Jahr zu Jahr wird das Zerstörungsgebiet größer. Schon 1902 breiteten sich die Erscheinungen über etwa ⅓ oder die Hälfte der Zunge aus, aber seitdem haben sie sich noch merklich vergrößert. So wurde beim letzten Schube, der im Januar 1904 auftrat, fast die ganze Zungenoberfläche ergriffen (genau wenigstens ⁷/₈ des Zungenrückens).

Ich sagte damals dem Patienten (vielleicht zum 20. Male), daß er nur durch eine regelmäßige intensive Behandlung und durch einen vollständigen Verzicht auf den Tabak gesunden könne, daß die Situation ernst sei und schließlich, daß diese Glossitis durch die fortwährende Reizung und die fortgesetzten Rezidive auch einmal schlecht auslaufen und in Sklerose, Epitheliom usw. ausarten könne. Dies war zweifelsohne nicht nach seinem Geschmack, und seitdem habe ich ihn nicht wiedergesehen.

III. Schließlich die **zirzinäre Form**: ihre Beschreibung liegt in ihrem Namen. Sie ist ziemlich gewöhnlich. Manchmal äußert sie sich in mehr oder weniger regelmäßigen, mehr oder weniger vollständigen, großen Ovalen, deren große Axe seltsamerweise immer derjenigen der Zunge parallel läuft. Viel häufiger jedoch bleibt es bei unvollständigen, selbst ganz kurzen Kreisstücken, bei Halbmonden und Bogenstücken, die aber trotzdem nicht weniger kostbare diagnostische Indizien sind.

Ausnahmsweise erscheint sie in ringförmiger Gestalt mit gesundem Zentrum; von dieser Form habe ich ein sehr schönes Beispiel, dessen ausgezeichnete Photographie, von Méheux aquarelliert, Ihnen vorliegt (s. Tafel). Die Affektion nahm in diesem Falle das vordere Drittel des Zungenrückens ein und bestand aus einem etwa 2 franksstückgroßen Fleck zerstörter Papillen, kreisrund, rot, glatt, von gleichmäßiger Färbung und ein Zentrum von der Größe eines 50 Centimesstückes umschließend, auf dem die Papillen erhalten geblieben waren. Kurz, es war eine typische Glossitis depapillans, so daß die Diagnose „Glossitis depapillans sekundärer Form" von keinem meiner Kollegen bestritten wurde, als ich den Fall in der „Société de dermatosyphiligraphie" im Juni 1901 vorstellte. Diese Diagnose drängte sich geradezu auf. Und trotzdem -- merken Sie darauf! — war die Affektion, was den Termin ihrer Entwicklung betrifft, seltsam und außergewöhnlich genug, denn sie bestand seit wenigen Wochen bei einem Patienten, dessen Syphilis 28 Jahre (!) alt ist und der schon mehrfach tertiäre Erscheinungen gehabt hatte (ulzeröse Syphilide, Hemiplegie, wieder ulzeröse Syphilide usw.) [1].

---

[1] Hier die Details dieses merkwürdigen Falles, wie sie einer meiner Schüler, Regnault, aufgezeichnet hat:

„J. B., 52 Jahre, Erdarbeiter, aufgenommen im Saint-Louis, Bett Nr. 28, am 4. Juni 1901.

Vater an Pneumonie, Mutter an Krebs gestorben. — In der Kindheit keine Krankheiten, 1874 und 1879 Pneumonieen. — 1873 Schanker an der Vorhaut, Schwellung der beiderseitigen Leistendrüsen, Roseola. — Trotzdem Heirat. Ansteckung der Frau. Beide bleiben 20 Monate ohne Behandlung. In dieser Zeit hat die Frau einen Abort im 6. Monat, dann ein ausgetragenes Kind, das mit 2 Monaten an Atrophie zugrunde geht.

1875 geht die Frau ins Hôpital Broca, der Mann ins Midi. Er hat zu dieser Zeit ulzeröse Syphilide an Penis und Skrotum, gleichzeitig papulo-krustöse Syphilide am Stamm. Abheilung in einigen Monaten nach Dupuytrenschen Pillen und Jod.

In den folgenden Jahren setzen sowohl er als seine Frau, die von Broca behandelt worden war, jede Behandlung aus, und die Frau bekommt:

1. ein gesundes Kind (das anscheinend später beim Militär selbst Syphilis erwarb);
2. 5 Kinder, die alle im Alter von 1—3 Monaten an Atrophie oder Krämpfen starben;
3. 1882 und 1886 2 Mädchen, die mit 3 Jahren syphilitische Erscheinungen aufwiesen, solche noch zeigen und deshalb bei Broca behandelt wurden und noch werden.

Das macht also eine Bilanz von 10 Schwangerschaften. Die einzige, die zu einem lebensfähigen und gesunden Kinde führt, ist jene, die mit der einzigen ernsthaften Behandlungsperiode zusammenfiel.

Nach 20 jähriger Pause kommen 1895 wieder Erscheinungen, und zwar eine linksseitige Lähmung, von Prof. Jaccoud 7 Monate mit Quecksilbereinreibungen behandelt. Zurück bleiben Muskelatrophie und geringe Gehstörungen. Die Reflexe sind erhalten geblieben.

1898 bekommt er von neuem Syphilide am Stamm. Am Skrotum zeigen sich ähnliche Ulzerationen, wie sie im Hôpital du Midi behandelt worden waren.

Thibierge gibt ihm (im Hôpital Pitié) 15 Einspritzungen mit grauem Öl und 15 mit Kalomel. Stomatitis. Die Erscheinungen verschwinden, um vor einem Monat neben Knochenbeschwerden und Syphiliden am Nacken wiederzukehren. 2 Wochen bleibt er bei Dieulafoy im Hôtel-Dieu, wo er 14 Einspritzungen mit Hydrargyr. bijodatum bekommt, die er nicht verträgt. Schließlich kommt er am 4. Juni ins Saint-Louis.

Welche Schlüsse kann eine solche Beobachtung aus der Chronologie der Krankheit, ihrer Entwicklung, der Umkehrung der Symptome, der Dauer der Sekundärperiode usw. ziehen lassen! Ich übergehe jedoch jetzt diese Punkte, weil ich an anderer Stelle darauf zurückkommen muß.

Die drei Formen, welche ich Ihnen beschrieben habe, schließen einander nicht aus. Weit gefehlt! Sie kommen häufig bei demselben Patienten gleichzeitig vor oder noch häufiger folgen sie einander während der langen Dauer dieser Erscheinungen in ununterbrochenen Rezidiven, denen sie besonders unterworfen sind.

Ich brauche schließlich nicht zu sagen, daß es verschiedene Abarten gibt. Nämlich:

1. **Undeutliche Formen**; und zwar undeutlich hinsichtlich der Zahl der eruptiven Elemente, wie in den Fällen, in denen die Läsion auf einen einzigen Herd sich beschränkt; ferner hinsichtlich der Größenverhältnisse (so in einer Form, die man als **fleckig** bezeichnen könnte und die aus einer Reihe kleinster Flecken, welche einen Durchmesser von höchstens 1 mm haben, besteht); ferner schließlich durch die Abnahme der objektiven Symptome. Z. B. gibt es Fälle, in denen die Affektion nur durch eine unvollständige Zerstörung der Papillen und eine einfach **erythematöse** Beschaffenheit der Zungenschleimhaut zum Ausdruck kommt. Es bedarf daher einer gewissen Achtsamkeit, um diese kleinen **erythematösen Inseln** mit einem leichtgrauen Ton und wenig scharfer Begrenzung zu sehen; zuweilen sieht man sie sogar nur gut, wenn man die Zunge 2—3 mal sorgfältig mit einem trockenen Tuch oder Wattebausch trocken gerieben hat.

2. **Mischformen oder Komplikationen**: Das sind nämlich solche, bei denen die von Papillen entblößten Herde erodiert sind und an einzelnen Stellen unter dem Einflusse hinzugekommener Reizungen einreißen, oder wo sie mit erosiven Syphiliden der Umgebung zusammentreffen usw.

Ich habe mich hier nicht weiter mit dem klinischen Studium der zwei Formen zu befassen, die uns eben beschäftigt haben.

Vor 3 Wochen, noch bei Dieulafoy, hatte er an der Oberseite der Zungenspitze eine kleine nicht schmerzhafte Läsion bekommen, die sich vergrößerte. Jetzt ist dieselbe genau ringförmig und so groß wie ein Zweifrankenstück. Sie sieht aus wie ein Herd von Glossitis depapillans, ganz zirzinär und nicht erodiert. In der Mitte scheinen die Papillen in der Ausdehnung eines Fünfzig-Centimesstückes erhalten zu sein. Der periphere Teil, welcher den Ring bildet, ist glatt und glänzend wie die Innenseite einer normalen Wange. Auf dieser Fläche sieht man zwei oder drei sehr feine, fast lineäre und leicht schmerzhafte Risse.

Der Kranke ist Tabakkauer und hat außerdem eine ausgesprochene Leukoplakie, bestehend aus Herden auf der Innenseite der Wangen und Lippen.

Die Syphilis manifestiert sich ferner bei ihm durch papulo-tuberöse oder psoriasiforme Syphilide, die über die Hinterbacken und den Hals verstreut sind".

Einige Worte werden zur Vervollständigung ihrer Beschreibung, soweit sie unseren Gegenstand angeht, genügen.

Hinsichtlich ihrer Dauer zeigt die erosive Form nur ephemere, höchstens kurze Zeit dauernde Läsionen, die aber dafür eine wunderbare Fähigkeit zu Rezidiven besitzen. Man hat sie zuweilen die Kranken mit vielen Schüben verfolgen sehen, die beinahe ineinander eingriffen, und zwar mehrere Jahre hindurch.

Die mit Zerstörung der Papillen einhergehende Form kommt im Gegenteil ganz anders durch beständige, langdauernde chronische Läsionen zum Ausdruck. Ohne Behandlung besteht sie fort und verschlimmert sich unter dem beständigen Einfluß ihrer Ursachen. Wie die vorige ist sie Rezidiven sehr unterworfen.

Beide können, nachdem sie sich wiederholt verschlimmert haben und rezidiviert sind, sobald keine energische Behandlung zur rechten Zeit eingeleitet wird, in eine Glossitis sclerosa corticalis übergehen, die ich Ihnen hier nicht zu beschreiben brauche[1]). Man muß sich sogar hinsichtlich der mit Zerstörung der Papillen einhergehenden Form fragen, ob sie nicht eine Vorstufe oder eine Andeutung der sklerosierenden Glossitis ist. Ich für meinen Teil würde diese Ansicht gern unterschreiben.

Was schließlich die Behandlung anlangt, so wissen wir aus Erfahrung, daß diese sekundären Syphilisformen, welche im Tertiärstadium auftreten, mehr oder weniger schwer zu heilen sind. Zuerst müssen Sie sich merken, daß das Jod ohne Einfluß auf sie ist. Nur das Quecksilber verändert sie, aber nur in hohen, manchmal sogar nur in ganz intensiven Dosen. Die gewöhnliche Behandlung mit vorsichtiger Dosierung ist ohne jeden Einfluß auf sie. Um ihrer Herr zu werden und ihrem häufigen Wiederauftreten Halt zu gebieten, bedarf es einer energischen, entweder innerlichen oder besser einer Inunktions- oder Injektionskur. Man kann, wie ich aus meiner Erfahrung heraus versichern darf, mit allen drei Methoden zum Ziele kommen; aber am sichersten sind die Injektionen, und von allen Injektionen scheint mir die mit grauem Öl, welche weniger schmerzhaft ist und im allgemeinen besser vertragen wird als die Kalomelinjektion, den Vorzug zu verdienen.

Termine des Auftretens.

Ich komme schließlich zu dem Punkte, der uns ganz besonders interessiert.

Wann treten diese späten Mundsyphilide auf?

Die folgende Statistik über 434 Fälle wird uns über diesen Punkt aufklären.

---

[1]) Siehe die Beschreibung dieser Zungenaffektion in meinem Traité de la Syphilis, Bd. II, S. 259.

Zeitpunkt des Auftretens	Syphilide an den Lippen	Syphilide an den Mandeln	Syphilide am Gaumen	Syphilide an der Zunge	Glossitis depapillans	Summe
4. Jahr	14	5	5	87	30	141
5. „	12	3	3	44	23	85
6. „	8	1	1	21	15	46
7. „	1	1	—	21	15	38
8. „	4	1	1	16	10	32
9. „	—	—	—	13	16	29
10. „	3	—	—	7	15	25
11. „	—	—	—	—	7	7
12. „	—	—	—	—	11	11
13. „	—	—	—	—	2	2
14. „	—	—	—	—	3	3
16. „	—	—	—	1	4	5
17. „	—	—	—	—	2	2
18. „	—	—	—	1	3	4
20. „	—	—	—	—	1	1
27. „	—	—	—	—	1	1
28. „	—	—	—	—	1	1
30 „	—	—	—	—	1	1
	42	11	10	211	160	434

Aus diesen Zahlen ergeben sich zwei Resultate, beide sicherlich interessant, eines davon aber von einer großen praktischen Bedeutung, deren Grund Sie bald einsehen werden.

I. Erstens sind nicht alle spezifischen Munderscheinungen in gleicher Weise zu diesen Verspätungen im Auftreten disponiert, welche ihr Vorkommen in ferne, zuweilen vom Krankheitsbeginn außerordentlich weit entfernte Zeiten verlegen. Es gibt, wenn ich so sagen darf, solche, die sich in Verschiebungen auf einige Jahre schicken, aber mehr nicht zulassen; es gibt aber im Gegenteil andere, die sich fast jedem Zeitpunkte anbequemen. Ich will deutlicher werden:

1. Die gewöhnlichen Mundsyphilide, insonderheit die erosiven Syphilide (fast die einzige beobachtete Art unter den uns beschäftigenden Fällen), und zwar die erosiven Syphilide mit jeder Lokalisation (Zunge, Lippen, Mandeln, Gaumen usw.) sind bis zum 10. Jahre ziemlich reichlich, verschwinden aber später. Nach dem 10. Jahre kommen sie nicht mehr in Frage, außer in ganz seltenen Fällen (diese Ausnahmen sind meiner Ansicht nach authentisch, sind aber Ausnahmen und bedürfen als solche der Bestätigung). So finde ich unter den 274 Fällen meiner statistischen Zusammenstellung (achten Sie auf das Verhältnis) 272, deren Vorkommen in die Zeit zwischen dem vierten und zehnten Jahre fällt, während nur 2 zu viel späteren Terminen (im 16. und 18. Jahre) auftraten[1].

---

[1] Solche Fälle sind indes nicht vereinzelt, z. B.:

1. Barbe hat in einer der Société de dermato-syphiligraphie (1898) überreichten Schrift mit dem Titel „Plaques muqueuses tardives" über eine

Es ist noch speziell zu bemerken, daß die Häufigkeit dieser Syphilide einer regelmäßigen progressiven Abnahme vom vierten bis zum zehnten Jahre unterliegt. Das beweisen die folgenden Zahlen:

$$
\begin{array}{llll}
\text{Im 4. Jahre} & . \quad . & 111 & \text{Fälle} \\
\text{„ 5.} \quad \text{„} & . \quad . & 62 & \text{„} \\
\text{„ 6.} \quad \text{„} & . \quad . & 31 & \text{„} \\
\text{„ 7.} \quad \text{„} & . \quad . & 23 & \text{„} \\
\text{„ 8.} \quad \text{„} & . \quad . & 22 & \text{„} \\
\text{„ 9.} \quad \text{„} & . \quad . & 13 & \text{„} \\
\text{„ 10.} \quad \text{„} & . \quad . & 10 & \text{„}
\end{array}
$$

in Gemeinschaft mit seinem Lehrer Gaucher beobachtete Kranke berichtet, die, seit siebzehn Jahren syphilitisch, auf der Innenseite der Unterlippe zwei „Plaques muqueuses hatte, von denen jede doppelt so groß wie eine Linse, ziemlich erhaben und opalfarben war". Gleichzeitig bestanden leukoplakische Herde an der Innenseite des rechten Mundwinkels und auf dem Zungenrücken. „Die Allgemeinbehandlung wurde mit den Plaques muqueuses leicht fertig, während die Leukoplakie fortbestand".

Dieser Fall beweist, wie der Autor hinzufügt, „daß man einem Syphilitiker, der sich verheiraten will, keinen Gesundheitsschein geben kann", und daß man den Kranken immer über die Gefahr einer späten Übertragbarkeit aufklären muß.

Ich habe volles Vertrauen zu der diagnostischen Kunst der beiden genannten Kollegen, indessen kann ich nicht leugnen, daß das gleichzeitige Bestehen der leukoplakischen Symptome bei dieser Kranken mir einigen Verdacht über die Sicherheit der Spezifität der fraglichen „Plaques muqueuses" einflößt.

2. Auch Filaretopulos (Athen) hat über 4 solche Fälle berichtet, in denen Mundsyphilide von vollkommen sekundärem Aussehen im Laufe des vierten, sechsten, zehnten und sogar zwölften Jahres der Krankheit vorkamen.

Der eine dieser Fälle betrifft einen Mann, der 10 Jahre vorher Syphilis erworben und sich hatte behandeln lassen, neun Jahre vollkommen symptomfrei geblieben war und dann im Laufe des zehnten Jahres der Krankheit an der Zungenspitze eine oberflächliche und opalfarbene Erosion bekam, „welche nichts anderes war, als eine erosive Papel von der Form, wie man sie in der Sekundärperiode antrifft".

Ein anderer Fall betrifft einen Syphilitiker, der starker Raucher ist und „trotz Kauterisationen und Quecksilber-Injektionen unaufhörlich an den Lippen und an der Zungenspitze erosive Plaques bekam, welche noch zwölf Jahre nach dem Primäraffekt bestanden".

„Solche Beobachtungen vermehren sich," wie der Autor hinzufügt, „von Tag zu Tag durch andere gleichartige und erschüttern die allgemeine Ansicht, daß vier Jahre der äußerste Zeitpunkt für die Ansteckungsfähigkeit der Syphilis sind."

3. Ganz kürzlich haben auch noch Emery und Druelle in den Archives de médecine (1903) zwei interessante Beobachtungen von Plaques muqueuses mitgeteilt, „welche zehn und zwanzig Jahre nach dem Beginn der Syphilis zusammen mit Tertiärsymptomen aufgetreten waren". Ich halte es für notwendig, hier die Beschreibungen dieser beiden Fälle folgen zu lassen:

I. Fall. C. U..., Kutscher, 30 Jahre, kommt am 1. August 1903 zur Konsultation ins Hôpital Saint-Louis.

Der Patient hat im Jahre 1893 einen syphilitischen Schanker am inneren Vorhautblatt gehabt, dem innerhalb des gewöhnlichen Zwischenraumes eine Roseola und Plaques muqueuses im Munde und am Anus folgten. Anfangs kümmerte er sich wenig um seine Syphilis und nahm mehrere Monate unregelmäßig Quecksilberpillen. Als schließlich nach einiger Zeit die syphilitischen Erscheinungen verschwanden, gab er jede Behandlung auf. Vor zwei Jahren

2. Ganz im Gegensatz dazu ist die Glossitis depapillans weit davon entfernt, ihr Auftreten auf die ersten Jahre der Tertiärperiode zu beschränken. Sie kommt noch viel später, beispielsweise vom elften bis achtzehnten Jahre vor.

Ja man sieht sogar — so unendlich merkwürdig und fast unglaublich die Sache erscheinen mag, so authentisch ist sie anderer-

traten bei dem Kranken an den oberen und unteren Extremitäten multiple gummöse Syphilide auf, welche unter einer kombinierten Behandlung ziemlich langsam heilten.

Zurzeit ist ein großer Teil der Kopfhaut von dicken, grünlichen, geschichteten Krusten bedeckt. Wenn man diese abhebt, so deckt man tiefgehende Ulzerationen auf, mit steilen Rändern, an denen sie festhaften, stellenweise mit eitrigen Belägen in der Tiefe. Es handelt sich um gummöse Syphilide der Kopfhaut, deren Beginn etwa zwei Monate zurückliegt.

Auf dem Rücken der Zunge und in der Gegend der Gaumenkieferfalte bestehen leukoplakische Herde. Aber andererseits sieht man an verschiedenen Stellen der Mundhöhle absolut typische Plaques muqueuses. So findet man an beiden Mundwinkeln erosive Syphilide mit einem leichten opalfarbenen Belag; dieselben dehnen sich vom Mundwinkel nach oben und unten zu aus und greifen etwas in das angrenzende Hautgebiet über, woselbst sie krustöse Form annehmen.

An mehreren Stellen des Zungenrandes sieht man andere erosive Plaques muqueuses, z. T. in Strich-, zum anderen Teil in Kreisform.

Schließlich besteht am Gaumenbogen rechts von der Mittellinie ein papuloerosives Syphilid, welches durch seine Erhabenheit und Röte von der übrigen Schleimhaut in dieser Gegend scharf absticht.

Die Zähne sind in sehr schlechtem Zustande. Der Patient ist starker Raucher und hat seit dem Beginne seiner Syphilis das Tabakrauchen nie eingestellt.

II. Fall. A. J..., 51 Jahre, Kunsttischler, wird am 10. Juli 1903 ins Hôpital Saint-Louis, in die Abteilung von Du Castel, Saal Cazenave, Nr. 21 aufgenommen.

Der Kranke hat im Jahre 1883 Syphilis erworben. Damals hatte er einen Schanker am Penis, dem innerhalb der gewöhnlichen Frist eine Roseola mit Plaques muqueuses im Munde, am Anus und an den Genitalien folgten. Die Behandlung wurde nur mit großen Pausen durchgeführt.

Seitdem hat sich diese Syphilis in verschiedentlichen Schüben geäußert, derentwegen der Kranke wiederholt im Hôpital Saint-Louis behandelt wurde; es handelte sich besonders um Erscheinungen im Munde und um ulzeröse Syphilide an den Beinen.

Jetzt wird der Patient wegen Läsionen am rechten Bein und im Munde ins Spital aufgenommen.

Das rechte Bein ist varikös. An seinen unteren Zweidritteln, besonders an der Innenseite, sieht man viele Narben, die vollständig das Aussehen von Narben nach ulzerierten Gummis haben.

Sie sind in der Mehrzahl ganz rund; einige sind polyzyklisch; manche stehen in Gruppen zusammen. Am Rande besteht eine sehr deutliche Pigmentierung, während das Zentrum eine viel weniger dunkle Färbung zeigt. Diese Narben schlossen sich an Ulzerationen an, welche unter einer spezifischen Behandlung geheilt sind.

2 Zentimeter oberhalb des Malleolus internus besteht eine Ulzeration von der Größe eines Fünffrankenstückes und dem Aussehen eines ulzerierten syphilitischen Gummis; seine kreisförmigen Ränder fallen in die Tiefe steil ab; sein Grund ist an einzelnen Stellen mit Eiter belegt. Dieses Gummi entstand vor 5—6 Monaten.

Außerdem bestehen an diesem Bein Läsionen der Haut auf variköser Basis. Am linken Bein sind einige pigmentierte Narben.

seits — man sieht, wie unsere Statistik beweist, einzelne ganz seltene Fälle zu sehr, zu endlos fernen Terminen, wie im 20., 27., 28., 30. Jahre auftreten. Das beweist, daß diese Affektion wie die Syphilis palmaris und plantaris **fast zu jedem Zeitpunkte der Syphilis auftreten kann**[1]).

Im Munde findet man verschiedenartige Läsionen. Seit Beginn der Syphilis hat der Kranke übrigens dort häufig Läsionen gehabt. Früher rauchte er stark; seit etwa 10 Jahren hat er das Rauchen eingestellt, aber seitdem sich das Tabakkauen angewöhnt. Die Zähne sind in sehr schlechtem Zustande, in der Mehrzahl kariös, und es besteht eine ausgedehnte Gingivitis.

Man findet ferner eine tertiäre Glossitis sclerosa der tiefen Form. Die Zunge ist bedeckt mit weißlichen Plaques von leukoplakischem Aussehen und wird von tiefen Furchen durchzogen, welche sie in unregelmäßige Lappen spalten.

Oberhalb des rechten Mundwinkels besteht eine **typische Plaque muqueuse**, ganz an der Innenseite der Wange sitzend. Es handelt sich um eine ovale Erosion, die von oben nach unten in die Länge gezogen ist und in ihrem Längendurchmesser 1 cm mißt. Ihr Grund ist stellenweise rot, aber zum größten Teile mit einem opalfarbenen Belag bedeckt. Diese Plaque muqueuse entstand vor 2 Wochen.

Auf der Unterseite der Zunge, nicht weit von der Zungenspitze, sieht man links eine runde, erosive, opalfarbene Plaque muqueuse.

Am linken Zungenrand findet man eine andere Plaque von papuloerosiver Form; dieselbe ist kleiner als die vorige, etwa linsengroß.

Behandlung: Täglich zwei Eßlöffel von Sirup mit Hydrarg. bijodat. und Jodkali.

28. Juli. — Die Plaques muqueuses sind vollkommen geheilt, aber die tertiären Läsionen sind wenig verändert; das ulzerierte Gummi am rechten Bein neigt gleichwohl dazu, sich zu verengern.

[1]) So **späte** Erscheinungen könnten verdächtig erscheinen oder bestritten werden. Ich halte es daher für unerläßlich, ihre Glaubwürdigkeit hier durch die Mitteilung einiger meiner Fälle zu belegen.

I. **Glossitis depapillans im 12. Jahre der Syphilis.** X., 37 Jahre alt. — Syphilis im Jahre 1868. Harter Schanker der Präputialschleimhaut, mit inguinalen Drüsenschwellungen. - Roseola; dann geringfügiges papulöses Syphilid. — Kopfschmerzen. — Krustöse Affektion der Kopfhaut. — Im Jahre 1869 Rezidiv eines sehr geringfügigen papulösen Syphilids. Keine Munderscheinungen (Nichtraucher).

Behandlung 7—8 Monate mit Protojoduretpillen.

Im Jahre 1880 (*zwölftes Jahr der Krankheit*) Syphilis palmaris und plantaris. — Kurz darauf Syphilid der Zunge in Form **glatter Herde.** Auf dem Zungenrücken drei Inseln areärer Depapillation, scharf umschrieben, genau oval und von einer roten Farbe, welche von dem graurosa Grund der Schleimhaut absticht. Die eine Insel ist sehr in die Länge gezogen und hat die Größe einer Dattel; die beiden anderen sind kleiner, etwa mandelgroß. Auf allen diesen Flächen fehlen die Papillen, wie wenn man sie wegrasiert hätte. Ihre Oberfläche ist also einheitlich glatt, eben und zugleich trocken und wie lackiert. Es besteht keine Erosion; manchmal jedoch „reißt sie auf", sagt der Kranke, und es gibt Exkoriationen an einzelnen Stellen, aber immer nur für einige Tage. - Ihr Grund fühlt sich weich an. — Der Kranke behauptet, an diesen Stellen ein „Prickeln" zu spüren, wenn er ißt, und besonders, wenn er unverdünnten Wein trinkt.

Behandlung: Protojoduret in Dosen von 10—15 Zentigramm täglich; — dann Sirupus Gibert. Mundpflege, Gurgelungen usw.

Heilung in sieben Wochen.

Später jedoch Rezidiv der Glossitis in Form 6 kleiner roter Herde ohne Papillen auf der rechten Seite der vorderen Zungenhälfte. Sofortige Wiederaufnahme der Behandlung. — Heilung in einigen Wochen.

Die vorletzte Tabelle wird Ihnen den Kontrast deutlich vor Augen führen, der zwischen den Symptomen der erosiven oder nässenden Glossitis und der Glossitis depapillans, der trockenen Form, in doppelter Hinsicht besteht, nämlich in Bezug auf die Häufigkeit dieser zwei Affektionen und auf die Termine ihres Auftretens im Krankheitsverlauf.

II. Glossitis depapillans im 14. Jahre der Syphilis. X., 40 Jahre alt. Syphilis im Jahre 1869. Zwei Pergamentschanker am Penis, die ich selbst gesehen und behandelt habe. — Im Laufe der drei folgenden Jahre mehrere sekundäre Schübe (Roseola, oft wiederholte Plaques im Munde, Krusten auf der Kopfhaut, Papeln in den Handflächen, Drüsenschwellungen usw.). — Quecksilberbehandlung, die jedoch sehr unregelmäßig durchgeführt wird.

Im Jahre 1883 (*vierzehntes Jahr der Krankheit*) zirzinäres papulo-squamöses Syphilid am Metatarsus und an der Dorsalseite der Zehen. — Dann, kurz darauf, Auftreten eines Zungensyphilids mit Depapillation. Zwei Herde mit vollständigem Fehlen der Papillen; der eine in der Mitte hinten, mandelgroß, oval; — der andere im vorderen Drittel der Zunge. Dieser Herd bildet ganz genau $^4/_5$ eines Ringes, dem das letzte Fünftel fehlt. Er hat den Durchmesser eines Einfrankenstückes und besteht aus einem 4 mm breiten Streifen, auf dem die Zungenpapillen vollständig fehlen. Durch sein glattes Aussehen und seine rosa Tönung kontrastiert er stark mit der Umgebung. — Er ist trocken, nicht erodiert. — Kurz, er ist ein Typus der Affektion, die unter dem Namen der Glossitis tonsurans, plaque lisse oder der fauchée de la langue bekannt ist.

Behandlung: Täglich 3 Dupuytrensche Pillen; Boraxgurgelungen usw. Heilung des Syphilids am Fuß und der Glossitis innerhalb dreier Wochen.

III. Ringförmige Glossitis depapillans im 16. Jahre der Syphilis. X., 47 Jahre alt. — Syphilis im Jahre 1873. — Harter Schanker. — Roseola. — Behandlung mit Protojoduretpillen, 7 Monate unter Ricord fortgesetzt.

Kein weiteres Symptom bis zum Jahre 1888, wo die Zunge erkrankt. — Im Februar 1889 (*sechzehntes Jahr der Krankheit*) finde ich ein unbestreitbares kreisrundes Syphilid der Zunge von gänzlich sekundärem Aussehen, nämlich:

Auf der rechten Zungenhälfte einen ovalen Ring mit sagittaler Längsachse und in dieser Richtung $3^1/_2$ cm, in der Breite 2 cm messend. Dieser Ring ist geschlossen und von ganz regelmäßiger Form. Er besteht aus einem 3 – 4 mm breiten Streifen, in dessen Ausdehnung alle Papillen zerstört und bis auf den Grund wie wegrasiert scheinen. An dieser Stelle ist die Schleimhaut sozusagen alopezieähnlich, einheitlich glatt, rot, aber trocken und ohne Erosion. — Das Zentrum des Ringes ist gesund und mit dem normalen Rasen von Papillen bedeckt.

Mehrere Kollegen, denen ich den Kranken gezeigt habe, haben nicht einen Augenblick an dem syphilitischen Charakter der Läsion gezweifelt. Sie sagten einstimmig: „Absolut sichere Syphilis".

IV. Mehrere Schübe von Glossitis depapillans vom elften bis zum achtzehnten Jahre. — Gleichzeitig erosive Glossitis. X., 43 Jahre alt. — Syphilis im Jahre 1866. Drei harte Schanker im Sulcus coronarius. Drüsenschwellungen. Papulo-squamöses Syphilid. Plaques muqueuses im Munde. — Fünfzehn Monate später neuer sekundärer Schub (papulo-squamöses Syphilid, Plaques im Munde, Drüsenschwellungen).

Quecksilberbehandlung 12—15 Monate lang. — Später Jodkali.

Im Jahre 1877 (*elftes Krankheitsjahr*) finde ich bei Herrn X. einen kräftigen Schub syphilitischer Erscheinungen an der Zunge von absolut sekundärer Form.

Auf dem Zungenrücken acht kahle Herde von intensiv roter Farbe, alle genau kreisrund; zwei davon sehen aus wie der Querschnitt einer Johannisbeere,

II. Das interessante Faktum aber, das Hauptergebnis der obigen Statistik, welches unser Thema angeht und das man augenblicklich besonders hervorheben muß, das ist gerade die bestehende Möglichkeit für Mundsyphilide von sekundärem Charakter, zu mehr oder weniger vorgerückter Zeit, manchmal sehr später Zeit der Tertiärperiode aufzutreten.

---

drei sind linsengroß und drei weitere noch kleiner. Diese Läsionen sind trocken, ohne Erosion, völlig glatt. — Keine fühlbare Resistenz.

Sirupus Gibert, 3 Eßlöffel täglich; Gurgelungen mit Borax. — Schnelle Heilung.

Im Oktober desselben Jahres Rezidiv gleichartiger Erscheinungen auf der Zunge, aber weit geringer. — Erneute Behandlung. — Heilung.

Drei Monate später Syphilid der Zunge, aber dieses Mal erosiv. — Kauterisation. Wiederaufnahme der internen Behandlung. — Heilung.

Sechs Monate später neue ganz kleine erosive Zungensyphilide. — Behandlung in Uriage mit intensiven Quecksilbereinreibungen.

Dann sechs Jahre keine Erscheinungen.

Später im Jahre 1884 (*achtzehntes Krankheitsjahr*) neue Attacke der Zunge in Form einer Glossitis depapillans. — Sechs völlig kahle Herde, vier davon in der Ausdehnung großer Linsen, zwei wie Mandeln. — Keine Erosion an der Oberfläche. — Erneute intensive Behandlung mit Quecksilbereinreibungen in Uriage. — Seitdem symptomfrei.

V. Typische Glossitis depapillans im zwanzigsten Jahre der Syphilis. X., 39 Jahre alt. — Syphilis im Jahre 1874. — Drei harte Schanker am Penis. — Roseola. Zu wiederholten Malen Plaques im Munde (Raucher).

Behandlung etwa 1½ Jahre mit Quecksilber und Jod. Keine Erscheinungen bis zum Jahre 1883. -- Dann Affektion der Zunge.

Im Februar 1884 (*zwanzigstes Jahr der Krankheit*) typische Glossitis depapillans, die ganzen vorderen Zweidrittel des Zungenrückens einnehmend. An vier Stellen sind die Papillen wie völlig weggeschoren, so daß eine einheitlich glatte, rote, trockene Oberfläche ohne die geringste Erosion zutage tritt. Diese Herde zeigen unregelmäßig zirzinäre Konturierung. — Zwei haben die Größe einer großen Bohne; die beiden anderen sind kleiner. — Sie stechen von den angrenzenden Partien sowohl durch ihre Färbung als durch ihr glattes Aussehen ab. — Keine Schmerzhaftigkeit. — Keine Drüsen.

Behandlung: 2, später 3 Dupuytrensche Pillen. — Gurgelungen mit Borax.

Heilung etwa 3. Mai nach Einnahme von 80 Pillen.

Kein Rezidiv bis heute (1900).

VI. Glossitis depapillans im siebenundzwanzigsten Jahre der Syphilis. — X., 48 Jahre alt. — Syphilis im Jahre 1855. — Harter Schanker am Penis. — Roseola; Plaques muqueuses. — Sehr kurze Behandlung (ein bis zwei Monate) mit Liquor van Swieten[1]). Ein Jahr später Heirat. — Neun Monate später wird die Frau, selbst mit Syphilis infiziert, von einem toten Kinde entbunden.

26 Jahre lang keine Erscheinungen. Dann erkrankt die Zunge. — Der Kranke hat nie geraucht. — Zähne in gutem Zustand.

Im Jahre 1882 (*siebenundzwanzigstes Jahr der Krankheit*) ausgedehnte Glossitis depapillans. Das ganze rechte Drittel der Zunge stellt eine vollständig glatte, rote Fläche dar. Auf der linken Seite desselben vier Herde, auf denen die Papillen gleichmäßig wie abgemäht sind, eine von dem Durchmesser und der Form einer Bohne, die drei anderen bilden zusammen einen Herd in der Größe einer Pflaume. — Keine Erosion an der Oberfläche dieser

---

[1]) Siehe Anhang.

Um genau zu sein: ich meine die Möglichkeit des Auftretens der Plaque muqueuse (der Plaque muqueuse, die doch ein so hervorragend sekundäres und frühes Symptom ist) im Laufe des 4., 5., 6., 7., 8., 9., 10. Jahres der Syphilis; ebenso die Möglichkeit für das Auftreten jener anderen Erscheinung von sekundärem Aussehen, die man Glossitis depapillans nennt, zu Zeiten, die vom Krankheitsbeginn noch weiter entfernt sind.

Nun, meine Herren, ich stehe nicht an, dies für ein wissenschaftliches Novum zu erklären.

Ich täusche mich nicht darüber, dies ist ein Faktum, das der herrschenden Lehre einen Stoß versetzt; es ist ein Faktum, an das

---

geschorenen Herde, die einheitlich glatt und ohne Resistenz an der Basis sind. — Empfindlichkeit der Zunge beim Kauen; heftiges Gefühl von Brennen beim Kontakt mit alkoholischen Getränken. — Keine Drüsenschwellung.

Behandlung mit Dupuytrenschen Pillen (3 Stück täglich). — Heilung in sechs Wochen.

VII. Glossitis depapillans im achtundzwanzigsten Jahre der Syphilis. X., 48 Jahre alt. — Syphilis im Jahre 1855. — Harter Schanker in der Urethra, dann Hautsyphilide und Plaques im Munde. - Behandlung im Hôpital du Midi, auf der Abteilung von Ricord, wo ich den Kranken gesehen habe. Vier- bis fünfmonatliche Quecksilberbehandlung, dann einige Monate lang Jod.

Im Jahre 1875 Syphilis palmaris und plantaris von typisch sekundärem Charakter. Der Kranke gibt an, seit 1870 mehrere solcher Schübe an den Händen und Füßen gehabt zu haben. „Das kommt und geht, verschwindet unter dem Einfluß der Pillen, erscheint dann wieder, und so fort.“ - Quecksilberbehandlung. — Heilung in zwei Monaten.

Im April und Juni 1878 Erosionen am Zungenrande. Diese Läsionen scheinen tatsächlich spezifischer Natur zu sein. — Kauterisation und Sirupus Gibert. — Heilung.

Im Jahre 1884 (*achtundzwanzigstes Jahr der Krankheit*) kommt der Patient mit neuen Erscheinungen an der Zunge zu mir. Dieselben bestehen in einer durchaus typischen Glossitis depapillans. — Spezifische Behandlung. — Heilung.

VIII. Glossitis depapillans im achtundzwanzigsten Jahre der Syphilis. (S. Seite 70.)

IX. Glossitis depapillans im dreißigsten Jahre der Syphilis. — X., 60 Jahre alt. - Syphilis im Jahre 1866, gesehen und behandelt von einem Arzte des Hôpital du Midi. — Harter Schanker an der Eichel mit einem Bubo. Plaques muqueuses im Munde. - Prolongierte Quecksilberbehandlung; später Jodkali.

Keine Erscheinungen bis zum Jahre 1895. Damals eitrige, später ulzeröse Paronychie an der großen Zehe. Die Affektion scheint mir ganz sicher syphilitisch und heilt unter einer kombinierten Behandlung. — Rezidiv nach einigen Monaten; gleiche Behandlung. Der Nagel fällt ab. — Heilung.

Im Jahre 1896 zwei unbestreitbare Herde von Glossitis depapillans, der eine in der Größe einer Bohne, der andere etwas größer, gut zwei Zentimeter lang und einen breit. — Fehlschlagen einer rein lokalen Behandlung. -- Drei Monate später bewirkt eine Kalomelinjektion (zu 5 Zentigramm) eine unverzügliche Veränderung, der eine schnelle Heilung folgt.

Acht Monate später ein neuer Herd von Glossitis depapillans, der hinsichtlich seines ganzen Aussehens wie seiner scharf ausgesprochen bogenförmigen Konfiguration äußerst charakteristisch ist. — Eine Kalomelinjektion läßt ihn mit bezeichnender Schnelligkeit verschwinden.

man vorläufig nicht wird glauben wollen, und an das man vielleicht noch lange nicht glauben wird. Man wird mir sagen oder vielmehr man hat mir schon gesagt: „Plaques muqueuses mitten in der Tertiärperiode; Plaques muqueuses im 6., im 8. Jahre der Krankheit und sogar noch später! Plaques muqueuses zu einer Zeit, zu der die Syphilis nur zu sehr das Recht und die Gewohnheit hat, sich durch Gummis, Exostosen, Viszeralleiden, Tabes, progressive Paralyse usw. zu äußern! Ach was! Das ist reine Phantasie, das ist Irrtum. Sie haben dies oder jenes, wir wissen nicht was, es ist auch egal, für Plaques muqueuses gehalten; aber ganz sicher haben Sie nicht mit Plaques muqueuses zu tun gehabt, wir meinen mit Erscheinungen, die identisch sind mit jenen, welche die Syphilis in ihrer sekundären Periode hervorbringt." Das ist der erwartete, unvermeidliche, notwendige Einwurf. Aber ich habe die Pflicht und den Ehrgeiz, zu beweisen, daß es sich da um keinen Irrtum meinerseits gehandelt hat, daß die Affektionen, von denen ich gesprochen und die ich als Plaques muqueuses oder Glossitis depapillans bezeichnet habe, sekundäres, rein sekundäres Aussehen, sekundären Charakter haben; daß sie des weiteren syphilitischer Natur sind, und zwar mit all den Folgen, welche sie für andere nach sich ziehen können; kurz, daß das rundweg syphilitische Manifestationen mit sekundärem Exterieur sind, wenn ich so sagen darf.

Drei Beweismittel, scheint mir, können diese Beweise herstellen: 1. das sog. therapeutische Kriterium; 2. die Ansteckungsfähigkeit, welche mitunter von den fraglichen Erscheinungen ausgeübt wird; 3. die ziemlich häufige Koexistenz dieser Erscheinungen mit anderen Manifestationen von unbestreitbarer Spezifität.

Prüfen wir sie.

1. Das therapeutische Kriterium. — Nur die Merkurialbehandlung ist imstande, diese sekundären Spätsyphilide zur Heilung zu bringen; zuweilen und sogar oft unter Bedingungen, die eine bezeichnende Relation zwischen dem Heilmittel und dem Heileffekt nicht verkennen lassen. So in den Fällen, in denen sie die Erscheinungen in kurzer Frist verscheucht hat, selbst wenn sie seit langer Zeit bestanden und jedem Heilmittel widerstanden; — auch in Fällen, in denen die Behandlung wiederholt, Schlag auf Schlag und immer in derselben Weise, mit Rezidiven fertig geworden ist; — und schließlich auch in den Fällen, in denen definitiv unaufhörliche Rückfälle zum Schwinden gebracht worden sind usw.

Beispiel:

Herr X., Syphilitiker seit 9 Jahren, konsultiert mich im Jahre 1890 wegen einer Affektion im Munde, welche ihn, wie er mir sagt, seit mehr als 3 Jahren verfolgt. Diese Affektion wird (wie er selbst zugibt) durch einen exzessiven Tabakmißbrauch unterhalten und besteht aus einer endlosen Reihe eruptiver Schübe, welche sich zum Teil an verschiedenen Stellen des Mundes, zum allergrößten Teil an der Zunge etabliert hatten. Noch heute ist die Zunge von zahlreichen erosiven Syphiliden sowie von vielen Herden mit Depapillation bedeckt. — Sie hat mehr oder weniger den verschiedensten Heilmitteln getrotzt (Pillen von Protojoduret oder Sublimat, Sirupus Gibert, Jodkali, Arsenik,

Alkalien, Kauterisation, zweimaligem Aufenthalt in Saint-Christau usw. usw.) — Ich verschrieb eine intensive Behandlung mit Quecksilbereinreibungen. Dieselben wurden in Uriage durch meinen Freund Doyon ausgeführt, und diese Behandlung (tägliche Einreibungen von 8—10 Gramm grauer Salbe) veränderte rasch das Aussehen der Zunge und endete schließlich mit einem vollständigen Verschwinden der Erscheinungen. — Im folgenden Jahre wird eine Wiederaufnahme der Einreibungen in kurzer Zeit Herr über zwei leichte Schübe. - Nochmaliger Aufenthalt in Uriage mit Einreibungen. — Heilung, die bis heute angehalten hat (1904).

Und wie viele solcher Fälle könnte ich noch anführen! Ich werde sie Ihnen ersparen, da sie alle dem vorigen so ähnlich sind, daß sie einander zu kopieren scheinen, und da sich schließlich alle in folgendes Schema zusammenfassen lassen:

Syphilitiker und Raucher (fast ständige Verbindung); — endlose Reihe von Mundaffektionen, sowohl von Syphiliden des erosiven Typus (viel seltener exulzeriert oder ulzeriert) besonders an der Zunge, als auch von Erscheinungen der Glossitis depapillans; auch Kombinationen beider Formen; — Fehlschlagen der gewöhnlichen Behandlungsmethoden, z. B. der üblichen Merkurialbehandlung in den bekannten Dosen; chronisches, geradezu endloses Fortbestehen des Leidens; — dann Kampfesmüdigkeit und Zufluchtnahme zu einer intensiven Behandlung, welche auf einmal Wunder tut und ein rapides Verschwinden der Symptome bewirkt, ja sogar manchmal den Kranken definitiv davon befreit.

2. Das zweite Beweismittel für die Spezifität der uns beschäftigenden Läsionen ist ihre **Kontagiosität.**

Dafür ist der Beweis schon geliefert. Wiederholt hat man syphilitische Ansteckungen entstehen sehen durch Mundsyphilide von sekundärem Charakter, die mitten in der Tertiärperiode, sogar zu mehr oder minder späten Terminen derselben aufgetreten waren.

Das ist ein Punkt, den hier zu erwähnen ich mich begnüge, da ich ihn bald langer Auseinandersetzungen, welche er durch seine hohe praktische Bedeutung verdient, würdigen werde.

3. Endlich besteht ein Beweismittel, das nicht weniger bedeutend ist als die früheren, in der ziemlich häufigen **Koinzidenz** dieser Erscheinungen mit unleugbar spezifischen Manifestationen. Diese Gleichzeitigkeit ist sicher bedeutsam und wird es noch mehr durch ihre Häufigkeit. Ich habe von diesem Gesichtspunkte aus meine Beobachtungen sorgfältig durchgesehen und folgendes gefunden.

Unter einer Gesamtzahl von 434 Fällen finden sich 123, in denen jene späten Mundaffektionen in Koexistenz mit verschiedenen anderen Syphilissymptomen gefunden wurden. Das gibt einen Prozentsatz von etwa $28^0{}_{,0}$ [1]).

---

[1]) Einzelheiten dieser Statistik (siehe Anmerkung nächste Seite):

Also in über einem Viertel der Fälle bestand eine Koinzidenz dieser Syphilide mit anderen sicheren Manifestationen von Syphilis, wie Hautsyphiliden, und zwar vornehmlich in erster Reihe von Syphilis palmaris oder plantaris, tertiären Syphiliden, Onychie und Paronychie, gummösen Läsionen, Orchitis, Laryngitis, Tabes usw. Ebenso in zweien der angeführten Fälle, welche ich Emery und Druelle verdanke, Plaques muqueuses im Munde, die 10 und 20 Jahre nach dem Syphilisbeginn zugleich mit tertiären Erscheinungen aufgetreten waren, und zwar in einem Falle mit gummösen Syphiliden der Kopfhaut und im zweiten mit einem Gummi am Bein und einer Glossitis sclerosa. Ist ein solches Zusammentreffen nicht absolut beweisend?

Diese Trias ergibt zusammen einen erschöpfenden Beweis, und es ist hiernach unmöglich, die spezifische Natur der in Frage stehenden Erscheinungen zu negieren.

Syphilis der Genitalien.

Vom praktischen Gesichtspunkte aus wird dieses Kapitel das Gegenstück zu dem sein, in welchem wir die Mundsyphilide behandelt haben; denn wir werden hier die zwei Fragen wiederfinden, welche die öffentliche Wohlfahrt so außerordentlich interessieren, nämlich die Ansteckungsmöglichkeit bei Späterscheinungen und im Anschluß daran die Bedingungen für die Heiratsmöglichkeit syphilitischer Individuen.

I. Sehen wir zuerst zu, was wir aus der Statistik über die Häufigkeit dieser Erscheinungen lernen.

Ich finde folgendes in meinen Aufzeichnungen: 107 Fälle von sekundären Spätsyphiliden an den Genitalien, d. h., um mich exakt auszudrücken, von Genitalsyphiliden sekundären Aussehens, aber entstanden zur Zeit der Tertiärperiode.

Gleichzeitigkeit von sekundären Mundsyphiliden mit verschiedenen syphilitischen Erscheinungen anderer Lokalisation im Tertiärstadium:

	Gewöhnliche Syphilide	Glossitis depapillans	in %
Im 4. Jahre	33	5	26
„ 5. „	21	4	29
„ 6. „	15	4	40
„ 7. „	8	2	26
„ 8. „	5	2	21
„ 9. „	2	4	20
„ 10. „	3	3	20
„ 11. „	3	—	—
„ 12. „	—	4	—
„ 16. „	—	2	—
„ 17. „	—	1	—
„ 18. „	—	2	—
	90	33	

Von diesen 107 Fällen kommen

        102 auf Männer;

         5 „ Frauen.

Angesichts solcher Zahlen müssen hier zwei wichtige Vorbemerkungen Platz finden.

1. Die erste bezieht sich auf das seltenere Auftreten dieser Genitalerscheinungen im Vergleich zu den Mundaffektionen derselben Gattung.

Wir haben oben die Zahl der Mundsyphilide der sekundären Spätform bis zu der Höhe von 434 steigen sehen, und hier finden wir für die Genitalsyphilide derselben Art die viel niedrigere Zahl von 107. Rund ein Verhältnis von 4 : 1. Hieraus folgt, beachten Sie das wohl, meine Herren: Im Tertiärstadium sind die verspäteten Sekundärerscheinungen 4 mal seltener an den Genitalien als im Munde.

Man kann folglich sagen, daß während der Tertiärzeit die Gefahr der Ansteckung auf genitalem Wege viermal geringer ist als durch den Mund. Wir müssen diese interessante Tatsache notieren, und sie ist für die Prophylaxe nicht weniger wichtig als für die Erteilung des Ehekonsenses an Syphilitiker.

Welche Deutung sollen wir aber dem beträchtlich häufigeren Auftreten von Munderscheinungen geben? Es unterliegt keinem Zweifel, daß der Tabak seinen Teil und zwar großen Anteil daran hat. Denn es ist allgemein bekannt, daß der Tabakgenuß und besonders der Tabakmißbrauch bei Mundsyphiliden als ätiologisches Moment in Betracht kommt, und für ihr wiederholtes Auftreten und ihre längere Dauer von Bedeutung ist. „Es ist sicher der Tabak, der die Syphilis in meinem Munde überhaupt nicht mehr aufhören läßt", sagte mir eines Tages ein ausgepichter Raucher, der übrigens deshalb nicht eine Zigarre weniger rauchte.

2. Auf der anderen Seite, welcher Unterschied zwischen beiden Geschlechtern hinsichtlich der Zahlen, die ich Ihnen gegeben habe! 102 Fälle bei Männern im Gegensatz zu 5 (nur 5!) bei Frauen! Welch unglaubliches und vorläufig wenigstens unerklärliches Mißverhältnis! Vielleicht ist indessen dieses Mißverhältnis nicht so groß wie es die angeführten Zahlen erscheinen lassen. Wir wissen ja in der Tat, daß die Frauen sich viel weniger als die Männer von allem, was die Lues angeht, belästigt fühlen und ihre Symptome oft unbeachtet vorübergehen lassen. Es ist also sehr wohl möglich, daß, da die Erscheinungen, mit denen wir es zu tun haben, besonders gutartig sind, und noch mehr, da sie zu einer Zeit auftreten, in der die Krankheit abgeschlossen zu sein scheint, die Kranken keinen Argwohn schöpfen, die Natur des Leidens ebenso wie seine Gefahr verkennen und sich die Mühe ersparen, deshalb einen Arzt zu konsultieren. — Ist aber dieser Grund ausreichend, die in Frage stehende Tatsache zu erklären? Ich bezweifle es. —

II. Zu welchen Terminen sind diese Genitalsyphilide mit sekundärem Charakter beobachtet worden?

6*

Ich finde darüber folgendes in meinen Notizen:

Im Laufe des	Lokalisationen			zusammen
	Penis	Skrotum	Vulva	
4. Jahres	24	7	2	33
5. „	23	7	1	31
6. „	8	4	1	13
7. „	7	—	1	8
8. „	3	1	—	4
9. „	4	1	—	5
10. „	5	1	—	6
11. „	3	—	—	3
12. „	—	3		3
13. „	1	—	—	1
14. „	—	—	—	—
15. „	1	—	—	1
16. „	—	—	—	—
17. „	—	1	—	1
18. „	—	1	—	1
	79	26	5	

Drei Lehren — ganz besonders wichtig in prophylaktischer Hinsicht — gehen aus diesen Zahlen hervor.

I. Die erste besteht darin, daß die sekundären Späterscheinungen an den Geschlechtsteilen (die also mehr als andere die Gefahr der Übertragung in sich schließen) in ununterbrochener Staffellinie während der ersten 10 Jahre der Tertiärzeit, nämlich vom 4.—13. Krankheitsjahre, auftreten.

II. Zweitens, daß die Häufigkeit dieser Erscheinungen fortschreitend (allerdings ungleich fortschreitend) proportional ihrer Entfernung vom Beginne der Krankheit abnimmt.

III. Daß schließlich der Höhepunkt ihrer Frequenz mit einem beträchtlichen numerischen Übergewicht in die drei ersten und besonders die zwei ersten Jahre der Tertiärzeit fällt (70 $^0/_0$ der Gesamtzahl der Fälle für die drei ersten und 58 $^0/_0$ für die zwei ersten Jahre).

Das sind alles interessante Beobachtungen, deren wir uns als prophylaktische Fingerzeige bedienen können.

Lokalisationen.

1. Syphilide am Penis.

Die in Rede stehenden Erscheinungen treten am Penis und am Skrotum auf, manchmal auch an beiden Stellen zugleich.

Sie sind viel häufiger am Penis (62) als am Skrotum (43 Fälle). Gehen wir zunächst auf die ersteren näher ein.

1. Welche klinischen Formen bevorzugen die an dieser Stelle auftretenden Sekundärsyphilide der Tertiärperiode?

Seltsamer und paradoxer Weise sieht man gerade jene schweren und wichtigen Formen der Sekundärzeit, jene, welche hier am meisten am Platze wären, welche mit dem Krankheitsstadium am meisten in Einklang stünden, nicht oder nur sehr selten in der Tertiärperiode.

So z. B. die ulzeröse Form der Sekundärsyphilide, die hier eine absolute Seltenheit, fast eine Ausnahme darstellt, ebenso die papulo-hypertrophische Form, die ich da noch nicht beobachtet habe.

Im Gegensatz dazu beobachtet man hier frühe, oberflächliche, ganz ausgesprochen sekundäre, nämlich **papulöse** oder sogar einfach **erythematöse Formen.**

Exakt ausgedrückt: Der gewöhnlichste Typus ist der papulosquamöse, der bekanntlich aus einer Reihe von kleinen, ein Plateau bildenden Erhebungen besteht. Sie sind kreisförmig, meist sogar geometrisch genau kreisrund, von trockener und schuppender, aber spärlich schuppender Oberfläche, und ihr Durchmesser schwankt zwischen dem einer Linse und (viel seltener) dem eines 20-Centimesstückes.

Diese Papeln sitzen gewöhnlich auf dem inneren oder äußeren Vorhautblatt, seltener auf der Eichel.

Ich gebe in folgendem 4 Beispiele:

1. Fünf Jahre alte Syphilis. — Auf der Oberseite der Eichel 2 trockene Papeln, linsenförmig, leicht vorspringend, glatt, von gleichmäßigem Braun und scharfer genau kreisförmiger Begrenzung. Gleichzeitig unanfechtbares Syphilid beider Handflächen.

2. Sechs Jahre alte Syphilis. — 3 linsenförmige, trockene Papeln auf dem äußeren Vorhautblatt, an der Oberfläche leicht mit kleinen Schuppen besetzt, etwas größer als eine gewöhnliche Linse, genau kreisrund, von rötlicher oder dunkelroter Färbung. Gleichzeitig Syphilid der Handfläche.

3. Sieben Jahre alte Syphilis. — Im Anfang harter Schanker mit Schwellung der beiderseitigen Leistendrüsen. Niemals die geringste sekundäre oder tertiäre Folgeerscheinung, ohne Zweifel dank einer Behandlung, die sofort einsetzte und regelmäßig durch 2 Jahre fortgesetzt wurde (Protojoduretpillen, Sirupus Gibert und Jodkalium). Danach hielt sich der Patient 7 Jahre später für berechtigt zu heiraten. Zum Glück kam er 8 Tage vor der beabsichtigten Hochzeit zu mir wegen „unbedeutender Pickel am Penis", die er vernachlässigt habe, „da sie von selbst wohl wieder vergehen würden, wie sie gekommen seien", die aber doch nicht heilen wollten. Nun, diese „unbedeutenden Pickel" waren nichts anderes als eine Gruppe eines papulösen Syphilids auf der Glans, das aus 4 deutlichen trockenen linsenförmigen Papeln bestand, die, genau kreisrund, leicht erhaben, ein wenig derb, von tiefbrauner Farbe etc., keinen Zweifel über ihre Spezifität ließen. — Selbstverständlich riet ich dem Patienten, die Hochzeit zu verschieben, und zwar auf lange hinaus. Ob er aber gefolgt hat?

4. Elf Jahre alte Syphilis. — 9 trockene Papeln auf dem inneren und äußeren Vorhautblatt, linsengroß bis auf 2 oder 3, welche, noch ganz frisch, erst stecknadelkopfgroß waren, — leicht erhaben, mit Schüppchen bedeckt, rosa, an der Basis leicht induriert, kreisrund, einige von ihnen leicht oval, und schließlich von absolut sekundärem Aussehen. Man könnte sie für Erscheinungen einer ganz frischen, wenige Monate alten Syphilis halten. Gleichzeitig 2 ähnliche Papeln von absolut sekundärem Charakter auf dem Skrotum.

Beachten Sie das wohl, meine Herren: Wir sehen an Patienten, die seit 5, 6, 7 und 11 Jahren an Syphilis leiden, typische Papeln am Genitale, die genau den Erscheinungen einer ganz frischen, z. B. einer wenige Monate alten Syphilis gleichen!

Freilich, diese Papeln zeigen objektiv nichts, was man streng genommen als pathognomonisch bezeichnen würde. Immerhin beweisen sie ihre Spezifität durch ein etwas besonderes Aussehen, das in ihrer scharfen Begrenzung, ihrer methodischen Anordnung, ihrer oft mathematisch genauen Kreisform, ihrer spärlichen Schuppung und in einigen Fällen noch in ihrer zirzinären Gruppierung besteht. Was diese letzte Eigenschaft anlangt, zitiere ich den Fall eines meiner Patienten, der im 15. Jahre seiner Syphilis (achten Sie wohl auf diesen selten späten Termin) auf der Eichel und im Sulkus ein zirzinäres papulosquamöses Syphilid aufwies, das aus etwa 10 kleinen Papeln in halsbandförmiger Anordnung bestand und so eine Art Ring vom Durchmesser eines Einfrankenstückes bildete. Diese Anordnung könnte fast sicher als pathognomonisch bezeichnet werden; aber sie ist höchst selten.

Letztes Detail. — Unabhängig von dieser zirzinären Gruppierung nimmt das papulöse Genitalsyphilid manchmal selbst eine zirzinäre Gestalt von eigenartigem Modus an, z. B. die Form eines Kreisbogenstückes oder eines Halbmondes. So hatte einer meiner Patienten auf der Eichel ein papulöses trockenes Streifchen, das ganz genau zwei Drittel eines Kreises bildete. — Ein solches Bild trägt den unzweifelhaften Stempel der Spezifität.

II. Es ist gewiß schon seltsam genug, zu sehen, wie die Syphilis im Tertiärstadium in einer Art von Wiederholung ihrer selbst die papulöse Form annimmt. Aber um so mehr erscheint es paradox, außerordentlich und unglaublich, daß sie plötzlich zu den jüngsten und oberflächlichsten Formen der Sekundärzeit zurückkehrt. Und doch kommt das vor, wie wir es ja schon gesehen haben, und zwar an den Genitalien ebenso wie anderswo.

So hat man im Verlaufe der Tertiärperiode Syphilide auf der Eichel oder im Sulkus unter der Form von einfach **erythematösen** oder **erythematösen schuppenden Flecken** auftreten sehen (ohne von der erosiven Form zu reden, mit der wir uns gleich beschäftigen werden). In meinen Notizen habe ich mehrere genau studierte Fälle mit solchen, wie ich sicher glaube, authentischen Erscheinungen, die vom 5. bis zum 10. Jahre der Syphilis aufgetreten sind. Ich gebe davon 3 Beispiele:

1. Fünf Jahre alte Syphilis. — Syphilid der Glans, einzelne Stellen papulös, andere ganz und gar erythematös. Es bestehen in der Nachbarschaft des Orifiziums, gerade an der Spitze, 4 linsenförmige oder ovale, scharf begrenzte Fleckchen ohne die geringste Erhabenheit oder Derbheit. Dieselben zeigen eine dunkelrote gegen die Mukosa abstechende Färbung, nur einige von ihnen schuppen ganz leicht. Dieser Fall beweist das praktische Interesse der uns augenblicklich beschäftigenden Frage (Patient kam am Tage vor seiner Hochzeit zu mir).

2. Acht Jahre alte Syphilis. — Auf der Dorsalseite der Glans 3 erythematöse, rein erythematöse Flecken von rosa Farbe, ohne Schuppung; sie sind trocken (mit Ausnahme eines einzigen, der an einem Punkte eine Exkoriation zeigt) und oval, der eine ist von der Größe einer kleinen Mandel, die beiden

anderen linsengroß. — Gleichzeitig ein ausgesprochen deutliches papulöses Syphilid am Skrotum.

3. Dieser dritte Fall ist fast eine Kopie des vorigen. — Acht Jahre alte Syphilis. — Syphilid der Flachhand. — Syphilid am Skrotum von papulöser Form. — Auf der Eichel 3 erythematöse Flecken von ganz dem gleichen Aussehen wie die, welche ich soeben beschrieben habe. — Der eine dieser Flecken ist ganz frisch erodiert.

Zuweilen schließlich bevorzugen auch diese erythematösen Syphilide eine zirzinäre Konfiguration und ziehen dadurch die Aufmerksamkeit auf sich. So z. B. rahmte bei einem meiner Patienten ein solches Syphilid in Form eines Hufeisens die Hälfte des Orifiziums ein.

Erosive Formen.

Wenn die Läsionen, welche uns beschäftigen, immer trocken blieben, und so (wenigstens aller Wahrscheinlichkeit nach) ungefährlich wären, so hätten sie nur ein klinisches Interesse. Es ist jedoch überflüssig, hervorzuheben, welche Gefahren sie mit sich bringen, sobald sie erodieren oder vereitern. Und es ist nicht selten, daß sie erodieren, und zwar können sie, wenigstens stellenweise, aus verschiedenen Ursachen exkoriieren. Das beweisen die beiden letzten angeführten Fälle. In dem einen, wie in dem anderen handelte es sich um ein erythematöses Syphilid der Eichel, welches an einzelnen Stellen Epithelverluste zeigte und das Stratum mucosum bloßlegte. Es ist leicht begreiflich, daß vielfache und verschiedene Einflüsse solch geringe Epitheldefekte hervorrufen können. (Reibung zweier Hautflächen, Reizungen irgend welcher Art, Reibungen und Einrisse, welche durch den Koitus gesetzt werden.)

Übrigens ist es vor allem eine Gruppe von jenen sekundären Spätsyphiliden, welche sowohl an den Geschlechtsteilen als auch anderswo gleich von Anfang an in der Form von feuchten, sezernierenden Läsionen auftritt. Diese Gruppe besteht aus den beiden Formen der sog. erosiven oder papulo-erosiven Syphilide, welche uns allen wohlbekannt sind und deren Charakteristika ich Ihnen nur in aller Kürze ins Gedächtnis zu rufen brauche:

I. Die erste Form besteht aus einfachen Erosionen der Haut, welche so oberflächlich wie möglich sind und eine äußerst scharfe Begrenzung haben; sie sind klein und ihre Größe schwankt zwischen der einer Linse oder eines Birnenkernes und der einer Mandel, Bohne oder eines 20-Centimesstückes. Sie sind häufig rund, können aber auch oval, in der Richtung einer Schleimhautfurche, z. B. im Sulcus coronarius langgestreckt sein, elliptisch, strichförmig etc.; sie sind flach ohne Erhabenheit, von roter oder rötlicher Farbe, wie eben vom Epithel entblößte Haut aussieht; verursachen weder Schmerz noch Jucken und werden deshalb von den Patienten meist vernachlässigt und als unbedeutende „Pickel" unterschätzt. So können sie schließlich unbeachtet bleiben (alles Bedingungen, merken Sie sich das für später, die hervorragend geeignet sind, die Ansteckungsgefahr zu vergrößern).

Diese Affektionen haben 2 Lieblingsstellen: Die Oberfläche der Eichel und noch häufiger den Sulcus coronarius.

II. Die zweite (papulo-erosive) Form ist mit der ersten identisch, nur mit dem Unterschiede, daß ein papulöses Element dazu kommt, d. h., daß die Erosion leicht erhaben ist. Ich muß noch bemerken, daß diese papulöse Form im Verhältnis zur erosiven außerordentlich selten vorkommt, so daß diese letztere aus mir unbekannten Gründen den fast ausschließlichen Typus der sekundären Späterscheinungen am Genitale vorstellt.

Wir dürfen nicht außer acht lassen, daß dieses erosive Syphilid an den Genitalien durch den Mangel jedes eigenen Charakters die Diagnose häufig sehr erschwert, ja unmöglich macht. Besonders können 3 Affektionen sie vortäuschen, die daher eine sorgfältige Differentialdiagnose erfordern: zufällige beim Koitus gesetzte Erosionen, Herpes und vor allem die Erosionen bei Balanitis. Ich glaube einige Worte darüber sagen zu müssen.

1. So gewöhnlich traumatische Erosionen an den Genitalien auch sind, so nehmen sie doch manchmal ein Aussehen an, welches dem der erosiven Syphilide sehr ähnlich ist. Immerhin unterscheiden sie sich von ihnen gewöhnlich durch ihre nicht regelmäßige, nicht abgerundete, sondern im Gegenteile lange dünne Form, die sich der eines Risses, einer Schrunde nähert.

2. Der Herpes ist manchmal ein wahrer Doppelgänger der erosiven Syphilide dieser Region. Nichtsdestoweniger unterscheidet er sich von ihnen meistens durch folgende Charakteristika:

Im Anfange bildet sich eine Gruppe eng gestellter Bläschen, hin und wieder mit versprengten einzelnen Bläschen. Im erosiven Stadium können noch ein oder mehrere Bläschen von der ursprünglichen Eruption her erhalten sein.

Die Multiplizität der Läsionen ist nicht nur möglich, sondern manchmal sogar beinahe charakteristisch.

Isolierte, sogenannte miliäre Erosionen sind gewöhnlich sehr klein und werden kaum größer als ein Stecknadelkopf.

Vor allem aber haben wir als wertvollen und oft entscheidenden Fingerzeig den Polyzyklismus und den Mikrozyklismus. Diese beiden Eigenschaften habe ich an anderer Stelle ausführlich genug behandelt, so daß hier ein Hinweis darauf genügt[1]).

---

[1]) S. Traité de la Syphilis, Bd. I., p. 81: „Wenn Sie die Umrisse einer Herpeserosion untersuchen, werden Sie folgende 2 Eigentümlichkeiten finden:

1. Die Begrenzung ist gewunden, sich schlängelnd, fast landkartenartig, hier und da Kreisbogenstücke bildend. Gewöhnlich beobachtet man mehrere dieser Bogenstücke (Polyzyklismus), manchmal nur ein einziges.

2. Die Bogenstücke, die an manchen Stellen die Affektion begrenzen, sind immer Stücke kleiner Bogen (Mikrozyklismus) und stellen z. B. ein Stück des Umfangs eines Stecknadelkopfes oder eines Hirsekorns vor. Diese zwei Eigentümlichkeiten, die man manchmal schon mit guten Augen sehen kann, die aber auf keinen Fall der Lupe entgehen können, sind nicht ein Spiel

3. Auch die balanitischen Erosionen vermögen die Sekundär-
erosionen wunderbar vorzutäuschen, ebenso wie sie von ihnen vorgetäuscht werden können. Sie unterscheiden sich von ihnen fast nur
durch einige objektive Nuancen, nämlich dadurch, daß sie gewöhnlich
zahlreicher auftreten und größer sind, eine unregelmäßigere Form,
gewundene, richtig landkartenartige Konturen und rötere mehr
karminrote Färbung zeigen. Dazu kommt, daß sie von einer allgemeinen Rötung der Umgebung und von einer reichlicheren Eiter-
absonderung begleitet werden. Kurz, sie haben einen mehr entzündlichen Charakter.

2. Syphilide am Skrotum.

Gehen wir zur Lokalisation am Skrotum über.

Ich kann sie Ihnen nicht besser veranschaulichen, als indem
ich Ihnen einen Patienten unserer Abteilung vorstelle. Sehen Sie sich
diesen Mann an. Er zeigt auf dem innern Blatt der Vorhaut und
auf der ganzen Ausdehnung des Skrotums eine Eruption, die ihrem
Aussehen nach als papulöses Syphilid imponiert; denn es gibt Diagnosen, über die nicht zu streiten ist, und diese gehört sicher dazu.
Das Skrotum ist von einer Menge Papeln (mindestens 40) buchstäblich
übersät. Diese Papeln sind ganz typisch, klein, linsenförmig, rot,
trocken, einige mit sehr feinen Schuppen bedeckt, ganz wenig
erhaben, mit kaum fühlbarer Resistenz usw. Das sind sichere papulöse
und nicht tuberöse Erscheinungen, und zwar sichere sekundäre
Papeln, entsprechend der Form, die wir von den sogenannten Plaques
muqueuses her genau kennen. Wenn ich Ihnen sagen würde, diese
Affektion entstamme einer Syphilis von 6 Monaten, von 1 Jahr, von
2 Jahren, würden Sie finden, daß sie vollkommen im Einklang mit
dem Alter der Krankheit steht. Nun, sie entstammt einer Syphilis
von 10 Jahren, u. zw. einer sozusagen klassischen und unbestreitbaren Syphilis mit exakter Vorgeschichte. Da haben Sie den Typus,
von dem ich mit Ihnen spreche, nämlich eine sekundäre Manifestation
mit einer Verspätung bis ins tertiäre Stadium.

Erscheinungen dieser Art sind ja keine Seltenheit am Skrotum,

---

des Zufalles. Im Gegenteile resultieren sie aus anatomischen Tatsachen und
hängen mit dem Bau der Läsion selbst, mit dem Entstehungsmodus der konfluierten Herpeserosion zusammen. Eine solche Erosion entsteht tatsächlich
durch ein Konfluieren mehrerer benachbarter Bläschen, die zusammen eine sogenannte Herpesgruppe bilden. Die Bläschen bilden also konfluierend die
Erosion, und so ist es ganz natürlich, daß ihre nach außen liegenden Segmente
die bogenförmigen Konturen der Erosion hervorrufen. Daher der Polyzyklismus,
daher auch der Mikrozyklismus, der nur die geringe Größe der ursprünglichen
Bläschen beweist.

Die Herpeserosion verdankt es daher ihrer Entstehungsart, daß sie gleichzeitig polyzyklisch und mikrozyklisch ist. Da nun keine andere Affektion ähnliche Gründe hat eine gleiche Form anzunehmen, so folgt daraus, daß die in
Frage stehende Besonderheit dem Herpes eigentümlich ist und für ihn einen
meiner Ansicht nach pathognomonischen Beweis bildet".

wo sie zweifellos durch gewisse lokale Bedingungen, wie Wärme, andauernde Schweißabsonderung, Reibung an den Schenkeln, besondere Schärfe des Schweißes bei manchen Menschen, mangelnde Reinlichkeit usw. begünstigt werden.

Die papulöse Form wird von diesen Erscheinungen in der überwiegenden Mehrzahl der Fälle bevorzugt.

Sie tritt hier in kleinen oder großen Herden, trocken oder nässend auf.

Die kleinen Herde setzen sich aus einer kleinen Anzahl (3, 5, 6, 7) von schuppenden, linsenförmigen über das Skrotum verstreuten Papeln zusammen. Z. B.: Bei einem meiner Patienten rührten 7 solcher Papeln von absolut sekundärem Aussehen von einer 22 Jahre alten Syphilis her. (Beachten Sie wohl den späten Termin von 22 Jahren.) Die Tatsache erschien mir so merkwürdig, daß ich den Patienten einem meiner Kollegen schickte, der mir antwortete: „Sie haben recht, es sind wunderschöne sekundäre Papeln auf einem alten tertiären Terrain“.

Es kann auch vorkommen, daß nur eine Papel erscheint. Als Beispiel gebe ich Ihnen den folgenden Fall, bei dem ein einziger Herd so unbestreitbar und so typisch wie möglich sich auf dem Skrotum im neunten Jahre der Krankheit entwickelt:

Patient X., 36 Jahre alt, kommt im August 1903 zu mir, um mich wegen eines „Pickels“ um Rat zu fragen, das er seit einigen Wochen auf dem Skrotum hat und das ihn durch seine Ähnlichkeit mit anderen Pickeln, die er früher einmal gehabt hat, lebhaft beunruhigt.

Früher einmal, d. h. vor neun Jahren, wo er eine Syphilis erworben hatte, die er im Hôpital Ricord behandeln ließ. Diese Syphilis hat bei ihm folgende Erscheinungen hervorgerufen: Harter Schanker am Penis, dann Roseola, krustöse Erscheinungen auf der Kopfhaut, wiederholte Plaques im Munde, erosive Plaques am Skrotum, Drüsenschwellung usw. Die Wiederkehr des jetzigen Pickels erstaunt ihn, wie er sagt, um so mehr, als er sich „durch 4 Jahre sehr gut hatte behandeln lassen und noch darüber hinaus jedes Jahr eine Jodkali-Kur gemacht hatte“. Im ganzen hat er nach einer sehr gut geführten Aufzeichnung, die er mir zeigt, seit dem Beginn seiner Krankheit 935 Quecksilberpillen (Ricord oder Dupuytren) und 31 Flaschen Jod von je 30 g (zusammen also 930 g Jod) genommen, außerdem noch „mindestens 1000 l Sassaparilla - Abkochung“. Erst seit einem Jahr hat er jede Behandlung ausgesetzt.

Ich untersuchte ihn und fand 2 unzweifelhaft syphilitische Erscheinungen, nämlich:

1. Eine Glossitis depapillans, von der er mir nichts gesagt hatte und deren Beginn er nicht angeben kann;

2. auf der linken Seite des Skrotums ein ganz typisches, papulo-erosives Syphilid, d. h. eine ganz scharf umschriebene, genau kreisförmige Läsion, ungefähr 2 mm über die Hautfläche erhaben, erodiert und eiternd, stark gerötet (entzündet durch mangelnde Sorgfalt und Reibung an den Schenkeln), leicht juckend usw. Ich wiederhole, ein wunderschönes Beispiel eines papulo-erosiven Syphilids, das die Tendenz hat, in die hypertrophische Form überzugehen. Ein Irrtum ist hier ausgeschlossen.

Ich verschrieb Protojoduretpillen und folgende lokale Behandlung: Bäder, häufige Waschungen mit Liquor Labarraque, mit Wasser verdünnt, Aufstreuen von Zinkoxyd, Watte, Suspensorium usw.

Nach 10 Tagen ist nur noch ein blaßrosa Fleck auf dem Skrotum, die Läsion ist verschwunden. Eine sehr schnelle Heilung, welche die obige Diagnose bestätigt, denn man weiß, daß es eine Eigentümlichkeit dieser papulo-erosiven Syphilide ist, mit einer erstaunlichen Leichtigkeit zu verschwinden, einzutrocknen und resorbiert zu werden, sobald man sie behandelt.

Bei dem Aussehen dieser Läsionen brauche ich nicht zu verweilen, denn das hieße Ihnen einen banalen wohlbekannten Typus von neuem beschreiben.

Die großen Herde setzen sich, wie Sie vorhin gesehen haben, aus einer mehr oder weniger zahlreichen Aussaat von Papeln derselben Art zusammen. Man zählt ihrer dann 15, 20, sogar (aber selten) 40, wie bei unserem Patienten. Im allgemeinen steht ihre Zahl im umgekehrten Verhältnis zu ihrer Größe.

Zwei Punkte verlangen hier unsere Aufmerksamkeit.

Der erste bezieht sich auf die wirklich eigentümliche Neigung der Skrotalsyphilide zur zirzinären Form: Diese ist, ohne daß man dafür einen Grund angeben könnte, ihre Lieblingsform, so daß sie sehr häufig auf der Oberfläche des Skrotums Bogen, Halbmonde, meist unvollständige Ringe, sogar guirlandenartige Bogen bildet, und man kennt den diagnostischen Wert dieser Konfigurationen, die man immer mit Sorgfalt untersuchen muß. — Übrigens bemerke ich, daß dieselben infolge des runzeligen und geschrumpften Aussehens dieser Partien einer oberflächlichen Prüfung entgehen können. Manchmal sind sie nur nach einem vollständigen Auseinanderziehen der skrotalen Falten zu bemerken.

In Anbetracht der klinischen Wichtigkeit dieser Eigenschaft gebe ich einige Beispiele.

I. Fünf Jahre alte Syphilis. — Zwei gut ausgebildete Halbmonde auf der Vorderseite des Skrotums vom Durchmesser eines Zweifrankenstückes und von papulo-squamösem Charakter.

II. Fünf Jahre alte Syphilis. — Skrotalsyphilid von papulo-squamöser Form und ringförmiger Anordnung. Es bildet genau einen Ring. — Im folgenden Jahre erscheint an derselben Stelle wieder ein zirzinäres papulo-squamöses Syphilid, das zwei Drittel eines Ringes bildet.

III. Zwölf Jahre alte Syphilis. — Serpiginöses papulo-squamöses skrotales Syphilid, genau ein Omega bildend.

IV. Siebzehn Jahre alte Syphilis. — Papulo-squamöses Syphilid am Skrotum, einen unvollständigen Ring bildend. Die Krankengeschichte sagt „das Aussehen ist so sekundär wie möglich".

Der zweite viel wichtigere Punkt: Die Syphilide dieser Region zeigen (ohne Zweifel auf Grund der lokalen Ursachen, von denen ich soeben sprach) eine sehr deutliche Neigung, z. T. sofort, z. T. erst später in der nässenden, sezernierenden Form aufzutreten, d. h. sich in veritable **Plaques muqueuses** umzuwandeln.

Und in der Tat kommen die desquamierten Papeln am Skrotum, sofern sie nicht lokal behandelt werden, gewöhnlich nach einer gewissen Zeit zu einem gereizten, entzündlichen, ekzematösen Aus-

sehen, welches zuweilen die Diagnose[1]) stören kann, exfoliieren
schließlich, werden feucht und nässend, kurz, sie bilden sich in ganz
typische und in keiner Weise anfechtbare Plaques muqueuses um.

Hierfür scheint folgendes schöne Beispiel gewissermaßen wie
zum Beweise konstruiert zu sein. Einer meiner Patienten mit einer
seit 8 Jahren bestehenden Syphilis stellt sich mir mit einem kon-
fluierenden papulösen über das ganze Skrotum verbreiteten Syphilid
vor. Auf der ganzen Vorderseite des Skrotums waren die Papeln
trocken, absolut trocken und fein schuppend, während sie im Gegensatz dazu an der linken, sich am Schenkel reibenden Seite exfoliiert,
exkoriiert waren und da in der Größe eines Einfrankenstückes sogar
einen wie durch ein Blasenpflaster hervorgerufenen exkoriierten,
nässenden, gereizten Herd von karminroter Färbung bildeten. Dieser
Herd war der Typus einer papulo-erosiven Plaque muqueuse, wie
man sie ganz gewöhnlich in den ersten Monaten einer Syphilis
antrifft.

Ich komme jetzt zu dem wichtigsten uns ganz besonders interessierenden Punkte. Behält eine solche Läsion, eine solche Plaque
muqueuse (nennen wir sie nur mit ihrem Namen), obwohl sie
mitten in der Tertiärperiode auftritt, die Ansteckungsfähigkeit,
die ihr im Sekundärstadium eigen ist? Aber ich formuliere hier nur
die Frage, die uns bald eingehend beschäftigen wird.

Zum Schlusse dieses Abschnittes füge ich hinzu, daß diese
Skrotalsyphilide während der Tertiärperiode Rezidiven unterworfen sind. So hat einer meiner Patienten, soviel ich weiß und
gesehen habe, 3 Schübe erlitten: den ersten im 8. Jahre seiner
Syphilis, den zweiten in derselben Form 6 Monate später, einen
dritten mit ausgebreiteterer Konfluenz im 10. Jahre nach der Ansteckung.

Termine der Erscheinungen.

*Zu welchen Terminen beobachtet man diese verspäteten Genitalsyphilide
sekundärer Form im Tertiärstadium?*

Sie sehen auf dieser Tabelle eine Zusammenstellung dessen,
was sich mir in dieser Hinsicht aus 103 Beobachtungen ergibt,

---

[1]) Beispiel: Es konsultiert mich ein Herr und sagt mir, daß er ein „Ekzem
am Skrotum" hätte, welches seit 2—3 Monaten bestehe und sich gegen ver-
schiedentliche Behandlung refraktär verhalten hätte, besonders gegen eine Behandlung mit Arsen. Ich untersuche die Affektion, welche fast das ganze
Skrotum einnimmt, und ich gestehe, daß ich auf den ersten Eindruck hin sehr
zu der Diagnose Ekzem neigte. Als ich mir aber die kranken Partien näher
ansah und (eine Maßregel, die man in solchen Fällen niemals außer acht lassen
soll) die Falten des Skrotums auseinanderzog, sah ich in der Mitte einer erythematösen erodierten Fläche unzweifelhafte Spuren einer zirzinären bogenförmigen
Eruption. Das erregte meinen Verdacht und ich fragte nach Syphilis, welche
der Kranke auch sofort zugab. Als ich dann meine Untersuchung fortsetzte,
fand ich hier und da am Rande der Eruption einige Papeln, die mir sicher
spezifisch erschienen. — Kurz, ich verordnete eine Quecksilberbehandlung,
welcher dieses angebliche Ekzem, das nur ein Syphilid mit artefizieller Ekzemati-
sation war, bald mit charakteristischer Schnelligkeit wich.

in denen diese Zeitfrage mit Genauigkeit beantwortet werden konnte.

T e r m i n e	Syphilide am Penis	Syphilide am Skrotum	Zusammen
4. Jahr (der Krankheit) . .	22 mal	8 mal	30 mal
5. „ „ „ . . .	22 „	7 „	29 „
6. „ „ „ . . .	7 „	4 „	11 „
7. „ „ „ . . .	7 „	—	7 „
8. „ „ „ . . .	3 „	1 „	4 „
9. „ „ „ . . .	4 „	1 „	5 „
10. „ „ „ . . .	5 „	—	5 „
11. „ „ „ . . .	3 „	—	3 „
12. „ „ „ . . .	—	3 „	3 „
13. „ „ „ . . .	1 „	—	1 „
15. „ „ „ . . .	1 „	—	1 „
17. „ „ „ . . .	—	1 „	1 „
18. „ „ „ . . .	—	1 „	1 „
22. „ „ „ . . .	—	2 [1] „	2 „
	75	28	103

[1] Hier gebe ich ihnen eine kurze Beschreibung dieser beiden Fälle, die man sicher mehr anzweifeln wird als andere.

1. Fall. Patient X., 47 Jahre alt. Mann von guter Konstitution, ohne erbliche Belastung, ohne vorausgegangene Hautkrankheiten, im allgemeinen gesund. Vor zweiundzwanzig Jahren erwarb er Syphilis, und zwar einen harten Schanker am Penis mit einem Bubo, Roseola, Papeln am Stamm und an der Stirne, wiederholten Mundsyphiliden usw. Die Behandlung war nach der Aussage des Kranken recht energisch und zwar durch 2—3 Jahre Quecksilberpillen und Jodkali. Später von Zeit zu Zeit Jodkali

Seit Beginn der Krankheit keine anderen Erscheinungen als „Reizungen im Munde" durch Rauchen. Wiederholt Erosionen an der Zunge, später Leukoplakie.

Jetziger Befund: Sehr deutliche Leukoplakie der Zunge und der Wangenschleimhaut; Erosionen an der Zunge, sehr wahrscheinlich leukoplakischen Ursprungs. Auf der Dorsalseite eines Vorderarms ein papulo-squamöser Herd in zirzinärer Form mit polyzyklischer Begrenzung, rötlicher Farbe, ganz leichter Infiltration an der Basis, vollständig den Eindruck eines Syphilids, und zwar eines Sekundärsyphilids hervorrufend.

Auf der Vorderseite des Skrotums eine ziemlich ausgebreitete, papulosquamöse Eruption, aus einer Anzahl zerstreuter, gut abgegrenzter und individualisierter Papeln bestehend, die etwas über linsengroß, genau kreisrund, kaum erhaben, mit geringer Infiltration, rötlich und mit feinen Schüppchen bedeckt sind. Diese Läsion sicht ganz wie ein lentikuläres papulo-squamöses Syphilid aus. Was die Diagnose in dieser Richtung vervollständigt, ist das Vorhandensein zweier kreisbogenförmiger papulöser Elemente inmitten dieser Eruption und eines dritten Elements, das einen fast geschlossenen Ring bildet. Kurz, das Gesamtbild der Eruption stellt sich mit Sicherheit als Syphilid dar.

Dieses Syphilid war dem Arzte des Patienten „so jung" erschienen, daß er mir denselben zuschickte mit der Anfrage, ob man nicht annehmen müsse, daß es vielleicht ein Symptom „nicht der 22 Jahre alten, sondern einer späteren unbemerkt gebliebenen Infektion" sein könne. Ich untersuchte den Patienten daher sorgfältig daraufhin; aber nichts rechtfertigte eine derartige Vermutung.

Einige der angegebenen Zahlen werden, das erwarte ich, kritisiert und sogar bestritten werden, so unwahrscheinlich sind sie (besonders die beiden letzten). Ich selbst hätte ihnen vor noch wenigen Jahren keinen Glauben geschenkt, und auch heute noch hätte ich nicht gewagt, sie vorzubringen, wenn sie nicht durch Gegenstücke wie die anderen, ähnlichen Zahlen, denen wir in den früheren Kapiteln so häufig begegnet sind, bestätigt würden. Den Einwürfen, die mir gemacht werden, habe ich nur eine einzige Antwort entgegenzusetzen, nämlich: Ich habe nur gesagt, was ich gesehen habe, und was ich gesagt habe, glaube ich gut gesehen zu haben.

Ich war außerdem nicht der einzige, der derartige Fälle beobachtet hat. Denn nach B a l z e r , einem bedeutenden Arzte unserer Kliniken, können gewisse Erscheinungen der Sekundärperiode noch später auftreten, sogar zu „a u ß e r g e w ö h n l i c h e n" Terminen der Tertiärperiode: „Besonders habe ich", sagt mein verehrter Kollege und Freund, „im Hôpital du Midi 2 Patienten beobachtet, die jährliche Schübe von papulo-erosiven Syphiliden immer am Skrotum und am inneren Vorhautblatt hatten, der eine seit **12**, der andere seit **18 Jahren**[1]).

3. Syphilide am weiblichen Genitale.

Weshalb gibt es, entsprechend dem vorigen Kapitel, welches sich mit den Erkrankungen am männlichen Genitale befaßt, nicht auch ein Kapitel über jene am weiblichen Genitale? Woher kann es kommen, daß ich bei Männern 103 Fälle von sekundären Spätsyphiliden am Genitale sammeln konnte, und dazu nur 5 ähnliche Fälle, die ich bei Frauen gefunden habe, in Parallele setzen kann? Es ist wirklich kaum zu fassen. Sollte ein so bedeutender Gegensatz

---

Quecksilberkur. Die Läsionen im Munde bleiben, aber es trat Besserung und rasche Heilung der Syphilide an Vorderarm und Skrotum ein.

2. Fall. Patient X., Doktor der Medizin, mit einer Syphilis seit 1877, diagnostiziert und behandelt von R i c o r d . — Harter Schanker am Penis, Drüsenschwellungen, Roseola. Wiederholte Plaques muqueuses im Munde, Halsdrüsenschwellungen usw. Ungefähr 2 Jahre fortgesetzte Behandlung, seitdem keine Erscheinungen. 1899 „unleugbar syphilitische" Eruption am Skrotum. Sehr erstaunt über das Wiederauftreten der Erscheinungen nach mehr als 20 Jahren absoluter Symptomfreiheit kommt der Kollege mir die genannte Eruption zeigen, die aus genau 7 linsenförmigen, über das Skrotum zerstreuten Papeln besteht. Diese Papeln sehen absolut syphilitisch aus. Sie sind sehr deutlich, kreisrund, reichlich linsengroß, rötlich, meist mit Schüppchen bedeckt, oberflächlich und ohne deutliche Infiltration an der Basis, nicht schmerzhaft, nicht juckend usw.

Auf dem Körper nichts. Vorher weder Psoriasis, noch Lichen oder eine sonstige Hautaffektion. Rasche Heilung durch D u p u y t r e n sche Pillen.

Aus lebhaftem Interesse an diesem seltenen Falle schickte ich den Patienten zu einem unserer gemeinschaftlichen Freunde, einem hervorragenden Dermatologen, der mir wörtlich antwortete: „Sie haben 100 mal recht, das sind wunderschöne s e k u n d ä r e Papeln auf einem a l t e n t e r t i ä r e n T e r r a i n".

[1]) T r a i t é d e m é d e c i n e e t d e t h é r a p e u t i q u e , publié sous les auspices du Pr. B r o u a r d e l, Bd. II, S. 477.

nicht das Resultat eines tatsächlichen Irrtums, eines zu kleinen Materials sein, das eine spätere Untersuchung richtig stellen wird? Oder sollten die fraglichen Erscheinungen bei den Frauen unerkannt bleiben durch ihre Gutartigkeit, durch den Widerstand, den alle Frauen einer Untersuchung entgegensetzen, oder aus irgend einem anderen Grunde? Über all dies kann ich nichts aussagen, und ich werde mich darauf beschränken, dieses Resultat hier festzustellen, ohne es deuten zu wollen.

Als Beispiel gebe ich hier 3 Fälle wieder, die ich Gelegenheit hatte, zu beobachten.

1. Bei einer Frau im fünften Jahre der Syphilis ein zirzinäres erosives Syphilid der Vulva, $^2/_3$ eines Kreises beschreibend, unverkennbar durch die spezifische Anordnung.

2. Bei einer vor sieben Jahren mit Syphilis infizierten Frau ein papulo-erosives Syphilid der Vulva, gleichzeitig mit einem erosiven Syphilid der Zunge.

3. Frau X.., 27 Jahre alt. — Vor neun Jahren eine von Ricord diagnostizierte und von ihm durch 2 Jahre behandelte Syphilis (Schanker der Vulva; Roseola; Erosionen im Munde; zervikale Drüsenschwellungen, Alopezie). Seitdem keine Behandlung. — Von Zeit zu Zeit einige „Pickel" (?) am Körper.

Im Laufe des neunten Jahres beobachtete ich bei der Patientin verschiedene unbestreitbare Symptome einer sekundären Syphilis, nämlich: Ein papulo-krustöses Syphilid am linken Ohr; - einige über den Körper (Schenkel, Stamm, Ellenbogen) verstreute feinschuppige Papeln von ganz spezifischem Aussehen; — trockenes papulöses Syphilid der großen Schamlippen; — an zwei Stellen sind diese Papeln feucht und nässend geworden. — Vaginitis.

Von vorneherein sei bemerkt, daß ganz sicher durch diese Papeln der Vulva damals ein junger Mann angesteckt wurde, der mit Frau X. seit 5 Monaten verkehrt hatte, und zwar „ohne die kleinste Untreue seinerseits". — Ich fand bei ihm einen typischen harten Schanker im Sulkus und in der Folge die klassischen Symptome einer konstitutionellen Syphilis. Wir werden bald auf diese Beobachtung zurückzukommen haben.

In gleicher Weise hat Sarda auf der Abteilung von Audry eine Beobachtung gemacht. Sie betrifft eine Frau, welche im 7. Jahre ihrer Syphilis von einem heftigen sekundären Schub betroffen wurde, welcher durch die folgenden Erscheinungen charakterisiert war: Ein polymorphes Syphilid (roseolaartig und psoriasiform), äußerst typische Plaques muqueuses im Halse und hypertrophische breite Kondylome der großen Schamlippen).

Perigenitale und perianale Syphilide.

Schließlich sind in den perigenitalen und perianalen Regionen häufig Läsionen beobachtet worden, die jenen eben besprochenen an den Genitalien ähnlich oder die sogar mit ihnen identisch sind. In meinen Notizen habe ich 7 derartige Fälle, welche sich auf Syphilide von ganz sekundärem Aussehen beziehen, die zu verschiedenen Zeiten des Tertiärstadiums aufgetreten waren, nämlich:

4 mal im 4. Jahre,
1 „ „ 5. „
1 „ „ 6. „
1 „ „ 10. „

---

[1]) Journ. des Mal. cutan. et syph. 1900, Seite 86.

Diese Läsionen saßen am oberen Rande der Innenseite der Oberschenkel, am Damm und um den Anus herum.

Sie bestanden aus Sekundärsyphiliden von papulösem oder papulo-erosivem Typus. Ich führe davon einen Fall als Beispiel an:

Ein junger Mann erwirbt Syphilis mit 24 Jahren; harter Schanker, Roseola, leichte Alopezie, wiederholte Plaques muqueuses an den Lippen. Behandlung während genau 3 Monaten. Alle Erscheinungen verschwinden, und 10 Jahre lang zeigt sich nichts weiter. Dann, also im Laufe des zehnten Jahres, ein plötzlicher Schub von unleugbar spezifischen Erscheinungen, bestehend 1. im Munde aus ganz typischen Syphiliden an der Zunge, 2. in der perianalen Region aus papulo-erosiven Syphiliden; durchweg in lentikulärer Form mit nur einer einzigen Ausnahme in der Nachbarschaft des Anus in Form eines Halbkreises vom Durchmesser eines Fünffrankenstückes. Merkurielle Behandlung mit Proto-joduretpillen, 14 Tage später vollständiges Schwinden der Erscheinungen. Seitdem Symptomfreiheit.

Noch mehr. Barbe hat über einen Kranken berichtet, der im 20. Jahre seiner zweifellos sicheren Syphilis rund um den Anus „eine Eruption von hypertrophischen Schleimhautpapeln, die man unmöglich mit Hämorrhoidalknoten verwechseln konnte", aufwies. Diese Plaques hat Gaucher gesehen, der die von Barbe gestellte Diagnose voll bestätigte [1]).

Ungewöhnlicher Verlauf.

Da es all den Erscheinungen, die wir eben studiert haben, eigentümlich ist, nur zu mehr oder weniger vorgerückten Terminen der Tertiärperiode aufzutreten, läßt sich für die Reihenfolge dieser Erscheinungen und der wahren Tertiärsymptome kein Gesetz aufstellen. Sie werden mich gleich verstehen.

Tatsächlich können diese Sekundärerscheinungen gleichzeitig mit diesem oder jenem Tertiärsymptom auftreten.

Und ebenso können diese Sekundärerscheinungen erst nach einem oder mehreren Tertiärsymptomen auftreten.

Im ersten Fall beobachtet man also gleichzeitig sekundäre und tertiäre Erscheinungen nebeneinander.

Im zweiten folgen die Sekundärerscheinungen den Tertiärsymptomen.

Welche Unordnung, welche Anarchie, welche Anachronismen in beiden Fällen! Wie! Ein gleichzeitiges Vorkommen von sekundären und tertiären Erscheinungen ist möglich! Wie! Eine zeitliche Umkehrung des sekundären und des tertiären Stadiums, so daß dieses jenem vorausgeht! Das ist ja die verkehrte Welt. Und was wird, bei einer solchen Unordnung unter den Krankheitsperioden, aus dem guten Ruf der Syphilis „einer schematisch verlaufenden Krankheit, die", wie man später lehrte, „selbst in der Entwicklung abgezirkelt und in der Reihenfolge ihrer Erscheinungen und ihrer Perioden einer wahren chronologischen Disziplin unterworfen ist"?

Jawohl; alle diese Unregelmäßigkeiten sind möglich und bilden ebenso viele Ausnahmen von dem, was man den normalen, den

---

[1]) Annales de dermat. et syph., 1898, S. 179.

klassischen Verlauf der Krankheit nennen kann. Zum Belege gebe ich Ihnen im folgenden einige Fälle als Beispiele an:

Einer meiner Patienten zeigte im 4. Jahre seiner Syphilis gleichzeitig Syphilide an der Zunge, so oberflächlich und sekundär wie nur möglich und andererseits eine Orchitis und ein subkutanes Gummi des Oberschenkels.

Ein zweiter im 5. Jahre: Ein ganz sekundäres Syphilid der Fußsohle und ein disseminiertes tubero-krustöses Syphilid.

Ein dritter im 9. Jahre: Erscheinungen sekundärer Glossitis und ein tubero-ulzeröses Syphilid der Fußsohle.

Ein vierter im 11. Jahre: Ein ganz oberflächliches, papulokrustöses Syphilid der Kopfhaut, erosive Syphilide an der Zunge und ein ulzeriertes Gummi am Bein.

Ein fünfter im 12. Jahre: Ein ganz oberflächliches, kaum papuloerythematöses Syphilid der Fußsohle und andererseits 3 schwere Tertiärerscheinungen, nämlich: Eine Exostose des Radius, tuberokrustöse Syphilide an der Mittelhand und ulzerierte gummöse Syphilide der Vorhaut.

Ein sechster zeigt einen noch seltsameren Kontrast: Ein erythematöses, mit Schüppchen bedecktes oberflächliches Syphilid der Handfläche, gleichzeitig mit einer Gehirnsyphilis, im 14. Jahre der Krankheit.

Schließlich habe ich in 5 Fällen gleichzeitig mit den Symptomen ganz sicherer Tabes vom 12. bis zum 19. Jahre der Krankheit Erscheinungen absolut sekundären Charakters gesehen, so z. B.: Oberflächliche Syphilis der Palma und ebenso der Planta, Syphilide der Zunge und Erscheinungen von Glossitis depapillans.

Soviel von gleichzeitigen Fällen. Kommen wir zu den zeitlich verschobenen. Auch hier haben wir zahlreiche Fälle. Beispiele:

Eine meiner Patientinnen zeigte eine Glossitis depapillans, ein Jahr nach einem typischen Gummi des Gaumensegels.

Eine andere bekommt im 7. Jahre ihrer Krankheit 7 Gummata. 2 Jahre später zeigt sie eine unbedeutende papulöse Eruption von absolut sekundärem Aussehen.

Bei einem dritten Kranken beobachtete ich: Tuberöses Syphilid und Gummi am Penis im 7. Jahre der Krankheit. Ein Jahr darauf Glossitis depapillans und papulo-squamöses Syphilid am Skrotum.

Bei einem vierten: Exostose (6. Jahr), dann Glossitis depapillans (7. Jahr).

Bei einem fünften: Glossitis depapillans (10. Jahr) nach einem Gummi (im 6. Jahr).

Bei einem sechsten: Oberflächliches Syphilid der Fußsohle, 3 Jahre nach einem Schub, bestehend aus tuberösem Syphilid, Gummi und Exostose.

Bei etwa 10 Patienten: Palmäres oder plantäres Syphilid nach verschiedenen Tertiärerscheinungen (tuberösen Syphiliden, Gummis, Periostitiden, Exostosen, Hemiplegie etc.).

Bei einer noch größeren Zahl: Sekundäre Zungensyphilide nach verschiedenen Tertiärerscheinungen.

Und so geht es fort, so daß eine derartige Syphilis vom tertiären Stadium in das sekundäre übergehen und auf dem alten Pfade nach ihrem Ausgangspunkt zurückzukehren scheint. Man könnte sie fast als retrograde Syphilis bezeichnen. Dabei erinnere ich mich, daß einer meiner Kollegen, der selbst einen solchen Fall darstellte, mir eines Tages sagte: „Da sehen Sie, meine Syphilis verjüngt sich wieder." — „Wenigstens hat es den Anschein", mußte ich ihm antworten.

Späte syphilitische Ansteckungen durch sekundäre Spätsyphilide.

Nun, meine Herren, aus meiner Auseinandersetzung und Aufzählung haben Sie ersehen, daß die Syphilis sich an den meisten Stellen in der Tertiärperiode noch in ganz sekundären Erscheinungen äußern kann.

Es bleibt uns nur noch übrig, die Schlüsse und Lehren aus einer so wichtigen Tatsache zu ziehen.

Vor allem, welches Interesse haben wir daran? Ein großes, ein enormes Interesse. Denn es bedeutet nichts weniger als folgendes:

Die syphilitische Ansteckungsfähigkeit überschreitet die Grenzen der Tertiärzeit und erstreckt sich weit in dieselbe hinein.

Vernünftigerweise muß die sekundäre Spätsyphilis als notwendige Folge die späte syphilitische Kontagiosität nach sich ziehen. Das versteht sich von selbst. Und tatsächlich scheint die Ansteckungsfähigkeit eine Eigenschaft der sekundären Läsion zu sein, unabhängig von dem Termin ihres Auftretens. Dasselbe haben schon mehrere Beobachter, besonders Tarnowsky und sein Schüler Tschistjakoff gesagt: „— ... Die Sekundärerscheinungen sind infektiös, zu welcher Zeit sie auch auftreten." Warum sollte auch eine Plaque muqueuse, die mit gutem Rechte jedermann im ersten, zweiten oder dritten Jahre der Krankheit als infektiös bezeichnet, im vierten, fünften, achten, zehnten Jahre nicht infektiös sein, wenn sie zu diesen Terminen als Plaque muqueuse vorkommen kann? Für die soziale Prognose der Krankheit ist das freilich eine beklagenswerte Schlußfolgerung; die Logik scheint aber keine andere zu erlauben.

Wie steht es nun damit? Denn in der Medizin können nur Beobachtungsresultate gelten. Höchst unglücklicherweise ist es aber so: die sekundären Erscheinungen, die sich bis mitten in die Tertiärperiode hinein verspäten, behalten auch in dieser ungewöhnlichen Zeit die Ansteckungsfähigkeit, die ihnen in einer früheren Krankheitsepoche innewohnt. Für diese Behauptung muß ich Ihnen den Beweis noch erbringen, und das wird mir leicht fallen. Vorher aber noch ein paar Worte über die diesbezügliche Ansicht der zuständigen Autoren.

Herrschende Meinungen über die Dauer der syphilitischen Ansteckungsfähigkeit.

Ist die öffentliche Meinung über die D a u e r der Ansteckungsfähigkeit der Sekundärerscheinungen feststehend? Absolut nicht, kann ich versichern, denn ich habe zahlreiche Kollegen darum befragt. Sie begnügt sich mit unbestimmten Gemeinplätzen, gibt zu, daß diese Dauer jener der Erscheinungen selbst gleichen muß, und läßt es dabei bewenden.

Wie sollen übrigens andere über diesen speziellen Punkt mehr wissen, als die Spezialisten? 1896 waren auf dem Londoner Kongreß vier maßgebende Kollegen Referenten über die Frage der „Dauer der infektiösen Periode der Syphilis" und konnten sich darüber nicht einigen, sondern brachten die verschiedenartigsten Meinungen vor. So hatte z. B. L a s s a r (Berlin) den Mut, die Frage für zurzeit noch unlösbar zu erklären und sein Referat mit dem bezeichnenden Worte zu schließen: I g n o r a m u s.

C a m p a n a (Italien) hellte die Frage nicht sehr bedeutend auf, indem er ein histologisches Argument vorbrachte, nach welchem „die Dauer der syphilitischen Ansteckungsfähigkeit in Beziehung zu der Dauer der entzündlichen Irritation der Gefäße" stände. Für ihn sind die papulösen exsudativen Erscheinungen höchstwahrscheinlich infektiös, da sie überimpfbare Sekrete absondern, und es wäre aus ähnlichen Gründen nicht unmöglich, daß die gummösen Läsionen es in den allerersten Zeiten ihrer Entwicklung ebenfalls wären.

Freilich, zwei andere Referenten gaben ausführlichere Erklärungen ab. Vor allem unser verehrter H u t c h i n s o n, der zuerst bei den Schwierigkeiten und Unklarheiten des Gegenstandes sowie bei den zahlreichen Fehlerquellen, die mit ihm untrennbar verbunden sind, verweilte, um zu der Schlußfolgerung zu gelangen: „.... daß die Ansteckungsfähigkeit der Syphilis auf d a s s e k u n d ä r e S t a d i u m b e s c h r ä n k t z u s e i n s c h e i n t, und daß dieses sekundäre Stadium, das in der Mehrzahl der Fälle nach 6—9 Monaten beendet ist, nur in den allerseltensten Ausnahmen sich weiter ausdehnen könnte, ohne als äußersten Termin die Dauer von zwei Jahren zu überschreiten. ...." — Als Kommentar fügt er hinzu: „Wenn ein Mann auf seine Frau oder Nachkommenschaft Syphilis überträgt, so muß er sicher in den zwei vorhergehenden Jahren Syphilis erworben haben [1]). Ich will allerdings die Möglichkeit von Ausnahmen absolut

---

[1]) Der Text soll wörtlich zitiert werden: „. . . . . its period of contagiousness appears to be restricted to the secondary stage, and that stage, whilst it e n d s i n t h e m a j o r i t y w i t h i n s i x o r n i n e m o n t h s, has, at the longest, or at any rate with the very rarest exceptions, a d u r a t i o n n o t e x c e e d i n g t w o y e a r s. If a man communicates syphilis to his wife or offspring, it may be assumed that he has had the disease within two years . . . I must beg to be understood that I by no means deny the possibility of exceptions". (T h i r d i n t e r n a t. C o n g r e s s o f d e r m a t o l o g y, London, 1898.)

Ebenso schrieb 10 Jahre später ein amerikanischer Autor, O t i s, Professor für Sexualleiden am medizinisch-chirurgischen Institut zu New-York, folgendes:

nicht leugnen .... An eine unbeschränkte Kontagiosität der Syphilis und an die Kontagiosität der Tertiärepoche kann ich nicht glauben. ...."

Ganz anders, sogar ziemlich entgegengesetzt waren die Schlußfolgerungen des vierten Referenten, meines früheren Oberarztes Feulard. Dieser noch junge Arzt hatte den guten Einfall, sich die Erfahrung anderer zunutze zu machen, und veranstaltete zu diesem Zwecke eine richtige Enquête über die Frage. Indem er so zahlreiche Beobachtungen vereinigte, die ihm seine Lehrer, seine Kollegen und ich lieferten, legte er dem Kongreß eine beweiskräftig gestützte, sehr kritische und sehr interessante Studie vor, die (ich glaube nicht, daß die Freundschaft allein mich zu diesem Urteil verleitet) einen großen Erfolg hatte. Seine Schlußfolgerungen fanden, wenn sie auch bescheiden und mit aller Reserve vorgetragen wurden, darum nicht weniger Beachtung. Ich fasse sie kurz zusammen:

„Bis jetzt ist es unmöglich, die Dauer des infektiösen Stadiums scharf abzugrenzen. .... Man kann die öffentliche Meinung, welche die Zeit, in der die sicher infektiösen Erscheinungen (z. B. Schleimhautsyphilide) unter den gewöhnlichen Bedingungen erscheinen und rezidivieren, auf 3—4 Jahre einschätzt, als mit der überwiegenden Mehrzahl der Fälle übereinstimmend betrachten.

Andererseits beweist eine gewisse Anzahl von beglaubigten Fällen, daß eine Übertragung der Syphilis auch nach der gewöhnlich angenommenen Frist erfolgen kann, nämlich nach 6, 10 und sogar noch mehr Jahren.

„Ich für meinen Teil habe niemals unzweifelhafte Sekundärerscheinungen nach dem 2. Jahre der Krankheit gesehen .... Ich habe wohl papulöse Syphilide 2 oder 3 Jahre nach dem Schanker beobachtet, aber ich habe diese Erscheinungen stets als eine Folge der Läsionen angesehen, welche die Lymphbahnen im Laufe des infektiösen Stadiums der Krankheit erfahren haben .... Ich habe auch häufig Läsionen an der Zunge (perlenähnliche Flecken. Erosionen, Ulzerationen, Fissuren usw.) im 2.—12. Jahre gesehen, aber das sind nur Folgen der Plaques muqueuses, und solche Erscheinungen haben selbst bei der intimsten Berührung niemals Syphilis vermittelt. Ich stehe darum nicht an, zu behaupten, daß diese Folgen der Syphilis, die höchstens 3 Jahre nach der Infektion auftreten, keine Krankheitskeime mehr enthalten und unfähig sind, die Syphilis weiter zu verbreiten." (On the limitation of the contagious stage of syphilis, Journ. of cutan. and venereal diseases, 1886.)

Die Meinung von Otis wurde in der New-Yorker mediz. Gesellschaft lebhaft angegriffen. Man hat ihm entgegengehalten, daß es noch nicht möglich sei, die Dauer der syphilitischen Übertragbarkeit zu präzisieren, und daß, wenn auch gewöhnlich die Möglichkeit einer Ansteckung oder Vererbung nach 3 oder 4 Jahren aufhöre, es genug vollständig authentische Fälle gäbe, die bewiesen, daß die direkte Ansteckung oder erbliche Übertragung noch nach 5 oder 6 Jahren oder sogar noch später möglich sei.

Für Taylor liegt „der Schlüssel zu dieser Frage in der Behandlung". In 99 von 100 Fällen verliere eine zeitig erworbene und energisch behandelte Syphilis jede infektiöse Kraft nach 2 oder 2½ Jahren. — Er fügt nichtsdestoweniger hinzu „daß ein papulöses Syphilid sich trotzdem im 5. oder 6. Jahre entwickeln könne, und daß verfrühte Tertiärerscheinungen infektiös sein könnten. Aber das seien Ausnahmefälle". (Februar 1887.)

..... Schließlich scheint es, daß man in den Tertiärsyphiliden eine mögliche Quelle von syphilitischen Infektionen sehen kann."

Zum Schlusse greift Tarnowsky (Petersburg) in die Debatte, welche der Verlesung dieser Referate folgte, ein, um eine Statistik vorzulegen, die seiner Privatpraxis entstammte. Aus dieser Statistik ging hervor, daß von 1000 seiner Patienten:

802 sekundäre „kondylomatöse" Symptome im 1.—5. Jahre ihrer Krankheit gezeigt haben;
167 zeigten dieselben Erscheinungen nach dem 5. Jahre,
 26   „   „   „   „   „ 10.   „
  5   „   „   „   „   „ 15.   „
____
1000

Er fügte hinzu, daß „in 14 dieser Fälle die Virulenz der späten kondylomatösen Erscheinungen durch Konfrontation hatte bewiesen werden können, und daß die Infektion 5, 6, 9, 10 und in einem Falle 15 Jahre nach dem Primäraffekt erfolgt war".

Er schloß daraus, daß die Ansteckung so lange möglich sei, als Sekundärsymptome existieren, welches immer auch die Zeit ihres Auftretens nach dem Schanker sei. Die Zahl der seit der Infektion verflossenen Jahre kann an sich keinen Einfluß in dieser Richtung ausüben.

Seit dem Londoner Kongreß ist diese Frage, soviel ich weiß, einer öffentlichen Diskussion nicht mehr gewürdigt worden, und ich glaube mit der Mitteilung einiger neuerer Publikationen darüber die einschlägige Literatur erschöpft zu haben.

1. Eine schätzenswerte Arbeit von Tarassewitsch, betitelt: „Contagiosité syphilitique tardive, contagiosité tertiaire". Diese Arbeit, gestützt auf eine große Anzahl von Beobachtungen, widmet sich der Verteidigung der neuen Anschauungen über die Infektionsmöglichkeit im Spätstadium. Der Verfasser glaubt fest an das Vorkommen von Infektionen in vorgeschrittenen, sogar weit vorgeschrittenen Stadien der Krankheit, und zwar sowohl durch späte Sekundärerscheinungen in der Tertiärperiode als sogar durch Tertiärerscheinungen.

2. Eine Notiz in der Wiener medizinischen Presse (Januar 1899) von Neumann (Wien) bezieht sich auf die Ansteckungsfähigkeit syphilitischer Produkte. Nach dem Verfasser erlischt die Übertragbarkeit der Syphilis bei einer richtigen Behandlung nach 3 oder 4 Jahren, d. h. mit der Sekundärperiode. „Immerhin kann sie sich weit darüber hinaus ausdehnen durch das Weiterbestehen von Sekundärerscheinungen. Tatsächlich sieht man manchmal infektiöse Sekundärerscheinungen fünf bis zehn Jahre nach der Infektion auftreten, und sogar (aber viel seltener) noch nach dem zwanzigsten Jahre .... Diese späten, überspäten Erscheinungen bevorzugen als Lokalisation den Mund und sind viel seltener auf der Genitalschleimhaut. Sie bestehen aus Erosionen, welche die Schleimhaut

des Mundes oder der Zunge besonders von Rauchern und Trinkern
befallen."

3. Philaretopulos (Athen) gab in einer interessanten Arbeit
zu, daß die beobachteten Fälle von Spätinfektion der Syphilis „sich
von Tag zu Tag vermehren und die herrschende Meinung erschüttern,
nach welcher 4 Jahre die äußerste Grenze für die Ansteckungsfähigkeit der Syphilis bilden." Er zitiert 4 persönliche Beobachtungen,
bei denen Mundsyphilide von vollständig sekundärer Form im Laufe
des vierten, des sechsten, des zehnten und sogar des zwölften
Krankheitsjahres aufgetreten waren.

4. Ebenso meinen Bourges in seiner „Hygiène du syphilitique"
(1897) und Audry in seinem „Précis élémentaire des maladies
vénériennes" (1901), daß die Dauer der syphilitischen Ansteckungsfähigkeit in der überwiegenden Mehrzahl der Fälle das 3. oder
4. Jahr nicht überschreite, aber ausnahmsweise sich wohl darüber
hinaus erstrecken könne, ohne daß man imstande sei, feste Schranken
zu errichten. „Es gibt Syphilitiker, sagt Audry, die acht und
zehn Jahre nach ihrem Primäraffekt noch infektiös waren, ohne
Zweifel durch Erscheinungen, die mit Frühformen, mit Sekundärformen identisch sind . . . . . Gewöhnlich hört die gefährliche
Periode nach 2 oder 3 Jahren auf; es gibt aber sehr viele Ausnahmen."

Im Gegensatz dazu hat Fourcade, früherer Hilfsarzt der
Kliniken in Lyon, Schüler von Augagneur, in seiner Inaugural-
dissertation [2]) die Lehre von den Spätinfektionen heftig angegriffen.
Nach der Kritik einer Anzahl diesbezüglicher Beobachtungen versichert er, „daß nichts davon bestehen bleibt", und daß alle diese
Beobachtungen ebenso viele „knabenhafte, kindliche" Irrtümer seien,
die sich nur durch ein Verkennen von syphilitischen Reinfektionen
oder durch eine „sentimentale" Leichtgläubigkeit an die Tugend der
Frauen erklären ließen. Im Gegenteil schließt er mit voller Sicherheit aus 59 persönlichen Beobachtungen, daß die Dauer der infektiösen
Sekundärerscheinungen sogar bei alkoholischen und schlecht behandelten Prostituierten 2 Jahre (!) nicht überschreite. — Dann geht
er mit mir ins Gericht, wirft mir vor, an eine „unbegrenzte Dauer" (!)
der Übertragbarkeit von Syphilis zu glauben und beschuldigt mich
sogar, diese Entdeckung „nicht ohne eine gewisse Freude" (S. 19)
gemacht zu haben, obgleich er — im Gegensatz dazu — gnädigst
geruht, meine „durchaus ehrenhafte Gesinnung" (S. 18) anzuerkennen
usw. — aber ich will nicht weiter davon reden.

Hiermit, meine Herren, haben Sie den gegenwärtigen Stand der
Frage nach den zuständigen Autoren. Im großen ganzen stellt man,
und das ist die herrschende Meinung, in unbestimmter Weise eine
Art Gleichung zwischen der Dauer der Ansteckungsfähigkeit und
jener der Sekundärerscheinungen her. Aber wie lang ist die Dauer
der möglicherweise infektiösen Sekundärerscheinungen? Ebenso unbe-

---

[1]) Thèse de Paris, 1897.
[2]) Durée de la contagiosité syphilitique. Thèse de Lyon, 1903.

stimmt setzt man sie auf 2, 3 und 4 Jahre fest, gibt aber zu, daß man sie diesen Termin hat überschreiten sehen.

Schließlich aber, wenn sie diesen Termin überschreiten kann, kommt das ausnahmsweise oder nur selten oder nur nicht häufig vor? Davon weiß man nichts, und davon berichtet man nichts.

Wir wollen jetzt sehen, ob es möglich ist, aus den kürzlich gemachten Beobachtungen etwas exaktere Schlüsse zu ziehen.

Späte Ansteckungen durch sekundäre Erscheinungen.

Es können also sicher syphilitische Ansteckungen durch Sekundärläsionen vermittelt werden, die sich erst im Tertiärstadium entwickeln. Das ist eine durch zahlreiche Beobachter sowie durch mich jetzt sicher festgestellte Tatsache. Es ist eine Tatsache, die ich seit langer Zeit gründlich untersucht und studiert habe, über die ich viel Material gesammelt habe, und deren absolute, unleugbare Glaubwürdigkeit ich bestimmt versichern zu können glaube.

Der Beweis dafür ist schon wiederholt geführt worden, und zwar in folgender Weise.

Zuerst hat man — und nicht ohne Befremden — bemerkt, daß gewisse Syphilitiker in mehr oder weniger vorgerückten Entwicklungsstadien, z. B. in ihrem 5., 8., 10. Jahre, sogar noch später, für ihre Umgebung gefährlich, d. h. infektiös werden können. So hat man wiederholt innerhalb der Familie die seltsame Tatsache beobachtet, daß ein syphilitischer Ehemann seine Frau ein oder mehrere Jahre nicht angesteckt hat, um sie später doch zu infizieren.

Später hat man nachgeforscht, wodurch in solchen Fällen die Ansteckung vermittelt wurde, d. h. welche Erscheinungen einer alten Syphilis den Ansteckungskeim übertragen haben. Und nicht ohne wiederholtes Befremden hat man gesehen, daß, wenn nicht immer, so doch in der überwiegenden Mehrzahl der Fälle diese Erscheinung keine andere war, als eine Läsion sekundären Charakters, z. B. eine Plaque muqueuse, die sich in die Tertiärperiode hinein verspätet hatte.

Schließlich hat man, und zwar erst in der letzten Zeit, sich damit beschäftigt — man beschäftigt sich noch damit, wie man sich zweifellos noch lange damit beschäftigen wird — ein drittes Problem zu lösen, nämlich: Bis zu welchem Termin der Krankheit beobachtet man derartige Ansteckungen? Erschöpft sich die Ansteckungsfähigkeit zu irgend einer Zeit des Krankheitsverlaufes oder dauert sie so lange fort, als Sekundärerscheinungen auftreten können?

Sehen wir zu, was wir über diese verschiedenen Punkte wissen.

I. Glaubwürdigkeit derartiger Ansteckungen. Vor allem ist darüber nicht mehr zu diskutieren (und das geschieht auch nicht mehr), daß die Ansteckung durch Erscheinungen, die nichts Tertiäres an sich haben, zu einem späten Termin, z. B. im 4., 6., 10. Jahr erfolgen könne. Es ist von zahlreichen Beobachtern festgestellt worden, und es ist durch glaubwürdige Fälle, wie die 3 folgenden, die ich Ihnen als Beispiele gebe, bestätigt worden.

Ein junger Mann erwirbt Syphilis und läßt sich ziemlich gut behandeln. Als unverbesserlicher Raucher behält er aber eine Neigung zu dem, was er „Hitze im Munde" nennt. Nichtsdestoweniger heiratet er im vierten Jahre seiner Krankheit. Ich sah ihn erst nach der Hochzeit, in begründeter Angst über die neuen „Ausschläge in seinem Munde", die aus kleinen, manchmal sogar minimen Erosionen an den Rändern der Zunge und Herden zerstörter Papillen auf dem Zungenrücken bestanden. Diese Schübe wiederholen sich in immer kürzeren Abständen, da er trotz aller meiner Warnungen fortfährt, zu rauchen. Ich beschwöre ihn, das Rauchen zu unterlassen und sage ihm voraus, daß er sonst eines Tages notwendigerweise seine junge Frau anstecken würde, und zwar um so mehr, als er „sie häufig auf den Mund küßte". Immerhin verflossen noch 18 Monate, ohne daß meine Voraussage eintraf. Verzweifelt bringt er mir eines Tages seine Frau mit einem harten Schanker an der Unterlippe. — Die Syphilis des Mannes war damals genau sechs Jahre und vier Monate alt.

Zweiter Fall, den ich Barthélemy verdanke:

Herr X. erwirbt Syphilis im Juni 1884. Er läßt sich deshalb die drei ersten Jahre regelmäßig behandeln. Trotzdem behält er eine Neigung zu leichten, häufig rezidivierenden Erscheinungen. Nach einer neuerlichen Kur verheiratet er sich im Juli 1891. — Aber es verfließen auch nicht 4 Monate, bis die junge Frau angesteckt wird. In der Tat fand Barthélemy bei ihr eine seit November bestehende Ansteckung, einen typischen Schanker der Vulva mit Leistendrüsenschwellung und baldigem Nachfolgen konstitutioneller Symptome. — Und gleichzeitig mit dem Ausbruch der Syphilis bei der Frau fand Dr. Barthélemy abermals bei dem Manne neue Erscheinungen, nämlich „unzweifelhaft spezifische" Fissuren an der Zunge und Syphilide am Skrotum. — Die Infektion des Mannes war damals sieben Jahre alt.

Der dritte Fall, von dem ich Ihnen schon gelegentlich gesprochen habe[1]): Es konsultiert mich ein junger Mann wegen einer frischen Syphilis, nämlich wegen eines sicher syphilitischen, erodierten Schankers der Glans, der etwa 2 Monate bestand, doppelseitiger Leistendrüsenschwellung und Roseola. Er beteuert fest, seit länger als 5 Monaten nur mit einer einzigen Frau Verkehr gehabt zu haben.

Am folgenden Tage wird mir diese Frau gebracht, und ich finde bei ihr eine Syphilis von sekundärem Charakter in vollster Blüte. Sie erzählt mir, ohne sich bitten zu lassen, daß sie seit neun Jahren syphilitisch und 2 Jahre lang von Ricord behandelt worden sei, und zeigt mir mehrere Verordnungen von demselben. Außerdem ist sie vor 15 Monaten von einem Kinde entbunden worden,

---

[1]) Siehe Seite 95.

das mit 6 Wochen unter ausgedehnten Syphilissymptomen starb. Schließlich ist sie seit einigen Monaten von einem neuen syphilitischen Schube befallen.

Eine allgemeine Bemerkung und eine Statistik werden den vorhergehenden Tatsachen noch als Stütze dienen.

Ganz natürlich hat man solche Beobachtungen, wie sie uns gegenwärtig interessieren, in dem Milieu und in den sozialen Verhältnissen gesucht — und auch manchmal gefunden —, in denen sie am glaubwürdigsten erscheinen, nämlich in F a m i l i e n. Nun weiß man schon lange, daß, wenn auch in der Ehe die Infektionen durch Spätsyphilide am häufigsten im Laufe der ersten Monate nach der Hochzeit auftreten, man sie indessen nicht sehr selten nach viel längerer Zeit, zu viel späteren Terminen, z. B. nach 2, 3, 4, 5, 6, 7 Jahren und später finden kann.

Sogar die Statistik spricht sich über diesen Punkt aus. Nehmen wir die Zahlen, die uns T a r a s s e w i t s c h in seiner interessanten Arbeit über die spätsyphilitische Kontagiosität[1]) angibt. „Die Zeit, sagt er, welche zwischen der Heirat (oder statt der Heirat seit dem Eingehen des außerehelichen Verhältnisses) und der Infektion der Frau verstreicht, überschreitet im allgemeinen nicht einige Monate.... Indessen ist in 9 Fällen, über die ich berichtet habe, die Frau nach viel längerer Zeit, nämlich n a c h m e h r e r e n J a h r e n, einige Male sogar nach der Geburt eines oder mehrerer gesunder Kinder angesteckt worden; das erklärt sich fast immer durch ein unvermutetes Wiederauftreten der Syphilis bei dem Manne nach mehr oder weniger langem Waffenstillstande."

Übrigens gebe ich Ihnen hier die Zahlen, die er in seiner Arbeit mitteilt:

T e r m i n e d e r I n f e k t i o n d e r F r a u n a c h d e r H e i r a t.

Nach einigen Monaten	. . .	23 mal
„ 8 „	. . .	1 „
Im Laufe des 1. Jahres	. . .	2 „
„ „ „ 2. „	. . .	2 „
„ „ „ 3. „	. . .	1 „
„ „ „ 4. „	. . .	1 „
Nach mehreren Jahren	. . .	1 „
Im Laufe des 7. Jahres	. . .	1 „
		32

Das will besagen:

Von 32 Fällen 26 im Laufe des ersten Jahres gegen 6, die sich auf die Zeit vom 2.—7. Jahre verteilen.

II. Welche Symptome vermitteln diese späten Infektionen? Nachdem die Möglichkeit jener späten Infektionen einmal festgestellt war, wollte man natürlich weiter gehen und fragte sich: „Wie kommen diese Infektionen zustande? Woher kommen sie? Welche Erscheinung

---

[1]) Thèse de Paris, 1897.

vermittelt sie, welches Symptom überträgt sie und bildet das giftige Medium zwischen dem Infizierenden und dem Infizierten?" Man hat in diesem Sinne Nachforschungen angestellt, und zwar nach der ergebnisreichen Konfrontationsmethode, der Methode, welche einst Bassereau den Beweis des Dualismus der Schanker führen ließ, und die man in billiger Ehrung dieses Gelehrten mit Fug und Recht als Bassereausche Methode bezeichnen könnte.

Was hat man nun in dieser Sache erreicht, seitdem diese Methode in Anwendung gebracht wurde? Dies verdient Ihre ganze Aufmerksamkeit.

Vor allem müssen Sie Folgendes wissen (denn Sie werden zweifellos auch Ihrerseits Erhebungen über diese Frage anstellen und Sie dürfen sich nicht durch mögliche Mißerfolge der Methode entmutigen lassen): In einer gewissen Anzahl der betreffenden Fälle bleibt die Konfrontation ergebnislos, d. h. sie lehrt uns nichts, d. h. sie enthüllt an dem Infizierenden kein Symptom, weder ein bestehendes, noch die Anzeichen eines abgelaufenen, nicht einmal die Erinnerung an irgend ein Krankheitssymptom. Ich habe meinerseits mehrere Fälle dieser Art beobachtet, die ich Ihnen zitieren könnte; ich lasse jedoch hier lieber einen meiner Kollegen sprechen:

„Ich habe", erzählt Mauriac, „einen Fall gesehen, bei dem eine nicht gerade schwere Syphilis, die lange Zeit mit Quecksilber und Jod behandelt worden war, ihre Infektiosität bis an das Ende des 5. Jahres beibehielt. Der Kranke heiratete damals und infizierte 3 Monate später seine Frau mit einer außerordentlich schweren Syphilis. Und doch war er seiner Meinung nach seit 2 Jahren vollständig symptomlos und wußte trotz aller Sorgfalt, mit der er sich beobachtete, nicht, welcher unmerklichen Erscheinung er ein Unglück zuschreiben mußte, für das er sich mit Recht für verantwortlich hielt. Ich habe diesen Fall selbst beobachtet, und nachdem ich ihn von allen Seiten her untersucht und der strengsten Kritik unterworfen habe, meine ich seine Glaubwürdigkeit verbürgen zu können." — Derselbe Beobachter berichtet noch einen ähnlichen Fall, in dem ein seit $4\frac{1}{2}$ Jahren syphilitischer Mann, ohne ein Symptom, weder am Penis, noch im Munde, noch sonstwo gehabt zu haben, seine Ehefrau infizierte [1]).

Manchmal sind solche Fälle, wie Sie wissen, durch eine konzeptionelle Syphilis zu erklären; wenn die Frau aber nicht gravide geworden ist, bleiben sie — wenigstens nach dem jetzigen Stande unserer Wissenschaft — ohne verständliche Auslegung.

Die zweite Möglichkeit stellt im Gegensatz dazu den gewöhnlichen Verlauf dar: Die Konfrontation verläuft ergebnisreich und fördert an dem infizierenden oder der Infektion verdächtigen Individuum ein Symptom zutage. Welcher Art ist dieses nun? Damit sind wir mitten in der uns interessierenden Frage.

Auf die übrigens seltenen Fälle, in denen dieses Symptom aus

---

[1]) Syphilis tertiaire, 1890, S. 14.

verschiedenen Gründen seinem Wesen nach nicht zu bestimmen war, will- ich nicht eingehen. Weitaus häufiger war man berechtigt, dieses Symptom nach seinen Eigenschaften und seinem objektiven Befund als syphilitisch zu betrachten. Zu welcher Art von syphilitischen Erscheinungen glaubte man es schließlich rechnen zu dürfen? Wie glaubte man es als syphilitische Läsion einordnen zu müssen?

In einer verschwindend kleinen Anzahl von Fällen, ganz vereinzelt, schien die fragliche Erscheinung verschiedenen Beobachtern einfach ein Tertiärsymptom zu sein, eine Erscheinung **tertiärer Syphilis,** etwa „ein gummöses Syphilid, ein Gummiknoten, ein gummöses Ulcus, Ekthyma usw".

Im Gegensatz dazu hat man in der überwiegenden Mehrzahl der Fälle die Läsion als rein s e k u n d ä r, als unbestritten s e k u n d ä r bestimmt.

Natürlich hat man im ersten Falle gesagt: „Die Infektion rührt von einer Tertiärerscheinung her"; — und im zweiten: **„Die im Laufe der Tertiärperiode erfolgte Infektion rührt von einer Sekundärerscheinung her, die sich in ein ihr fremdes Krankheitsstadium hinein verspätet hat."**

Die Infektion durch eine Tertiärerscheinung hat nichts mit unserem Thema zu tun; ich spreche also nicht von ihr, so interessant sie auch sein mag [1]). Die Infektion durch eine Sekundärerscheinung allein hat uns im Augenblicke zu beschäftigen.

Was nun diese letztere anlangt, von welchen Erscheinungen hat man sie ausgehen sehen?

Antwort:

Von allen nässenden und eiternden Sekundärerscheinungen, sekundär in jeder Hinsicht (in ihrer Oberflächlichkeit, Rückbildungsfähigkeit, ihrer Gutartigkeit, ihrem Charakter und ganzen Aussehen, ihrer raschen Entwicklung usw.); — genau ausgedrückt: Von erosiven, papulo-erosiven sowie exulzerierten oder oberflächlich exulzerierten Syphiliden, in einem Worte von P l a q u e s   m u q u e u s e s.

Übrigens, welche Bezeichnungen finden wir dafür in den über diesen Gegenstand veröffentlichten Beobachtungen? Das wird uns ein Fingerzeig sein.

Wenn wir die genannten Beobachtungen von diesem Gesichtspunkte aus durchsehen, finden wir sie unter folgenden Namen beschrieben: „Plaques muqueuses am Penis oder im Munde; — erosive Syphilide; — papulöse Syphilide derselben Regionen; — Abschürfungen des Penis; — Knoten am Penis; — Knoten der Vulva; — Erosionen am Skrotum; — Fissur an der Zunge; — opalfarbener Fleck auf der Zunge; — herpetiforme Erosion an der Zunge usw. usw." — Alles Bezeichnungen, die auch die Oberflächlichkeit und die Gutartigkeit ausdrücken, welche die Attribute par excellence der Sekundärerscheinungen darstellen.

----

[1]) Siehe Vorrede des Übersetzers.

Im ganzen und zum Schluß sind es also sicher Sekundärerscheinungen, die in den fraglichen Fällen jene merkwürdigen späten Infektionen verursacht haben, welche uns momentan beschäftigen.

Um das zu erschöpfen, was wir von den Erscheinungen wissen, die jene Spätinfektionen verursachen, fügen wir hinzu:

1. Daß sie 2 Lokalisationsstellen haben, die sie bevorzugen, ja fast ausschließlich befallen, nämlich: Einerseits die Genitalien und ihre Umgebung und andererseits den Mund;

2. Daß sie im ersten Jahre der Tertiärperiode an diesen beiden Stellen fast gleich oft vorkommen;

3. Daß sie aber in einem vorgerückteren Stadium der Tertiärperiode bedeutend häufiger im Munde vorkommen als an den Genitalien. Tatsächlich gibt es im Munde einen lokalen Reiz, der sie verursacht, rezidivieren läßt und unterhält und der kein equivalentes Seitenstück an den Genitalien hat, das ist der chronische Tabakgenuß.

Was außerdem vor allem Beachtung und Erwähnung verdient, das ist die gewöhnlich   oder sagen wir besser — immer bestehende **Gutartigkeit** dieser Läsionen, ihre hervorragende, oft außergewöhnliche Gutartigkeit. In allen den auf unseren Gegenstand bezüglichen Beobachtungen werden die Erscheinungen, die jene späten Infektionen vermittelt haben, als oberflächlich, klein, einfach erosiv, „unbedeutend, ihrem Aussehen nach harmlos" beschrieben.

Dies bestätigt noch einmal jenes wichtige Faktum, von dem ich Ihnen schon so oft gesprochen habe, und auf das ich wegen seiner großen praktischen Bedeutung Ihre Aufmerksamkeit immer wieder lenken werde, nämlich, daß gerade die leichtesten Erscheinungen bei der Syphilis hinsichtlich einer Infektion die gefährlichsten sind, und zwar gerade ihrer Gutartigkeit halber. Sie scheinen so geringfügig, sie haben ein so harmloses Aussehen, daß man auf sie nicht acht gibt und hinsichtlich ihrer Natur kein Arg hat. Die Konsequenz ist, daß man in Gefahr kommt, sie auf andere zu übertragen. — Wir müssen noch hinzufügen, daß sie andererseits aus denselben Gründen alle Aussicht haben, unbemerkt zu bleiben.

Schließen wir mit dem praktischen Ergebnis, daß es in der Tertiärperiode wie in der sekundären am weitaus häufigsten einfache Erosionen des Mundes oder der Genitalien sind, welche die Infektion vermitteln.

III. Termine dieser späten Übertragungen. Kommen wir schließlich zum 3. Punkt, dem Hauptpunkt unseres Themas. Zu welchen Terminen der Tertiärperiode beobachtet man die durch Sekundärerscheinungen hervorgerufenen Infektionen?

Dies kann allein die klinische Beobachtung entscheiden. Befragen wir sie also und merken wir uns, was sie antwortet.

Jahr für Jahr durchsehend, gelangen wir zu folgendem Ergebnis:

I. Im **4. Jahre** der Krankheit häufen sich die Fälle und können nicht bestritten werden. Ich werde mich daher darauf beschränken, einen einzigen solchen Fall als Beispiel anzuführen.

Ein junger Mann konsultiert mich wegen Erscheinungen am Penis, die ich sofort erkenne, so spezifisch ist ihr Aussehen; es sind erythematöse trockene Syphilide der Eichel und erythematöse, erosive im Sulcus coronarius. Er ist tief betrübt über meine Diagnose, und wird beinahe ohnmächtig als ich auf seine Frage hinzufüge, daß das a n s t e c k e n d e Erscheinungen seien. Dann erzählt er mir, daß er tatsächlich vor 4 Jahren und einigen Monaten Syphilis gehabt hätte (harter Schanker, Bubo, Roseola, Plaques muqueuses im Munde usw.), daß er sich 2 Jahre lang hat gut behandeln lassen, sich für gesund gehalten, vor 4 Monaten geheiratet habe, und endlich, daß er, ohne den Läsionen am Penis Beachtung zu schenken, mit seiner Frau bis zur letzten Nacht häufig verkehrt hätte.

4 Monate lang habe ich ihn nicht wiedergesehen, dann bringt er mir seine Frau zur Untersuchung. Ich finde bei ihr die gewöhnlichen Symptome einer frischen Syphilis, nämlich eine in der Tiefe indurierte Narbe der Vulva mit Affektion der Leistendrüsen, typische Roseola, Krusten auf der Kopfhaut, Schwellung der Zervikaldrüsen, starke Kopfschmerzen am Abend und in der Nacht, Abgeschlagenheit, schlechtes Allgemeinbefinden, vorübergehende Fieberanfälle usw.

Genügt der Beweis? Gehen wir weiter.

II. Ebenso ist es im **5. Jahre.** Auch hier haben wir genug Fälle, um jeden Zweifel auszuschließen. Es wird genügen, den folgenden zu zitieren, der übrigens um so bezeichnender ist, als er einen Arzt betrifft.

Einer unserer jüngeren Kollegen hat seine Frau 2 Monate nach der Hochzeit angesteckt, und zwar durch eine typische Plaque muqueuse des Sulcus coronarius, die sowohl er wie mehrere Kollegen und auch ich als solche diagnostiziert hatten. Seine Syphilis war damals genau $4^1/_2$ Jahre alt.

Bei diesem Fall müssen wir 3 für unseren Gegenstand wichtige Punkte beachten: 1. Diese Syphilis war immer und immer nur sehr gutartig aufgetreten; — 2. Sie hatte seit mehr als 4 Jahren keine Erscheinungen mehr gemacht; — 3. Schließlich war sie einer mindestens mittelmäßigen Behandlung unterworfen worden, jedenfalls einer besseren, als die meisten unserer Kollegen ihren Kranken zuteil werden lassen.

Ebenso bezieht sich eine Beobachtung von M a u r i a c auf einen seit 4 Jahren und neun Monaten syphiliskranken Mann, der seine Frau durch herpetiforme Syphilide am Skrotum mit Schanker am Damm infizierte; unter solchen Skrotalsyphiliden hatte er wiederholt zu leiden und er war vor ihrer Gefährlichkeit gewarnt worden.

III. Auch im **6. Jahre** werden unsere Fälle noch lange nicht selten. Einige Beispiele folgen.

Ein junger Mann hat vor 5½ Jahren eine Syphilis erworben, die man mit Recht als gutartig bezeichnen kann, da sie sich nach dem Schanker nur noch durch eine Roseola, ein Palmarsyphilid von sehr schwacher Intensität und einige Mundsyphilide äußerte. Er hat sich fast seit dem Beginne der Krankheit ziemlich regelmäßig behandeln lassen. Auch bei mir hat er wiederholt eine kräftige Quecksilberkur (15—20 Zentigramm Protojoduret täglich) durchgemacht. Trotz dieser Behandlung, trotz all meiner Anstrengungen hat dieser Kranke (der übrigens Raucher ist, und das ist wichtig) seit 5 Jahren in fast ununterbrochener Folge immer wieder Zungensyphilide bekommen. Ich heilte einen Schub, 1 oder 2 Monate später befiel ein neuer die Zunge. Dann abermalige Behandlung und abermalige Heilung; wieder läßt das Rezidiv kaum auf sich warten u. s. f. Kurz, ich heilte ihn fortwährend, damit es nach seinen eigenen Worten „immer wieder anfangen konnte". Kampfesmüde hat er auf meine lebhaften Vorstellungen hin dem Tabak gänzlich entsagt. Die Schübe sind seitdem seltener geworden, haben darum aber doch nicht aufgehört. Erst in der letzten Zeit habe ich ihn wieder mit Syphiliden gesehen, die fast seinen ganzen Zungenrücken bedeckten.

Was wäre wohl passiert, wenn ich im Vertrauen auf die übrigens relative Gutartigkeit dieser Syphilis und auf die Intensität der durchgemachten Behandlung diesen Kranken zwischen 2 Schüben hätte heiraten lassen? Was passiert wäre, brauche ich nicht theoretisch zu konstruieren, denn ich habe den Beweis dafür erhalten. Letztes Jahr fing der junge Mann ein Verhältnis an und nahm das Mädchen mit sich aufs Land, „nach einem weltabgeschiedenen Ort, fern von jeder Verführungsmöglichkeit". Nach wenigen Wochen brachte er sie mir mit einem harten Lippenschanker, der sicher durch die Zungensyphilide meines Patienten hervorgerufen worden war[1]).

----

[1]) Diese Beobachtung ist von Professor Otis (New-York) besonders angegriffen worden, der ihr keine Beweiskraft zuerkennt. „Zweifellos" sagte mir ungefähr mein verehrter Kollege, „war das Mädchen, mit dem Ihr Patient das Verhältnis hatte, nicht von über jeden Verdacht erhabener Tugend. Sie konnte die Syphilis auch von jemand anderem bekommen haben, als von Ihrem Klienten, ebenso wie sie sie durch irgend eine mittelbare Ansteckung erwerben konnte". — Als Gegenstück erzählt er einen Fall aus seiner Praxis. Derselbe betraf einen seiner Patienten, Syphilitiker und Raucher, der trotz viele Jahre andauernd wiederkehrender Mundsyphilide sich mit einem tugendhaften (beachten Sie das nur, tugendhaften!) jungen Mädchen verheiratet und sie in 4 Jahren absolut nicht angesteckt hat (Journ. of cutaneous and venereal diseases, 1886, S. 104).

Ich erwiderte ihm darauf: „Freilich, verehrter Herr Kollege, meine Beobachtung wäre absolut nicht beweisend, wenn sie isoliert dastünde. Aber das ist nicht der Fall. Viele gleiche Fälle stehen ihr zur Seite und dienen ihr und einander gegenseitig als Bürgen. Sie beweisen so gemeinschaftlich, wofür die Beweiskraft jedes einzelnen nicht ausreichen würde.

„Ferner", fügte ich hinzu, „merken Sie nicht, daß Sie sich hier auf die 2 unbrauchbaren Argumente stützen, die einst so lange herhalten mußten, um die Lehre von der Ansteckungsfähigkeit der Sekundärperiode zu bekämpfen? Die Gegner dieser Lehre sagten dasselbe wie Sie und umgekehrt. Einerseits sagten sie nämlich: „Ihr behauptet, daß dieser Patient von diesem andern durch dessen Sekundärerscheinung angesteckt wurde; aber kann er denn nicht seine

Ein weiterer Fall. Ein junger Ehemann, der seit sechs Jahren syphilitisch ist, besitzt den sträflichen Unverstand, mit seiner Gattin trotz einer Erosion an der Eichel zu verkehren, welche er (seinerseits ohne ärztliche Beratung) als eine einfache „Abschürfung" ansieht. Einige Wochen später bekommt seine Frau einen „dicken Knoten" an der Vulva, in dem ich einen Schanker erkenne, dem bald verschiedene Sekundärsymptome folgen.

Noch ein Fall, von dem ich Ihnen nur einen kurzen Abriß gebe, denn alle diese Fälle ähneln sich natürlich und ihre detaillierte Wiedergabe wäre langweilig:

Ein junger Mensch hat seit sechs Jahren Syphilis. — Heirat vier Jahre nach Ausbruch der Krankheit. — Zwei gesunde Kinder. — Nach der Geburt des zweiten Kindes bekommt der Mann (Raucher) wieder Munderscheinungen und steckt damit seine Frau an, bei der sich eine klassische Syphilis entwickelt. — Eine Schwangerschaft im folgenden Jahre endigt mit einer Fehlgeburt.

Gestatten Sie mir hier eine kurze Abschweifung, um Sie bei dem letzten Fall, den ich Ihnen eben geschildert habe, auf jenes besonders eigenartige Faktum aufmerksam zu machen, welches in der Geburt zweier gesunder Kinder vor dem Wiederausbruch der Syphilis bei dem Manne liegt. — Denn die Geburt eines gesunden Kindes wird gewöhnlich als ein Gesundheitsattest betrachtet, als eine Garantie für die Zukunft, wenigstens was die Ansteckung anlangt, und ebenso als eine Bürgschaft für folgende Schwangerschaften. Wie wird hier dieses Vorurteil durch die klinische Erfahrung Lügen gestraft! — Aber das geht uns momentan nichts an. Gehen wir weiter.

Schließlich erwähne ich noch einen Fall von Tschistjakoff, der einen Kranken betrifft, welcher im Laufe des sechsten Jahres seiner Syphilis seine Frau durch Mundsyphilide ansteckte.

IV. Auch im **siebenten und achten Jahre** gibt es noch genug Fälle. Erinnern Sie sich zuerst an jenen von Barthélemy, den ich Ihnen oben schon erzählt habe, und der sich auf die Ansteckung einer jungen Frau bezieht (Schanker der Vulva), die von ihrem Manne im 7. Jahre seiner Syphilis durch eine Fissur der Zunge angesteckt wurde.

Dann noch vier Fälle für das achte Jahr.

Fall von Besnier: „Ich sah einen Fall von direkter ehelicher Ansteckung acht Jahre nach dem Ausbruch der Syphilis durch Herde von Glossitis depapillans."

Fall von Feulard: Arzt, seit acht Jahren syphilitisch, steckt

---

Infektion von dem Schanker eines Dritten haben?" — Und andererseits setzten sie der Lehre von der sekundären Ansteckung eine große, eine sehr große Zahl negativer Fälle entgegen, bei denen die Betreffenden (sowohl Erwachsene als Kinder) trotz ihrer Sekundärerscheinungen ihre Frau, ihre Geliebte resp. ihre Amme nicht ansteckten.

Muß ich Ihnen erst sagen, welchen Erfolg diese beiden Argumente hatten?"

seine Gattin (Schanker an der großen Schamlippe) durch eine „kleine
Abschürfung" der Eichel an.

Fall von Barthélemy: Mann, seit acht Jahren syphilitisch,
hat seit langem erythematöse, squamöse Syphilide am inneren Vorhautblatt, „die kommen und gehen", und die er hartnäckig unbe-
handelt läßt, da er sie für „ekzematös" hält. Seit zwei Jahren verheiratet, hatte er seine Frau nicht gefährdet, bis die Läsion das
äußere Vorhautblatt ergriff und sich über die Schleimhaut der Eichel
und des Frenulums ausdehnte. Von diesem Moment an Komplikation
durch Sprünge, Risse und feuchte Erosionen. Zwei Monate später
hat die Frau einen ausgesprochenen harten Schanker der Vulva, dem
in gewöhnlichem Abstande die Erscheinungen einer konstitutionellen
Syphilis folgten.

Eigener Fall: Ein Kranker hat Syphilis seit acht Jahren (harter
Schanker, Roseola, wiederholte Plaques muqueuses im Munde) und
kommt mit einem „erodierten Knoten" am Penis, der seit einigen
Tagen besteht. Trotz zahlreicher Warnungen von mir verkehrt er
in dieser Zeit mit seiner Frau. — Nach sechs Wochen konstatiere
ich bei dieser Frau die Reste eines Schankers der Vulva neben einem
äußerst charakteristischen inguinalen Bubo; später Roseola, zervikale
Drüsenschwellung, Alopezie, Kopfschmerzen, palmäres Syphilid usw.

Noch ein eigener Fall, ein genauer Abklatsch des vorigen und
dahin zusammenzufassen:

Ein junger Mann, seit 7½ Jahren syphilitisch, während der
ersten zwei Jahre behandelt, symptomfrei seit sieben Jahren, heiratet
vor vier Jahren und ist Vater zweier gesunder Kinder. — Im Laufe
des achten Jahres bekommt er auf der Eichel wieder ganz oberflächliche kleine Erosionen von sekundärem Aussehen, die ihn nicht beunruhigen. — Vier Wochen später Auftreten einer Erosion der Vulva
bei seiner Frau. — Diese Erosion erweist sich bald als ein Schanker
und wird der Ausgangspunkt einer klassischen Syphilis: Roseola;
Syphilide an Lippen, Zunge und Gaumen; Alopezie, Kopfschmerz,
Neuralgien usw.; zwei Jahre später Erscheinungen von Gehirnsyphilis usw.

Fall von Tschistjakoff: Ein junger Mann erwirbt Syphilis
im Oktober 1882. Verschiedene Sekundärerscheinungen (Roseola,
papulöses Syphilid, spezifische Epididymitis usw.). – Am 18. April 1891
stellt er sich mit einer Ulzeration des Penis vor, die seit zwei Wochen
besteht (spezifisches Ekthyma). Während des Bestehens dieses Ekthymas
verkehrt er in der Trunkenheit mit seiner Frau. — Am 7. Mai erscheint bei der Frau an der Vulva eine Läsion, dieselbe verhärtet
sich zum Schanker, dem im Juli ein papulöses Syphilid folgt.

V. Im **neunten und zehnten Jahre** werden die Fälle fortlaufend
seltener. Immerhin kann ich Ihnen noch eine ganze Anzahl anführen,
die einander gegenseitig verbürgen.

Erinnern Sie sich zuerst an einen oben zitierten Fall, in dem
einer meiner Patienten einen harten Schanker am Penis im Verkehr

mit einer Frau bekam, die seit neun Jahren syphilitisch war und eben verschiedene deutliche spezifische Erscheinungen gehabt hatte (disseminiertes papulo-squamöses Syphilid, Erosionen der Vulva usw.).

Dann hören Sie folgende beiden Fälle:

Der erste, welchen ich Herrn Prof. Spillmann verdanke, ist nach so viel verschiedenen Seiten hin von Interesse, daß ich ihn mit einigen Einzelheiten berichten muß:

Ein junger Mann erwirbt im Jahre 1871 eine Syphilis mit folgenden Erscheinungen: Harter Schanker, Roseola, papulöses Syphilid, Alopezie, Plaques im Munde usw. Er läßt sich vier Jahre lang sehr ordentlich behandeln (Protojoduretpillen, dann Jodkalium). — Im Jahre 1876 heiratet er nach einer neuerlichen zweimonatlichen Kur mit Sirupus Gibert. — Geburt eines Kindes, das von jedem syphilitischen Symptom frei bleibt und heute 26 Jahre alt ist. — Da findet der Vater Geschmack am Trinken und Rauchen, andauernd hat er die Zigarre im Munde, und alsbald hat er von neuem spezifische Symptome an der Zunge (erosive Syphilide). Trotz wiederholter Aufklärungen über die Gefahr, der er mit solchen Erscheinungen seine Frau aussetzt, raucht er nicht weniger, und natürlich häufen sich die Syphilide noch mehr. — Schließlich trifft im Jahre 1880 die Voraussage Spillmanns ein, die Frau kommt mit einem harten Schanker der Unterlippe, dem bald sekundäre Erscheinungen folgen. — Da sie zur Zeit schwanger war, abortierte sie. — Nachtrag: Nach einem und nach drei Jahren führen zwei neue Schwangerschaften zur Geburt eines hereditär-syphilitischen Kindes (Leber- und Milzschwellung, Hutchinsonsche Zähne, Keratitis, dann Tuberkulose mit letalem Ausgange) und eines zweiten degenerierten Kindes (Zwergbildung, Dystrophien der Zähne usw.).

Fall von Mauriac: Herr X. erwirbt mit 19 Jahren Syphilis. Im Dezember 1876 tritt er wegen Roseola und Plaques muqueuses in die Behandlung Mauriacs. Später zeigt er verschiedene Symptome einer wenig schweren, aber hartnäckigen Erkrankung. — Im Mai 1885, $9\frac{1}{2}$ Jahre nach seinem Schanker, verheiratet er sich, im Einverständnis mit Mauriac, mit einem jungen Mädchen, deren moralische Qualität über jeden Verdacht erhaben ist. Vier Monate nach der Hochzeit machen sich bei der jungen Frau verdächtige Erscheinungen bemerkbar: Kopfschmerzen, unbestimmte Beschwerden, dann ein Hautausschlag. „Mit Recht erschreckt, bringt sie der Mann zu Mauriac, der bei ihr am 20. September 1885 einen großen, zum Teil schon vernarbten harten Schanker auf der linken großen Schamlippe, eine ausgedehnte Roseola, Krusten auf der Kopfhaut usw. konstatiert. — Die Anamnese ergibt, daß die Ansteckung mit Wahrscheinlichkeit die Folge eines Verkehrs ab ore ist, denn der Mann erzählte, daß er einige Wochen nach seiner Hochzeit eine kleine Läsion an der Zungenspitze gehabt hätte, mit der er seine Frau angesteckt haben müsse. Noch zur Zeit dieser Untersuchung hatte er in der Mitte der Zungenspitze einen kleinen von einem Ring epithelialer Abschuppung umgebenen Einriss. Ähnliche Ringe, aber

ohne Fissuren, waren über den Zungenrücken verstreut usw." —
Die Syphilis war zur Zeit der Ansteckung neun Jahre und neun
Monate alt.

Ein anderer Fall, den ich Renouard verdanke:

Ein junger Mann erwirbt 1880 Syphilis (Genitalschanker, Roseola,
Plaques muqueuses). — Behandlung: 300 Protojoduretpillen. — 1883
verheiratet er sich. — 1887 Glossitis sclerosa. — 1888 Syphilid an
den Zehen und Onychie. — 1890 Erosion an der Eichel. — Trotzdem
Verkehr mit seiner Frau, die einen Schanker der rechten großen
Schamlippe und bald darauf Sekundärerscheinungen bekommt.

Auf eine Besonderheit müssen wir bei der Gelegenheit achten:
Erst nach sieben Ehejahren wurde diese Frau angesteckt[1]).

Sind solche späten Ansteckungen durch Sekundärsymptome nach dem zehnten Jahre beobachtet worden?

Jetzt kommen wir bei unserer Durchsicht über das 10. Krankheitsjahr hinaus. Bis hierher sind wir über festen und sicheren Boden
gegangen. Mit anderen Worten, bisher habe ich Ihnen nur eine
Reihe sicherer Ergebnisse gebracht, sogar absolut sicherer Ergebnisse,
weil sie auf vielen übereinstimmenden Beweisen beruhten, die sich
wechselseitig stützten. Aber jetzt ändert sich das Aussehen der Dinge.

Und in der Tat, nach dem 10. Jahre werden die Beweise selten,
weiterhin immer seltener, dann zu Ausnahmen. Welche Bedeutung
soll man dann isolierten Tatsachen beimessen, welche der gegen-
seitigen Kontrolle beraubt sind, die doch den Wert der früheren
Beobachtungen ausmachte? Wir verlieren die sichere Basis, und es
ist unmöglich, noch etwas zu beweisen.

So sehr ich mich durch die klinische Beobachtung berechtigt
fühle, Ihnen die syphilitische Infektion durch Sekundärsymptome bis
zum 10. Krankheitsjahre als sicher und unwiderleglich hinzustellen,
so muß ich jetzt eine ganz andere Sprache zu Ihnen reden und
Ihnen sagen:

Nach dem 10. Jahre haben wir zwar immer noch eine Hand-
voll Fälle, die beweisen können, daß Ansteckungen dieser Art vorkommen können, und zwar im 12., 13., 15., sogar im 17. und 18. Krankheitsjahre; diese Fälle aber sind dünn gesät, selten, vereinzelt und
sogar für einige dieser Termine singulär.

Ebensowenig aber wie man mit spärlichem Baumaterial bauen
kann, kann man mit einigen wenigen Beweisstücken eine wissen-
schaftliche Lehre aufbauen. Bei den fraglichen Tatsachen, von denen
ich Ihnen sprechen will, ist es nur eine Frage der Zeit; man kann
sie einregistrieren, aber es wäre unvorsichtig und verfrüht, daraus

---

[1]) Ein anderer Fall von Bovero: Ein seit zehn Jahren syphilitischer
Mann steckt seine Frau durch eine Plaque muqueuse an der Lippe an. 8 Jahre
lang hatte er nicht die mindeste syphilitische Erscheinung gehabt und seine Frau
hatte in der Zwischenzeit ein vollkommen gesundes Kind geboren. (Gaz. méd.
de Turin, 1898.)

auf irgend etwas zu schließen. In der Tat gibt es bei dem Gegenstande, der uns beschäftigt, so und so viele Fehlerquellen, und es ist bei einer derartigen Materie sehr leicht, sich zu täuschen oder getäuscht zu werden. Folglich ist hier noch eine spätere Untersuchung notwendig, um sich über den Wert der fraglichen Tatsachen zu versichern.

Wenn Sie mir gestatten wollen, Ihnen meine innerste Überzeugung auszusprechen, möchte ich Ihnen eingestehen, daß ich daran glaube. Die Tatsachen, die ich Ihnen angegeben habe, halte ich für authentisch — und wenn auch nicht alle insgesamt, so doch wenigstens die meisten — und ich glaube, daß die Zukunft die Bestätigung für sie bringen wird. Aber noch einmal, ich habe hier die Pflicht, sie als verdächtig und Ihnen nur als das hinzustellen, was sie zurzeit sind, nämlich als hypothetisch; besonders aber darf ich vor allem jetzt k e i n e n S c h l u ß daraus ziehen.

Mit solchem Vorbehalte nehme ich die Durchsicht wieder auf und bringe sie zum Ende.

Da haben Sie zuerst einen Fall, der auf dem Kongresse von 1896 von einem ausgezeichneten Kliniker, der diese Materie vorzüglich beherrscht, W i c k h a m, vorgebracht worden ist. Über diesen Fall hatte er erst ganz kürzlich die Güte, mir zu schreiben (ich lese Ihnen den Brief dann vor), um mich noch mehr des „absolut glaubwürdigen" Charakters seiner Beobachtung zu versichern.

Dieser Fall ist ganz einfach, ganz gewöhnlich. Er bezieht sich nämlich auf die Ansteckung einer Frau durch ihren Ehemann, der, Syphilitiker und alter Raucher, seit langer Zeit durch syphilisartige Glossitis mit herpetiformen, ihrer Natur nach wirklich unbestimmbaren Symptomen gequält wurde. Eine solche Ansteckung würde von niemandem bestritten werden, wenn sie im 2., 3., 4. Jahre der Krankheit entstanden wäre. Aber sie ist im **12. Jahre** entstanden, und schon dadurch allein wird sie verdächtig. Man sucht für sie einen anderen Ursprung als die Syphilis des Mannes, und das ist wahrhaftig der einzige Einwurf, der erhoben werden kann. Gegen diesen Einwand erhebt aber als Hausarzt der betreffenden Familie, W i c k h a m, der den Charakter der jungen Frau in 8 Jahren schätzen gelernt hatte, energisch Protest. Da haben Sie übrigens seinen Brief:

„ . . . . Der auf dem Londoner Kongreß veröffentlichte Fall hat mit der Zeit an Wert gewonnen, da ich inzwischen der Arzt und Freund der betreffenden Familie geworden bin und mit aller Bestimmtheit versichern kann, daß es unmöglich ist, für das Zustandekommen der Ansteckung die Intervention eines Dritten heranzuziehen.

Im Jahre 1894 kamen Herr und Frau X. zu mir. Frau X. hatte an der Unterlippe einen typischen Schanker mit Drüsenschwellung, dem, um es gleich zu sagen, bald eine Roseola und verschiedene klassische Erscheinungen folgten . . . . Der Mann hatte vor 12 Jahren Syphilis gehabt und hatte sie in Amerika von einem Ihrer Schüler behandeln lassen . . . . Seit dem 2. Jahre seiner Krankheit schleppte er sich mit einer Leukoplakie der Zunge, die nie heilte und die auch nach seiner Hochzeit fortbestand. Ein Jahr nach seiner Heirat hatte er das Unglück, seine Frau anzustecken.... Gerade damals hatte er seit einiger Zeit leukoplakische und herpetische oder wenigstens herpetiforme Erscheinungen. Sehr frappiert über diese Ansteckung (die ich, wie ich zugebe, im ersten Augenblick der Intervention eines Dritten zuschrieb) examinierte ich den Mann eingehend und erfuhr von ihm, daß er seit dem 2. Jahre seiner Syphilis an Schüben kleiner Erosionen auf den Lippen und der Zunge litt, die leicht schmerzhaft waren und gewöhnlich multipel auftraten. Diese Schübe kamen seit 10 Jahren wieder, mit Intervallen, die zwischen ein und vier Monaten schwankten. Der Kranke hat deswegen mehrere Ärzte konsultiert, welche die Erscheinungen für Herpes ansahen; so hielt er sich für berechtigt, zu heiraten .... Nun begann meine Überraschung. Denn als ich ihm versuchsweise Injektionen von 10 Zentigramm Kalomel gab, sah ich, wie ich wiederhole, zu meiner großen Überraschung die Leukoplakie schwächer werden, und zwar sehr merklich schwächer werden. Ermutigt setzte ich die Injektionen fort und machte damit mehrere Kuren (wenigstens 6, jede zu 5 Centigramm). Doppeltes Ergebnis: Heilung der Leukoplakie und vollständiges Aufhören der herpetischen oder herpetiformen Schübe, die seit 8 Jahren nicht wiedergekommen sind!

Wie soll man derartige Fälle erklären?

1. Vor allem versichere ich, daß die junge Frau die Syphilis von ihrem Manne erhalten hat .... Sie ist über jeden Argwohn erhaben .... Andererseits habe ich damals eine sehr eingehende Untersuchung angestellt und nichts Verdächtiges entdeckt, was die Hypothese einer zufälligen, mittelbaren Ansteckung rechtfertigen könnte usw.

2. Waren die herpetiformen Erscheinungen der Zunge Herpes oder waren es noch virulente Plaques muqueuses? Ich weiß es wirklich nicht; was ich allein sagen kann, ist, daß sie wohl das Aussehen von Herpes hatten.

3. Lassen diese Erscheinungen, wenn man sie als herpetisch auffaßt, ein noch infektiöses Virus durch, das etwa im Blutkreislauf zirkuliert)?

4. Ist schließlich die sehr energische und sicher heilkräftige Wirkung der Quecksilberbehandlung auf diese Erscheinungen nicht ein Zeugnis ihrer syphilitischen Natur? usw. usw."

Nach diesem Bericht Wickhams auf dem Londoner Kongresse ergriffen Blaschko und Halpern das Wort, um 2 Fälle analoger syphilitischer Ansteckung aus dem **zwölften Jahre** der

---

¹) Aber, würde ich Wickham antworten, wenn diese Erscheinungen Herpes wären, wäre die Frage nur falsch formuliert und nicht gelöst. Man müßte erst erklären, wie eine nicht spezifische Läsion das spezifische Virus vermitteln kann, und das in einer Zeit, zu der man die Virulenz der Krankheit für längst erloschen hält.

Krankheit mitzuteilen. Leider fehlen mir die Einzelheiten dieser beiden Beobachtungen [1]).

Ein ähnlicher Fall, den mir B a r t h é l e m y kürzlich mitgeteilt hat.

Ein seit 12 Jahren syphilitischer Mann, starker Raucher, litt seit langen Jahren an einer jener chronischen Stomatitiden mit fast ineinander greifenden Schüben, die sich aus verschiedenen und ihrer Natur nach meistens unbestimmbaren Erscheinungen (echte Syphilide, herpetische oder herpetiforme Erscheinungen, Läsionen von Glossitis laevis, leukoplakische Erscheinungen usw.) zusammensetzen. Seit 3 Jahren verheiratet, hatte er seine Frau nicht gefährdet, bis sie kürzlich vom Wochenbett aufstehend mitten in der Stillperiode einen harten Schanker der Mamilla bekam, dem die Erscheinungen der Allgemeininfektion folgten. Diese Frau hatte die Brust keinem anderen Säugling gegeben, und eine strenge Untersuchung ergab in voller Übereinstimmung mit inneren Gründen mit aller Wahrscheinlichkeit, daß sie die Ansteckung nur von ihrem Manne haben konnte, der, obgleich er seit mehreren Monaten durch Tabakgenuß provozierte syphilitische Erscheinungen im Munde hatte, zugab, wiederholt die Brust seiner Frau geküßt zu haben.

Ein Fall, der mich lebhaft frappiert hat, ist jener, den ich mit meinem Assistenten H e r s c h e r in der Société de dermato-syphiligraphie im Jahre 1900 vorgestellt habe. Er betrifft eine Frau, die aller Wahrscheinlichkeit nach, und wenn sie nicht gelogen hat, von einem unserer alten Patienten angesteckt wurde, dessen Syphilis **dreizehn Jahre** alt ist.

Ich gebe Ihnen in Kürze den Tatbestand:

Frau D., 34 Jahre alt, tritt mit einer ganz frischen Syphilis und folgenden Symptomen in meine Behandlung: Harter Schanker der Vulva mit ziemlich vorgeschrittener Vernarbung; Leistendrüsenschwellungen; Syphilide der Vulva, der Handflächen, Krusten der Kopfhaut usw. — Seit 3 Jahren lebt sie nach ihrer Angabe mit einem Manne, der sie a l l e i n hat anstecken können, denn sie beteuert, seit dieser Zeit mit keinem anderen verkehrt zu haben. — Nun ist der Mann, den sie beschuldigt, gerade einer unserer langjährigen Patienten, der vor d r e i z e h n J a h r e n Syphilis erwarb, wie unsere Krankenjournale beweisen (sehr genau geführte Journale, denen wir die folgende damals eingetragene Diagnose entnehmen: „Harter Schanker, Syphilide, Alopezie der Augenbrauen usw."), Dieser Kranke hat sich

---

[1]) Ich gebe Ihnen indes hier eine Auskunft wieder, die mir Herr Dr. B l a s c h k o über die eine dieser Beobachtungen liebenswürdigerweise übermittelt hat, und danke demselben dafür bestens:

„Ein junger Mann erwirbt im Jahre 1883 eine Syphilis und macht mehrere Einreibungskuren durch. — Er heiratet im Jahre 1895. — Seine 29jährige Frau, die vor der Hochzeit ganz gesund gewesen war, bekam 5 Monate später eine typische Roseola. Die Primärinduration war nicht mehr zu finden, aber es bestand noch eine ausgesprochene Anschwellung der Inguinaldrüsen. Der Mann wies zu dieser Zeit neben einer Leukoplakie im Munde noch einige Residuen eines s e r p i g i n ö s e n p a p u l ö s e n Syphilids a m S k r o t u m auf."

immer sehr schlecht behandeln lassen. Wir lassen ihn ins Hôpital St. Louis kommen und finden bei ihm noch immer exulzerierte Läsionen am Penis mit Tendenz zu spontaner Heilung. Diese Läsionen waren oberflächlich und dem Aussehen nach sekundär, aber bestimmt spezifisch. Außerdem erklärte der Kranke, sie seit etwa $2^1/_2$ Monaten zu haben, was genau mit dem Alter der Ansteckung bei Frau D. übereinstimmt[1]).

Schließlich habe ich in meiner Privatpraxis mit allen möglichen Garantieen für ihre Glaubwürdigkeit 2 Fälle gesehen, die mir wohl Beispiele einer syphilitischen Ansteckung durch Sekundärerscheinungen im **siebzehnten und achtzehnten Krankheitsjahre** zu sein scheinen.

Diese 2 Fälle sind einander buchstäblich gleich. Die Ansteckung ist bei beiden unter genau denselben Bedingungen erfolgt. Der eine gibt gleichzeitig den andern wieder. Ich werde Ihnen daher eine Wiederholung ersparen.

Es ist immer dieselbe Geschichte, immer die gleiche Geschichte eines Mannes, der, einerseits syphilitisch und andererseits starker Raucher, schließlich seine Frau durch syphilitische Erscheinungen an der Zunge, wie sie bei Rauchern vorkommen, ansteckt. Diese Erscheinungen bestanden bald aus sicheren, unleugbaren Syphiliden, bald aus glatten Herden, bald wieder aus minimen herpetiformen Erosionen, die ihrer Natur nach unbestimmbar sind und deren Spezifität die Bakteriologie allein eines Tages beweisen kann. Die Syphilis bei dem betreffenden Manne war **siebzehn Jahre** alt. Es war eine jener rezidivierenden Syphilisformen, die ich Ihnen in einer unserer früheren Vorlesungen beschrieben habe[2]), d. h. einer jener Fälle, die, ohne schwer zu sein, andauernd kleine Schübe von gewöhnlich gutartigen Erscheinungen verursachen. Bei meinem Patienten waren diese Schübe auf Grund seiner Gewohnheit, stark zu rauchen, hauptsächlich auf der Zunge aufgetreten. 20 mal, wenn nicht 40 mal, hatte ich ihn auf die Gefahr aufmerksam gemacht, der er durch solche Erscheinungen seine Frau aussetzte: „Sie werden sehen", sagte ich ihm, „daß das ein schlechtes Ende nehmen wird; eines Tages werden Sie durch die Erscheinungen, die Sie fast immer im Munde haben, Ihre Frau mit Syphilis infizieren." Und tatsächlich nahm es ein schlechtes Ende, und zwar genau in der von mir vorausgesagten Form. Kaum 3—4 Wochen, nachdem ich ihm zum letzten Male dieselbe Predigt gehalten hatte, brachte er mir seine Frau mit einer minimen Erosion auf der Oberlippe. Nun, diese Erosion entwickelte sich bald zum typischen Schanker, dem Ausgangspunkte einer Syphilis, die in der gewöhnlichen Weise verlief[3]).

---

[1]) Ann. de dermat. et de syph., 1900, S. 250.
[2]) S. mein Buch „Traité de la Syphilis", Bd. I, S. 780.
[3]) Resumé dieses Falles: Herr X. erwirbt mit 19 Jahren Syphilis (Juli 1868). — 4 pergamentöse Schanker am Penis mit spezifischer Drüsenschwellung. — Leichte Sekundärerscheinungen; aber unablässig rezidivierende Plaques im Halse, auf Grund zu reichlichen Tabakgenusses trotz angemessener, langer Behandlung.
1871 Skrotalsyphilid in serpiginöser Form. — 1872 zirkuläre Roseola. — Wiederholte Munderscheinungen, immer unter dem Einflusse des Tabakgenusses,

Beachten Sie wohl, wie einfach, wie korrekt und klassisch alles an diesem Falle ist. Beachten Sie vor allem die genaue Übereinstimmung zwischen dem Auftreten eines neuen Schubes bei dem Manne und der Ansteckung bei der Frau.

Messen Sie andererseits meiner Voraussage nicht einigen Wert zu, die 4 Wochen vorher das nahende Unheil verkündet hat?

Und steht Ihre Überzeugung schließlich nicht fest, wenn Sie erfahren, daß in diesem Falle das Opfer eine jener „braven Hausfrauen" war, eine jener keuschen Hausmütter, die über jeden Verdacht erhaben sind [1]?

Schlußfolgerungen.

Das sind die Tatsachen, meine Herren. Ich werde keinen Kommentar hinzufügen und nur folgende Schlüsse daraus ziehen:

1. Es ist absolut sicher, daß syphilitische Ansteckungen im Laufe der Tertiärperiode durch jene Erscheinung von Symptomen sekundären Charakters, die man sekundäre Spätsyphilis genannt hat, entstehen können.

2. Für die 10 ersten Jahre der Krankheit ist die Glaubwürdig-

---

manchmal sind sie eindeutig syphilitisch, manchmal bestehen sie aus einfachen Erosionen ohne spezifischen Charakter, über deren Natur meist ein Urteil unmöglich ist. — 1873 2 mal wiederkehrende zirkuläre Roseola und multiple Erosionen der Zunge. — 1875 zirkuläre Flecken auf einem Bein. — Ebenso 1879. 8. Auftreten desselben zirkulären Exanthems, das sicher spezifischen Ursprungs ist und jedesmal nach einigen Wochen der Behandlung verschwindet. — Für einige Jahre verlor ich ihn aus dem Gesicht. — 1883 Heirat. —

Im Dezember 1885 kommt er wieder zu mir mit Erosionen am Rande der Zunge und einem papulo-squamösen, zirzinären Syphilid am Skrotum, das so sekundär wie möglich aussieht. Ende desselben Jahres Erkrankung der Lunge mit scheinbar ausgesprochen tuberkulösem Charakter. Die Affektion wurde aber als spezifisch (Gummi der Lunge) erkannt und behandelt. Heilung durch die spezifische Behandlung. — Seitdem sehr gutes Befinden.

Nun war es gegen Mitte Dezember 1885, d. h. (man beachte wohl dieses zeitliche Zusammentreffen) genau zu der Zeit, wo ich bei dem Kranken Zungenerosionen festgestellt hatte, identisch mit jenen, die er so oft gehabt hat; da begann seine Frau unter einer höchst verdächtigen Lippenaffektion zu leiden. Diese Affektion wurde bald ein äußerst typischer Schanker mit einer starken Schwellung der Submaxillaris, dem im üblichen Abstande eine unanfechtbare Sekundäreruption (erythematöses Syphilid, Papeln an der Stirn, Kopfschmerz usw.) folgten. Die Treue der Frau X. läßt keinen Zweifel zu.

Es ist also sicher — immer abgesehen von der mehr als unwahrscheinlichen Möglichkeit einer zufälligen Ansteckung —, daß sie die Syphilis ihrem Manne verdankt. In der Übereinstimmung der oben zitierten Daten haben wir hier wohl einen bezeichnenden Beweis.

[1]) Während der Korrektur wird mir ein neues Beispiel von Ansteckung durch eine sehr alte, achtzehn Jahre alte Syphilis mitgeteilt. Dieser Fall, den ich Dr. Barthélemy verdanke, ist sozusagen eine Kopie der anderen: Der Mann seit 18 Jahren syphilitisch und unverbesserlicher Raucher. — Er hat eine Glossitis sclerosa, die fortwährend Risse, Schrunden, Erosionen, Exkoriationen zeigt. — Kurz nach seiner Hochzeit steckt er seine junge Frau an, die einen Schanker der Tonsille bekommt, dem bald Sekundärerscheinungen folgen.

keit solcher Ansteckungen durch zahlreiche Fälle sichergestellt und nicht mehr zu bestreiten.

3. Nach dieser Frist von 10 Jahren erscheinen derartige Übertragungen (durch sekundäre Spätsymptome) noch möglich und durch eine gewisse Anzahl von Fällen sogar beglaubigt. Aber bei der Schwierigkeit des Themas und der Möglichkeit von Irrtümern bei einem so delikaten Gegenstande genügen diese Fälle ihrer Zahl nach noch nicht, um aus ihnen einen sicheren Schluß ziehen zu dürfen. Man muß die Ergebnisse einer späteren Untersuchung über diesen Punkt abwarten.

So sind die beiden hauptsächlichen Tatsachen bewiesen, welche in diesen Vorlesungen zu beweisen ich mir vorgenommen hatte, nämlich:

1. **Die Möglichkeit des Auftretens von Symptomen sekundärer Natur im Laufe der Tertiärperiode, und zwar sogar zu mehr oder weniger weit vorgerückten Zeiten dieser Periode.**

2. **Die Möglichkeit syphilitischer Ansteckung durch solche Erscheinungen.**

Nachdem sich diese beiden Tatsachen als wahr erwiesen, habe ich noch die therapeutischen und prophylaktischen Folgerungen daraus zu ziehen. Davon wollen wir bald sprechen. Für den Augenblick bleiben uns noch gewisse Fragen zu fixieren, welche sich auf diese seltsamen Spätansteckungen beziehen.

Offene Fragen.

Wie wir im vorhergehenden gesehen haben, stellen die Fälle von Spätansteckungen durch sekundäre Spätläsionen in der überwiegenden Mehrzahl Übertragungen durch den Mund dar. Darüber gibt es keinen Zweifel. Daraus ergibt sich eine andere Frage, nämlich: Welcher Art sind die ansteckenden Symptome im Munde, die solche Infektion vermitteln?

Das sind, wie Sie jetzt wissen, die verspäteten sekundären Syphilide, die ich Ihnen beschrieben habe, und ferner in erster Reihe jene erosiven Syphilide, die ich Ihnen um ihrer großen Häufigkeit sowie ihrer augenscheinlichen Gutartigkeit willen als so gefährlich hingestellt habe.

Ohne allen Zweifel; aber beachten Sie, daß es im Munde, besonders in etwas vorgeschritteneren Stadien der Krankheit, nicht nur die ganz gewöhnlichen Syphilide, wenn ich mich so ausdrücken darf, nämlich die häufig vorkommenden gibt, die von jedermann als kontagiös anerkannt werden. Man findet hier sehr häufig, sogar noch häufiger als die erwähnten Syphilide vier Formen von Erscheinungen, nämlich:

die **Glossitis depapillans;**

die **leukoplakischen Erosionen;**

den **rezidivierenden Herpes,**
und als vierte Erscheinung (viel seltener) die sogenannte
Glossitis exfoliativa marginata [1]).

---

[1]) Die Glossitis exfoliativa marginata ist, obgleich ich sie schon vor langer
Zeit beschrieben habe, immerhin noch eine außerhalb des kleinen Kreises der
Spezialisten sehr wenig bekannte Krankheitsform. Da sie unseren Gegenstand
(wenn auch nur indirekt und differentialdiagnostisch) berührt, glaube ich, daß
es vielleicht angebracht ist, ihr hier einige Worte zu widmen. Vor allem gebe
ich zu, daß die Natur der Affektion noch genauerer Bestimmung bedarf. Ist
die Glossitis exfoliativa marginata, wie manche glauben, eine parasitäre Erkrankung? Zahlreiche Untersuchungen zu dieser Feststellung sind bisher er-
folglos geblieben. Ist sie syphilitischer Natur, stellt sie eine Varietät des
desquamativen Syphilids dar, wie Parrot annahm? Oder ist sie nur
parasyphilitischer Natur? Man weiß es wirklich nicht. Ich für meinen Teil
neige zu dieser letzteren Annahme, ohne mich in dieser Beziehung endgültig
entschieden zu haben.

Jedenfalls bietet sie folgendes klinische Bild: Die Affektion ist chronisch
par excellence oder wenigstens von langer, ja sehr langer Dauer; ihr Sitz ist
auf der Zunge, und nur auf der Oberfläche der Zunge; sie schreitet von den
Rändern und der Spitze der Zunge gegen die Mitte und die hintere Partie vor,
bleibt aber oft auf die Ränder oder die Spitze beschränkt; im ganzen besteht
sie beinahe ohne subjektive Symptome aus einer endlosen Reihe eruptiver Schübe
unter der Form von kleinen Inseln oberflächlicher Exfoliation, die
teilweise von einem sehr feinen weißen Saum begrenzt sind, welcher das
objektive Charakteristikum der Läsion ausmacht.

Das exfoliierte Gebiet ist von lebhaftem Karminrot. Man könnte es beinahe für erodiert halten, so sehr bietet es den Anschein einer Loslösung der
Haut wie bei Blasenbildung. In Wirklichkeit aber ist es trocken, wenn nicht
traumatische oder andere Exkoriationen durch Zufall hinzukommen. — Auf der
Seite, nach der die Erscheinung vorschreitet, ist sie von dem silberweißen
Saum, den ich bereits beschrieben habe, eingefaßt, einem Saum, der den Anschein eines ganz flachen Wulstes erweckt und immer bogenförmige, kurven-
förmige, halbkreisförmige Gestalt annimmt, die der Läsion ein ganz besonderes
Aussehen verleiht.

Fast ausschließlich beginnen diese kleinen Herde auf den vorderen und
Randpartien der Zunge, manchmal sogar direkt an der Zungenspitze. Nun
bleiben sie entweder auf diese Stellen beschränkt und heilen, nachdem sie sich
etwas ausgedehnt haben, unter wiederholten, in rascher Folge auftretenden
Rezidiven ab; oder aber sie breiten sich im Gegenteil weit fortschreitend aus
und haben immer die Tendenz von der Peripherie nach dem Zentrum hin. Und
bei diesem ausgesprochen serpiginösen Fortschreiten schiebt das exfoliierte
Gebiet immer seinen weißen Saum als Vorhut vor sich her, während es hinten
abheilt, nach Art des serpiginösen Phagedaenismus, der bekanntlich ebenfalls
vorwärts weiter frißt und hinten abheilt.

Es kommt manchmal vor, daß mehrere benachbarte Herde auf diesem
Vordringen sich begegnen, sich verbinden und schließlich vollständig ineinander
übergehen, indem sie ihre weißen Säume zusammenhängende Bogen oder „Guir-
landen" bilden lassen, welche der Zunge ein höchst seltsames Aussehen verleihen.

Es kommt auch vor, daß ein exfoliativer Schub, der in dieser Weise gegen
die Mitte der Zunge vordringt, von einem zweiten ganz ähnlichen Schub verfolgt wird, daß diesem zweiten ein dritter nachkommt und die Schübe auf diese
Weise eine Reihe von konzentrischen Linien bilden, welche den Wellen-
ringen ähneln, die der Fall eines Steines im Wasser hervorruft. — Alle diese
Einzelheiten sind schwer, sind sogar unmöglich genau zu beschreiben. Aber
der Leser wird sie sofort verstehen, wenn er nur einen einzigen Blick auf
mehrere schöne Moulagen wirft, die ich im Museum des Hôpital St. Louis
(Sonderkollektion) ausgestellt habe, und von denen sich einige in der Arbeit von
Lemonnier abgebildet finden.

Sind nun diese Symptome gefährlich oder nicht? Haben sie Teil an der spätsyphilitischen Infektion? Die Frage drängt sich direkt auf; und so scheinen sich einige Kollegen in einem für die Übertragung günstigen Sinne entschieden zu haben. Besnier hat von einem Falle ehelicher Infektion berichtet, die im 8. Jahre der Syphilis „durch plaques dépapillantes der Zunge" eingetreten war.

Subjektiv ist die Affektion sozusagen symptomlos, ohne funktionelle Störungen, wenigstens so lange sie trocken und ohne Komplikationen bleibt. Sie stört höchstens durch eine leichte lokale Reizung. Wenn es aber aus irgend einem Grunde (Rauchen, unvorsichtiges Kauen, scharfe Zähne) zur Erodierung, zur Fissurenbildung, Entzündung kommt, tritt sofort ein Gefühl von Prickeln, Stechen, sowie Schmerzen bei Berührung durch Speisen, Getränke, Rauch usw. auf, verbunden mit lokaler Reizung und Salivation. Ich habe sie indessen niemals, selbst bei Komplikationen, die benachbarten Drüsen in bemerkenswerter Weise ergreifen sehen.

Was aber die Affektion den Kranken unerträglich macht, ist ihre ungemein lange Dauer. Ich kann ihre Länge mangels einer ausreichenden Zahl von Beobachtungen noch nicht abschätzen; aber das kann ich sagen, daß ich in einer bestimmten Zahl von Fällen die Affektion durch eine unzählbare Reihe von Schüben — und zwar manchmal ineinander greifender Schübe — so chronisch Jahre hindurch habe bestehen und die Geduld des Kranken schließlich so habe erschöpfen sehen, daß sie schließlich nicht mehr zu mir kamen.

Was die Ätiologie anlangt, so ist sie so dunkel wie möglich, mit Ausnahme einer Tatsache. Dieselbe ist deutlich bewiesen, läßt keine Diskussion zu und besteht in einer der Affektion vorangegangenen Syphilis. Es ist sicher, in der Tat absolut sicher, daß in der überwiegenden Mehrzahl der Fälle die mit Glossitis exfoliativa marginata behafteten Personen syphilitisch sind, entweder eine erworbene Syphilis haben oder besonders hereditär syphilitisch sind. Es gibt nur wenige Ausnahmen hiervon, und man kann diese Tatsache als Regel ansehen.

Aber es gibt Ausnahmen. Ich gebe zu, eine Reihe von Fällen gesehen zu haben, in denen diese Art von Glossitis sich bei Personen fand, die frei von Syphilis waren, wenigstens bei Personen, bei denen ich nicht das mindeste Zeichen einer früheren erworbenen oder hereditären Syphilis finden konnte.

Sicher ist es die große Häufigkeit dieses ätiologischen Momentes in der Anamnese der Affektion, welches nicht weniger als das objektive Aussehen der Läsion gewisse Beobachter veranlaßt hat, aus der Glossitis exfoliativa marginata „eine Varietät von Zungensyphilis" zu machen. Daraus erklärt sich auch, weshalb diese Glossitis sehr lange gewöhnlich mit den Zungensyphiliden zusammengeworfen wurde und auch sogar heute noch nicht die verdiente Unabhängigkeit erlangt hat.

Indessen besteht sie sicher nicht aus einem Syphilid der Zunge, wenigstens ist sie nicht ein Syphilid der Zunge „wie die anderen", wenn ich so sagen darf. In der Tat unterscheiden sie verschiedene Eigenschaften von den gewöhnlichen Zungensyphiliden, nämlich von den erosiven, oder noch mehr von den trockenen mit Depapillation einhergehenden Syphiliden.

Diese Eigenschaften, deren genaue Angabe für unseren Gegenstand wesentlich ist, sind besonders die 3 folgenden:

I. Zuerst der periphere Saum, der, wie wir gesehen haben, die epitheliale Exfoliation umrandet. Während derselbe mit der Glossitis exfoliativa marginata fest verbunden ist, fehlt er bei den Syphiliden der gewöhnlichen Form. Wir müssen uns daran erinnern, denn es ist für die Diagnose wichtig, daß an diesem Saum dreierlei bemerkenswert ist.

1. Seine Feinheit, die mich ihn mit einem Seidenfaden vergleichen läßt;
2. seine silberweiße Farbe, der von dem roten Ton der Schleimhaut absticht und die Affektion auf den ersten Blick verrät;
3. sein krummliniger, bogenförmiger Weg.

— In dem vorerwähnten Falle von Wickham ist die Ansteckung erfolgt durch eine „alte Leukoplakie der Zunge, die der Patient seit 10 Jahren mit sich herumschleppte, ohne sie je ausheilen zu können". — Ferner ist für zwei mir befreundete Kollegen, Landouzy und Gaucher, die Leukoplakie eine syphilitische, und zwar „immer eine syphilitische" Affektion. — Ebenso die Glossitis marginata für einige Ärzte. — Was schließlich den Herpes anlangt, so sagt Mauriac von ihm, daß er, wenn er auch an sich nicht infektiös ist, es wohl durch das Serum werden kann, welches er absondert und das er syphilitischem Blute entnimmt. — Und so fort.

So darf man wohl offen Befürchtungen aussprechen und sich fragen, ob nicht eine oder mehrere der erwähnten Affektionen imstande sein können, die Übertragung zu vermitteln. Die Frage ist ernst und von praktischer Bedeutung, besonders bezüglich der Fähigkeit zur Heirat. Hierfür habe ich jetzt ein Beispiel in Beobachtung, das wie dazu gemacht erscheint, Sie zu überzeugen, und das ich Ihnen mit wenigen Worten erzählen kann: Ein junger Mann aus guter Familie hat vor 10 Jahren Syphilis erworben und hat sich wirklich gut behandeln lassen. Seit ungefähr 9 Jahren hat er keine spezifischen Symptome mehr gezeigt; aber er leidet ungefähr seit der gleichen Zeit, und zwar noch heute, an jener eigenartigen Krankheit, der ich den Namen Glossitis exfoliativa marginata gegeben habe, und welche durch einen ganz hervorragenden Arzt, Lemonnier (Flers) ausgezeichnet beschrieben worden ist[1]). Nun wünscht er eine ihm liebe Verbindung einzugehen und hat deshalb mehrere Kollegen, und zwar Autoritäten, konsultiert, die ihm aber alle von einer Ehe abgeraten haben, und zwar um so mehr, als er selbst mit einem ihm zur Ehre gereichenden Freimut nicht verfehlt, sich anzuklagen, daß er „vielleicht" in den letzten Jahren mit seiner Syphilis ein ihm „sicher treues" junges Mädchen, das er zur Maitresse gehabt, angesteckt habe. Auch ich wurde von ihm konsultiert und bin, wie meine Vorgänger, an der Beseitigung dieses eigenartigen Übels gescheitert;

Mit diesen verschiedenen Merkmalen bietet er ein ganz besonderes Aussehen, welches man bei keinem anderen Zungenleiden findet. Er ist also charakteristisch.

II. Der Nomadencharakter der Affektion ist nicht weniger eigenartig und wahrhaft außerordentlich. Ich wiederhole, daß ihre eruptiven Elemente ganz deutlich ihren Platz verlassen und nach Art des serpiginös fortschreitenden Phagedaenismus von einer Stelle der Zungenoberfläche zur anderen wandern. Wenn auch nicht von einem Tage zum andern, so wechseln die Eruptionsherde wenigstens von einer Woche zur anderen ihre Lage wie ihre Ausdehnung, Anordnung und Form. Deshalb habe ich die Affektion ganz im Anfange mit dem Namen wandernde Glossitis belegt. — Es ist unnötig zu bemerken, daß ähnliches bei Syphiliden nicht beobachtet wird.

III. Schließlich der Widerstand gegen spezifische Behandlung. — Die Glossitis marginata ist ganz sicher den wahren Zungensyphiliden nicht anzugliedern, denn sie unterliegt nicht dem modifizierenden und rasch heilenden Einfluß, den das Quecksilber auf dieselben ausübt. — In dieser Hinsicht scheint sie sich den parasyphilitischen Erscheinungen anzureihen.

[1]) Thèse de Paris, 1883.

und auch ich habe wie die Kollegen gehandelt, obgleich ich das betreffende Leiden für fast sicher ungefährlich hielt, d. h. ich habe nicht gewagt, diesem jungen Manne die Bestätigung seiner Ungefährlichkeit für die Ehe zu geben, welche er von mir zu erhalten hoffte.

Was ich Ihnen nun hinsichtlich der Glossitis exfoliativa marginata gesagt habe, könnte ich Ihnen in bezug auf die Glossitis depapillans, die Leukoplakie und sogar den rezidivierenden postsyphilitischen Herpes wiederholen. Wer von uns gäbe einem Syphilitiker die Einwilligung zur Ehe, der noch die eine oder die andere dieser vier Affektionen im Munde hätte?

Urteilen Sie selbst, wie wichtig es wäre, über diese Ansteckungsfragen im sicheren zu sein. Leider sind wir aber noch nicht so weit. Für den Augenblick haben wir in dieser Finsternis als Richtschnur nur eine sehr kleine Zahl von Beobachtungen, welche, wie ich überzeugt bin, ihre Autoren vor allen anderen als nicht ausreichend erklären würden, um über so wichtige Streitfragen einen Schluß zuzulassen, und wir besitzen nur einige theoretische Betrachtungen, welche uns höchstens ein Zeichen nach dieser Richtung hin sein können. Ehrlich gesagt, wir wissen nichts darüber.

Wenn Sie mich um meine persönliche Ansicht über diese verschiedenen Punkte befragen, so muß ich Ihnen vor allem sagen, daß sie von geringer Bedeutung ist, da sie nur auf unzureichendem Material beruht, und ich würde vorsichtigerweise jede Zuständigkeit in dieser Beziehung ablehnen. Wenn sie indessen darauf bestehen, so kann ich Ihnen, aber mit ausdrücklichstem Vorbehalte, folgendes sagen:

Ich halte die Glossitis depapillans für gefährlich. Freilich, im trockenen, rein trockenen Zustande halte ich sie allerdings für ungefährlich. Aber, wie schmal ist die Brücke! Von einem Tage zum anderen, aus den verschiedensten Gründen, kann sie exkoriieren, kann sie einreißen, erodieren, und dann tritt sie, wenigstens aller Wahrscheinlichkeit nach, in die Reihe der nässenden, sezernierenden Syphilide über, deren Gefährlichkeit hinsichtlich der Übertragung bekannt ist.

Weniger, viel weniger, würde ich der Leukoplakie und besonders der Glossitis marginata mißtrauen, obgleich die eine wie die andere als syphilitisch bezw. parasyphilitisch angesehen worden sind. Und zwar deshalb, weil ich bei äußerst zahlreichen Gelegenheiten die eine wie die andere absolut ungefährlich gesehen habe, was, wie ich indes zugebe, nicht immer beweisend ist[1]). So würde ich es auch nicht wagen, einem mit solchem Leiden behafteten Menschen ein Gesundheitsattest für die Ehe zu geben, außer nach einer langen Behandlung und einer sehr langen Beobachtungszeit.

Was den Herpes anlangt (wohlverstanden den Herpes der Syphilitiker), so würde ich seine eventuelle Gefährlichkeit nicht in

---

[1]) Man erinnere sich nur daran, wieviel negative Fälle man früher zugunsten der Nicht-Übertragbarkeit der Sekundärsymptome angeführt hat.

Abrede stellen wollen; aber ich persönlich habe noch keine Gelegenheit gehabt, sie zu konstatieren.

Ich muß noch folgendes hinzufügen: Es besteht hier eine Gefahr; ich glaube wenigstens, daß der diagnostische Irrtum eine, und zwar die größte Gefahr darstellt. — Der diagnostische Irrtum ist leicht, häufig, rasch begangen, zuweilen unvermeidlich, und besteht darin, daß man das erosive, rein erosive Syphilid verkennt und es dem oder jenem anderen Typus anreiht. Man hält es für „unmöglich", daß dieses Syphilid in vorgeschrittenerem Stadium der Krankheit vorkommt, während es in Wirklichkeit eine Begleiterscheinung alter, ja sehr alter Syphilis sein kann. Deshalb scheut man sich, es zu diagnostizieren; aus Eigensinn, aus theoretischem Fanatismus verkennt man es, und das Resultat ist, daß es unter falschem Namen seine furchtbare, ansteckende Macht frei entfaltet.

Es genügt wohl, hinzuzufügen, daß eine Untersuchung über so schwierige Dinge gemacht werden muß, und daß diese Untersuchung, was die Analyse und Auslegung der klinischen Tatsachen anlangt, lange und mit Geduld und Sorgfalt wird geführt werden müssen, um beweiskräftig zu sein. —

Prognose.

Bergen diese etwas eigenartigen Syphilisfälle, mit denen wir uns eben beschäftigt haben, nämlich die Syphilisfälle mit späten Sekundärsymptomen, eine besondere Gefahr?

Die Antwort ist zweifach: Nein, für die Kranken selbst. — Aber ja, ganz sicher, für andere. — Einige Worte zur Aufklärung.

I. Für die Kranken sind diese Syphilisformen oft unangenehm und unerträglich, sie selbst bezeichnen sie wegen der häufigen und unerwarteten Rezidive als „entnervend, entmutigend und demoralisierend"; aber diese Syphilisformen sind, was die Natur ihrer Symptome anlangt, auch gutartig. Diese Gutartigkeit dehnt sich gewöhnlich bis in die späteste Periode der Krankheit aus. Und das ist begreiflich, denn es sind Syphilisformen, welche notwendigerweise die Aufmerksamkeit auf sich ziehen und wiederholte Behandlung erheischen, Behandlungen, durch welche sich die Kranken für die Zukunft sichern wollen. Es ist daher ziemlich selten, daß es zu Tertiärformen kommt.

Ich finde indes in meinen Notizen mehrere Fälle, in denen sie mit folgenden verschiedenen Symptomen geendigt haben: Glossitis sclerosa, tertiäre Syphilide, Exostosen, Orchitis, Nekrose der Nase, Viszeralsyphilis. Ein Beispiel: Der vorletzte Kranke, von dem ich Ihnen berichtet habe (derselbe, welcher seine Frau im 17. Krankheitsjahre durch eine Läsion im Munde angesteckt hat), bekam $1^{1}/_{2}$ Jahre später eine gummöse Lungensyphilis, welche zwar im Anfange natürlich für eine Tuberkulose gehalten wurde, aber später mit charakteristischer Schnelligkeit unter dem Einflusse der spezifischen Behandlung heilte.

II. Daß andererseits diese Syphilisformen gefährlich, und zwar
außerordentlich gefährlich für andere sind, das versteht sich von
selbst. Ganz in der ersten Zeit bieten sie alle die Gefahren dar,
welche jeder sekundären Syphilis eigen sind. Dann später behalten
sie diese Infektiosität auf Grund der Eigenschaft ihrer Symptome
und sie haben um so mehr Gelegenheit, sie auszuüben, als die Fähigkeit zu rezidivieren eines ihrer gewöhnlichen Attribute ist.

Es versteht sich von selbst, daß diese Tendenz sie ganz besonders gefährlich für die Ehe macht. Davon werden wir bald ausführlich sprechen.

Ebenso versteht sich von selbst, daß diese sekundären Rezidive,
die zu verschiedenen Zeitpunkten der Tertiärperiode auftreten, auch
bei den Prostituierten, wie anderwärts, Infektionsquellen darstellen,
deren Gefährlichkeit nicht mehr bewiesen zu werden braucht. Sind
sie etwa viel häufiger gerade in diesem Kreise? Theoretisch könnte
man es befürchten, da die Umstände ergeben, daß gewisse Bedingungen, die zur Provokation von späten Sekundärsymptomen geeignet sind (Alkoholismus, Tabakmißbrauch, Exzesse in venere, Fahr-
lässigkeit und Unsauberkeit) vorzugsweise in diesem traurigen Milieu
beobachtet werden. Tatsächlich wissen wir nichts davon.

Meines Wissens verfügen wir nur über zwei Statistiken zu dieser
Frage, die wir einem emsigen und scharfsinnigen Beobachter, Barthélemy, verdanken. Aus diesen Statistiken ergibt sich folgendes:

I. Unter 1170 Prostituierten, welche von der Polizeipräfektur
nach Saint-Lazare[1]) geschickt wurden und infektiöse Syphilissymptome
aufwiesen, waren bei 34 die Erscheinungen der Ausdruck einer
Syphilis, welche die Sekundärperiode überschritten hatte, einer alten,
der Zeit nach tertiären Syphilis. Genau ausgedrückt: 34 waren
syphilitisch seit vier bis zwölf Jahren. Nämlich:

4	Jahre lang	syphilitisch		7
5	„	„	„	4
6	„	„	„	4
7	„	„	„	1
8	„	„	„	4
9	„	„	„	5
10	„	„	„	6
11	„	„	„	1
12	„	„	„	2

34 Fälle.

34 Fälle von 1170; das gibt ein Verhältnis von etwa 3 Prozent,
d. h., daß auf 100 syphilitische Frauen im ansteckungsfähigen Stadium
3 kommen würden, deren Erkrankung schon älter als 3 Jahre ist.
Das ist sicher ein geringer Prozentsatz, übereinstimmend mit der
„relativen Sicherheit, welche alte Syphilitikerinnen bieten", aber ein
Prozentsatz, der trotzdem nicht zu unterschätzen ist.

---

[1]) Anm. d. Übersetzers: Frauengefängnis in Paris.

II. Was die Lokalisation und Art der kontagiösen Erscheinungen anlangt, welche diese 34 Kranken darboten, so lehren uns dieselben Statistiken folgendes: Diese Erscheinungen bestanden ausnahmslos aus nässenden, sezernierenden Syphiliden, sämtlich von unbestreitbar sekundärem Charakter.

Hinsichtlich der Lokalisation verteilten sie sich folgendermaßen:

Syphilide der Vulva	15	Fälle
„ am Anus	5	„
„ um den Anus, am Damm oder Gesäß	3	„
„ der Lippen	7	„
„ der Zunge	6	„

Es ist unzweifelhaft, daß eine rationelle Prophylaxe aus all dem Nutzen zu ziehen imstande ist.

Therapeutische Fingerzeige.

Aus dem Gesagten ergeben sich eine Menge von Lehren, auf welche Sie hinzuweisen ich schon gelegentlich bestrebt gewesen bin. Aber es ergibt sich daraus auch eine Reihe praktischer Fingerzeige, welche ich mit Ihnen, den zukünftigen Praktikern, studieren muß und sofort besprechen will.

Diese Fingerzeige sind zweierlei Art: therapeutisch und prophylaktisch. Beginnen wir mit den ersteren.

Die Syphilide mit sekundären Spätsymptomen sind Syphilide mit später Ansteckung. Es besteht also ein großes, besser gesagt, das größte Interesse, mit jenen Syphiliden so schnell als möglich fertig zu werden, um diese Gefahr zu vermeiden. Der gesunde Menschenverstand erheischt zu diesem Zwecke eine energische Behandlung. Welcher Art wird diese Behandlung sein?

Die Theoretiker, welchen nichts Verlegenheit bereitet, die „Stubentherapeuten", wie sie Ricord nannte, ermangeln nicht, gegen solche Syphilide als „einzige Methode, die angewandt werden müsse", die Injektionen zu proklamieren, und zwar vor allem die vorzügliche Kalomelinjektion. „Da gibt es nur die Kalomelinjektion", hat man gesagt, „nur die allein!"

Der erfahrene Praktiker wird darauf antworten: daß man einerseits mit jeder Methode der Quecksilberanwendung Erfolg haben kann, wenn man es nur gelernt hat, daraus den Nutzen zu ziehen, den sie bringen kann; — daß man andererseits gewöhnlich gezwungen ist, nicht nur eine einzige dieser Methoden, sondern mehrere nach einander anzuwenden; — und daß es schließlich mehr ärztlich und verständiger ist, sein therapeutisches Handeln den individuellen Indikationen des betreffenden Falles anzupassen, statt sich eines einzigen Systems zu bedienen, und jedes andere Vorgehen als unbrauchbar auszuschließen.

Aber kommen wir zur Sache.

Es handelt sich um zwei Dinge: 1. für die Gegenwart um die
möglichst rasche Unterdrückung der sekundären Erscheinungen, welche
zur Übertragung führen können; 2. für die Zukunft um die Verhütung der Wiederkehr derartiger Symptome.

Der ersten Indikation entspricht eine lokale Behandlung, wie
ich sie Ihnen an anderer Stelle[1]) ausführlich beschrieben habe, und
auf welche ich nicht zurückkommen will. Mit der zweiten beschäftigt
sich die Allgemeinbehandlung.

Dieselbe muß, wenn sie die in sie gesetzten Erwartungen
erfüllen soll, energisch und prolongiert sein.

1. Energisch. — Die Erfahrung lehrt uns hinsichtlich der
Fälle, die uns beschäftigen, folgendes: Die Behandlung schlägt bestimmt fehl, wenn man sie furchtsam, schwach und kraftlos durch-
führt (z. B. eine Pille von Ricord oder Dupuytren, einen Eßlöffel
Liquor van Swieten als tägliche Dosen); — der Erfolg kann nur
durch eine kräftige, im Notfalle sogar intensive Quecksilberdarreichung
erworben werden.

Man kann da bekanntlich in dreifacher Weise vorgehen, um
diese energische Merkurialisierung zu erreichen.

1. Innerliche Behandlung. — Dieselbe ist sicherlich geeignet,
gute Resultate zu liefern (wie z. B. bei einem meiner Patienten, der
im 8. Jahre seiner Syphilis in 12 Tagen durch Dupuytrensche Pillen
von einem seit einem Jahre bestehenden ⸗krustösen Syphilide der
Kopfhaut geheilt wurde und seitdem nicht das mindeste Symptom
aufwies); — aber die Behandlung ist doch unsicher, unzuverlässig,
und führt oft gar nicht, und in jedem Falle relativ langsam, zu dem
schließlichen Erfolge, den man von ihr erwartet. — Sie ist daher, in
Ermanglung von etwas Besserem, für einen Fall zu reservieren, in dem
aus irgend einem Grunde die Einreibungen oder Einspritzungen nicht
anwendbar wären.

2. Behandlung mit Einreibungen. — Bestimmt viel wirksamer
und sicherer.

Als Beispiel führe ich den Fall eines meiner Patienten an, der vom
2. bis zum 9. Jahre seiner Syphilis infolge seiner Eigenschaft als
unverbesserlicher Raucher von äußerst hartnäckigen Sekundärerscheinungen im Munde verfolgt wurde, welche zuweilen konfluierten und
schließlich in heftige und unerträgliche Stomatitiden übergingen. Die
verschiedensten Behandlungsmethoden hatten bei ihm fehlgeschlagen,
und erst eine lange, energische Einreibungskur (4—10 Gramm täglich)
in Uriage durch Doyon brachte definitiven Erfolg.

3. Aber ich gebe zu, die Palme gebührt bei diesen Fällen der
Behandlung mit Einspritzungen. Sie ist hier sicher die schnellste,
energischeste und am seltensten versagende Methode.

Welcher Injektion soll man aber den Vorzug geben? Ich glaube,
jener mit unlöslichen Salzen; — und unter diesen dem grauen Öl

---

[1]) S. Traité de la syphilis, Bd. I.

in einer Anwendung von Dosen zu etwa 7, 8, 9 und selbst 10 Zentigramm Quecksilber einmal pro Woche, und zwar dies 5—6 Wochen lang[1]).

---

[1]) Die Injektion von grauem Öl hat sich die Gunst der Ärztewelt erworben und verdient sie auch wirklich. Denn sie ist ein gutes und zuverlässiges Heilmittel. Ganz entschieden das beste, das wir nach dem Kalomel haben. Sie ist weniger energisch, sicher weniger intensiv als die Kalomelinjektion, wird aber — und das ist ein Vorzug — viel besser vertragen.

Das graue Öl hat eine recht ausgedehnte Verbreitung gefunden. Wenn es auch nicht zu unserem Thema gehört, so werden doch einige Bemerkungen nicht unangebracht sein, die sich auf gewisse bei der Anwendung dieses Heilmittels gewöhnlich begangene Fehler beziehen.

Vor allem ist es falsch, das Medikament nur als „graues Öl" ohne nähere Angabe zu verschreiben. Nach Lang hat sich in der Tat die Formel wiederholt geändert. Es gibt graue Öle mit verschiedenem Titer, zu 30%, 40—50%. Man muß dem Apotheker sagen, was man wünscht.

Ein weiterer Fehler besteht darin, das graue Öl in Tropfen zu dosieren und eine Injektion zu „3, 4, 7, 10 Tropfen" zu verordnen. So erreicht man keine exakte Dosierung. Weshalb? Aus folgenden zwei Gründen:

„Wieviel ist ein Tropfen graues Öl? Das ist von den Beobachtern ganz verschieden gewertet worden. Zum Beweise: Die Zahl der Tropfen grauen Öles, welche in einem Kubikzentimeter enthalten sind, ist nach der einen Angabe 56, nach der anderen 68, nach einer weiteren 70 usf.; und das ist gar nicht erstaunlich, denn es variiert aus mehreren Gründen.

Wie kann man ferner mit einem Instrument wie die Pravazspritze (die allein, mit seltenen Ausnahmen, von den Ärzten gewöhnlich benutzt wird) auf eine genaue Dosierung der Injektion rechnen? In der Tat:

Bei einem 40%igen grauen Öl enthält das Kubikzentimeter 50 Zentigramm Quecksilber und demnach jedes Zwanzigstel, d. h. jeder Teilstrich einer Pravazspritze 25 Milligramm Quecksilber.

Um also mit diesem Öl eine Injektion von 7 Zentigramm Quecksilber (die gewöhnliche Dosis) zu machen, muß man drei Teilstriche der Pravazspritze à 25 Milligramm Quecksilber injizieren".

Will man aber genau drei Teilstriche, d. h. drei Zwanzigstel eines Instrumentes von so geringem Inhalt injizieren, so findet man eine fast unüberwindliche Schwierigkeit in dem äußerst kurzen Wege, den der Spritzenstempel zurückzulegen hat. Bei zu schwachem Drucke auf den Kolben wird die injizierte Dosis zu klein, bei zu starkem Drucke (was, wie ich mich überzeugt habe, bei weitem am häufigsten der Fall ist) wird sie zu groß sein. Kurz, auf diese Weise ist eine genaue Dosierung des Medikaments nicht möglich." (Dr. Edmond Fournier.)

Nur auf zweierlei Weise kann man eine exakte Dosierung erlangen. Nämlich:

Erstens, indem man statt der Anwendung nach Tropfen eine Applikation nach Gewicht einsetzt, wobei man die Injektion von grauem Öl in folgender Weise formuliert:

Ol. olivar. sterilisat. . . . . 1 cm³
Hydrargyr. pur. . . . . in gewünschter Menge, nämlich 3 oder 4 oder 5, 6, 7, 10 Zentigr. Quecksilber.
Man kennt so genau die in jeder Injektion enthaltene Menge Quecksilber.

Oder man muß zur Ausführung der Injektion wieder auf graduierte Instrumente zurückgreifen. Um den notwendigen Forderungen zu genügen, hat Edmond Fournier eine besondere Spritze konstruieren lassen, welche nur eine in folgender Weise modifizierte Luersche Spritze darstellt: erstens ist der Inhalt auf ¹₂ cm³ reduziert und zweitens das Rohr der Spritze länger und dünner gemacht. Diese doppelte Veränderung ergibt eine recht beträchtliche

Es ist sehr selten, daß man zu einer stärkeren Injektion, wie
etwa der des Kalomels, gezwungen ist. — Ich halte diese (in einer
Dosis von 5 Zentigramm, die ich nicht zu überschreiten liebe) für
wirksamer als die vorige; aber angesichts der Unannehmlichkeiten,
welche sie mit sich bringt, und besonders der heftigen Schmerzen,
welche sie zuweilen hervorruft, ziehe ich ihr für die gewöhnlichen
Fälle die Injektion mit grauem Öl bei weitem vor.

Wenn einmal diese Injektionen nicht vertragen werden, so ist
man gezwungen, sich an viel mildere, aber täglich oder einen Tag
um den anderen wiederholte Einspritzungen zu halten. Für diesen
Zweck scheint mir die beste die wässerige Lösung von Hydrargyrum
bijodatum mit Jod zu sein.

Tägliche Dosis 1—2 Zentigramm und mehr[1]).

Zweiter Punkt: Notwendigkeit einer prolongierten Behandlung, d. h. wiederholter Quecksilberkuren.

In der Tat lehrt uns die klinische Erfahrung hinsichtlich der
Erscheinungen, welche uns beschäftigen, folgendes: Nachdem man
ihr Verschwinden durch eine erste Kur erreicht hat, besitzen sie eine
große Neigung zu rezidivieren, und rezidivieren sogar unfehlbar.

Verlängerung des Weges für den Spritzenstempel und ermöglicht so eine leicht
abzulesende und daher leicht zu kontrollierende Abmessung des Inhalts. So ist
es unmöglich, sich über die zu injizierende Dosis zu täuschen.

Ein weiterer Punkt. Diese selbe Spritze eignet sich besonders zu der
neuen von mir empfohlenen Anwendungsform. Nehmen wir ein graues Öl, das
pro Kubikzentimeter 20 Zentigramm Quecksilber enthält; da genügt es, mit
dieser Spritze so viel Teilstriche der Spritze zu injizieren als man Zentigramm
Quecksilber einspritzen will, da jeder Teilstrich einem Zentigramm
Metall entspricht. Außerdem schließt die leichte Ablesbarkeit der Teilstriche
jede Möglichkeit eines Irrtums in der Dosierung aus.

Was die Dosis anlangt, so schwankt die wirksame Dosis zwischen sieben
und acht Zentigramm Quecksilber. Man muß also 7—8 Teilstriche
von dieser Spritze injizieren.

Eine Spritze wöchentlich.

Man braucht im allgemeinen bei einer Kur nicht mehr als (ungefähr)
sechs solcher Spritzen zu geben. Bei mehr sieht man das Medikament in der Tat
nicht selten eine etwas besondere und noch wenig bekannte, durch eine schmerz-
lose und hypertrophische Anschwellung des Zahnfleisches charakterisierte Stomatitis
provozieren, oder sogar den Allgemeinzustand durch diese oder jene Symptome
einer Quecksilbervergiftung beeinflussen.

[1]) Diese Injektion, früher (um 1868) von A. Martin versucht, dann verlassen, geriet leider in Vergessenheit und wurde kürzlich durch die Arbeiten
von Barthélemy, Lévy-Bing und Lafay wieder zu Ehren gebracht.

Das Rezept lautet:

Hydrargyr. bijodat.	0,1
Natr. jodat. pur. sicc.	0,1
Aq. dest.	10 ccm

Eine Pravazspritze von 1 ccm Inhalt enthält 1 Zentigramm Hydrarg.
bijodat. (entsprechend 4,4 mg Quecksilber).

„Man bereitet ebenso wässerige Lösungen von Hydrargyrum bijodatum,
enthaltend im Kubikzentimeter 2, 3, 4, 5 Zentigramm und noch mehr Hydrargyrum bijodatum mit gleichen Gewichtsteilen von Jodnatrium." (Lafay.)

wenn man nicht Sorge trägt, ihr Wiederauftreten durch eine Reihe spezifischer Kuren zu verhüten.

Wir haben also nur dieser Indikation zu folgen. Man kann ihr aber, wie ich glaube, nicht besser genügen, als durch eine chronisch intermittierende Behandlung, welche ich mich — schon seit langer Zeit [1] — in die Therapie einzuführen bemüht habe, und deren Regeln ich Ihnen erst kürzlich angegeben habe.

Eine einzige Bemerkung habe ich hinzuzufügen. — Ich habe Ihnen gesagt, daß es im allgemeinen von Vorteil ist, für die erste Kur, von der man das Verschwinden der Symptome verlangt, zur Injektionsmethode, sogar zu unlöslichen Injektionen zu greifen. Ist es ebenso bei den folgenden, die ich Präventivkuren nennen möchte? Ich glaube, daß zu einer vorgeschritteneren Zeit, zu einer Zeit, wo es sich nur mehr darum handelt vorzubeugen, „Geduld und Länge der Zeit mehr bewirken als man mit Gewalt erzwingen kann". Man wird daher mit Vorteil den Kranken die Quälerei und die Unannehmlichkeiten der Injektionen ersparen können, die auf die Dauer (man glaubt es nicht und betont es nicht genügend) enervierend und unerträglich werden, und dafür mildere, annehmbarere Methoden einführen, die leichter von den Kranken akzeptiert werden. Um so mehr, wie ich zum letzten Male wiederhole, als die Erscheinungen, denen diese Erörterung gilt, bei Fällen von lange dauernder Syphilis vorkommen, und, um gänzlich zu verstummen, eine immerhin ziemlich lange Behandlung erfordern.

Also mit ein, zwei oder im Notfalle drei Injektionskuren beginnen; dann mit milderen Kuren fortsetzen und beendigen, unter denen an erster Stelle die innerliche Kur steht; das scheint mir der Schlachtplan zu sein, den man im Prinzip annehmen muß.

Was das Jodkali anlangt, so habe ich davon in diesem Absatz absichtlich nicht gesprochen. Ich habe ihm tatsächlich niemals heilende oder präventive Wirksamkeit bei Fällen zuerkannt, wie wir sie eben besprochen haben.

Prophylaktische Fingerzeige.

Der erste und allgemeinste Hinweis dieser Art läßt sich in einen Rat zu grundsätzlicher Vorsicht zusammenfassen, nämlich: Man soll der Syphilis mißtrauen, **selbst einer alten**; — wohlverstanden nicht in demselben Maße und demselben Grade wie der frischen Syphilis, denn zwischen beiden ist hinsichtlich der zu befürchtenden Gefahren nicht der Schatten eines Vergleiches möglich; aber trotzdem gibt es Gründe, ihr zu mißtrauen, Gründe, welche Sie übrigens aus dem vorhergehenden kennen.

Nun entspricht gerade das nicht der bei uns herrschenden Meinung. Man fürchtet die alte Syphilis nicht; man schützt sich

---

[1] S. Leçons sur la syphilis étudiée plus particulièrement chez la femme, 1re édit., 1873, — und Traitement de la syphilis, 2e édit., pag. 650.

nicht vor ihr; man hält sie für ungefährlich; was sage ich! sie
„erweckt Vertrauen". Ja, sie erweckt Vertrauen. Das beweist die
hundertmal gehörte Redensart: „Es ist ein Glück, eine alte
Syphilitika zur Maitresse zu haben, denn von der kann man nichts
mehr bekommen."

Wir wissen, was wir von derartigen Ansichten zu halten haben.
Gewiß steckt ein Teil, und zwar ein großer Teil von Wahrheit in
dem Gerede des Volkes, aber es enthält nicht die volle Wahrheit.
Die „alte syphilitische Maitresse" ist weit entfernt von der erträumten
vollkommen sicheren Maitresse, und stellt kein Palladium gegen
die Syphilis dar. Wenn Sie durch das fragliche „Glück" in Ver-
suchung geführt wären, so würde ich Ihnen raten, es nur unter dem
Vorbehalt der Prüfung zu benützen. Denn es gibt alte Syphilitikerinnen verschiedener Art, verschieden sowohl dem Alter ihrer Syphilis
nach, als auch in anderer Hinsicht; und wie es „gute" gibt (gestatten
Sie mir den in diesem Sinne wirklich sonderbaren Ausdruck), die
ihren Ruf rechtfertigen könnten, so gibt es, wie wir früher gesehen
haben, sicher andere, welche ein zu leichtsinniges Vertrauen auf ihre
prophylaktische Kraft teuer büßen lassen würden.

Das wird Ihnen folgende Erfahrung beweisen, mit der ich Ihnen
zeigen will, daß der fragliche Irrtum selbst unterrichtete Menschen
ergreifen und bis in medizinische Kreise dringen kann.

Ein Student der Medizin, der sogar schon ziemlich weit in seinen
Studien vorgeschritten war, konsultierte mich im Saint-Louis wegen einer
Erosion am Penis, welche, wie er mir indes sagt, „nicht verdächtig
sein könne". Ich mußte ihm zu meinem Bedauern sagen, daß aller
Wahrscheinlichkeit nach diese Erosion nichts anderes als ein syphi-
litischer Schanker war. „Ein Schanker, und ein syphilitischer Schanker!
Oh! Das ist ganz und gar unmöglich, Herr Professor!"

„Und warum?"

„Weil die Frau, die einzige Frau, mit der ich seit 3 Monaten
Verkehr gehabt habe, vor länger als 5 Jahren Syphilis gehabt hat,
und ich habe sie auch aus diesem Grunde zu meiner Geliebten
genommen."

„Aus diesem Grunde?"

„Ja, weil ich ganz sicher war, daß sie sie gehabt hat, sie also
nicht mehr hat und mich nicht mehr anstecken könnte."

Einige Wochen später mußte unser junger Student beim Auftreten einer Roseola, die meine Diagnose bestätigte, zugeben, daß er
mit seiner Theorie sich auf dem Holzwege befand.

Hinsichtlich der Heiratsfähigkeit (denn darauf müssen wir immer
wieder zurückkommen) wäre es also eine grobe Unvorsichtigkeit,
wollte man sich darauf beschränken, das Alter einer Syphilis zu
erforschen, um eine so wichtige Frage zu entscheiden. Man ist
keineswegs berechtigt, zu einem Menschen zu sagen: „Sie können
heiraten, da Ihre Syphilis alt ist." Denn einerseits gibt es unzählige
Fälle von Syphilis, die, obgleich alt, eine Verheiratung nicht zulassen,
und andererseits ist unabhängig von dem Alter der Krankheit eine

große Zahl wesentlicher Bedingungen zu prüfen und sorgfältig zu untersuchen, bevor man sich über die Zulässigkeit oder Unzulässigkeit einer Heirat aussprechen kann.

Zweiter Punkt. Ebenso wie der Arzt gezwungen ist, einer alten Syphilis zu mißtrauen, muß er dieses Mißtrauen auch seinen Patienten beibringen, muß er es auch im Laienpublikum verbreiten, es gleichsam um sich aussäen, und zwar aus folgenden 3 Gründen:

Weil eine Gefahr, die man kennt, meist schon halb verhütet ist.

Weil das Laienpublikum, wie ich Ihnen eben sagte, weit davon entfernt ist, dieses ersprießlichere Mißtrauen gegen die alte Syphilis zu hegen, und sie im Gegenteil als einen Garantieschein, eine Sicherheitsleistung ansieht.

Weil schließlich gewisse Praktiker in Unkenntnis über den Gegenstand oder, was schlimmer ist, im Glauben, ihn zu kennen, ohne sich eingehend damit beschäftigt zu haben, sich unvorsichtigerweise zu Aposteln einer absoluten Unschädlichkeit der alten Syphilis machen.

Es ist also für uns Ärzte eine Berufspflicht, das Publikum über einen Punkt von solcher Bedeutung aufzuklären und es vor der gefährlichen Ketzerei der negierenden Lehre zu schützen.

Und weiterhin erlegt sie uns eine Verpflichtung auf: Wenn wir nämlich einem Syphilitiker, den wir für geheilt halten, den Ehekonsens erteilen, den in solchen Fällen üblichen Ratschlägen einige Worte über die mögliche Wiederkehr späterer Sekundärsymptome und über deren Gefahren hinzuzufügen. Genau ausgedrückt, wir haben die Pflicht, diesem Manne zu sagen, daß er auch mit unvorhergesehenen und unwahrscheinlichen Dingen rechnen muß; daß im Gegensatz zu unseren Vermutungen und trotz durchgeführter Behandlung es nicht unmöglich ist, daß eine solche Affektion nach kürzerer oder längerer Zeit bei ihm auftreten kann; daß, wenn ein solches Symptom sich zeigt, es wahrscheinlich im Munde oder am Genitale, am wahrscheinlichsten aber im Munde auftreten wird; daß es unfehlbar unter den gutartigsten Anzeichen, mit ganz unscheinbarem Aussehen in Erscheinung treten und darum doch nicht weniger ansteckungsfähig sein würde; daß er, der Ehemann, folglich sich nach dieser Richtung so aufmerksam wie möglich zu beobachten hätte, und daß er bei dem leisesten Anzeichen dieser Art sich verpflichtet fühlen müsse, sich von jedem Verkehr und jeder Berührung zu enthalten, wenn er nicht Gefahr laufen wolle, in seine Ehe die schlimmste aller Infektionen einzuschleppen.

Und da nach einem alten Sprichwort „ein gut Beratener doppelt vorsichtig" ist, so können Sie glauben, daß diese Unterweisung für die Zukunft in prophylaktischer Hinsicht ein heilsames und gutes Werk sein wird.

Eine dritte Lehre ergibt sich noch aus dem vorhergehenden. Daß es nämlich bestimmte Syphilisformen gibt, die mehr als andere die Gefahr einer spätsekundären Infektion in sich schließen. Als typisches Beispiel hierfür nenne ich diejenige, welche ich — schon vor langer Zeit — mit dem Namen der gutartigen Syphilis mit sekundären Rezidivformen belegt habe, und die Sie in meinem Traité de la syphilis (T. I, pag. 780) beschrieben finden [1]).

---

[1]) Ich lasse hier eine gekürzte Beschreibung aus meinen Vorlesungen darüber folgen:

„Leichte Form mit Rezidiven. — Diese Form, bisher wenig beachtet, obgleich sehr beachtenswert, ist bezüglich ihres Auftretens höchst erstaunlich, ja außerordentlich und besteht im großen ganzen in einer gutartigen Syphilis mit unaufhörlichen Rückfällen gutartiger Symptome.

Die Roseola ist ein Typ, den diese Rezidive besonders bevorzugen. Und so sieht man bei gewissen Kranken, die wohl nach jeder anderen Richtung hin von ihrer Syphilis nicht belästigt werden, unaufhörlich Roseolaschübe (richtige Roseolen an einzelnen Körperregionen, und zwar zuweilen in erstaunlich geringer Ausdehnung) im Laufe der ersten Jahre der Krankheit. Und noch mehr: Diese Roseolarezidive dehnen sich zuweilen über die gewöhnliche Zeit des Sekundärstadiums hinaus, nämlich bis zum 6., 10., 11. Jahre, aus.

So hat einer meiner Patienten trotz einer wirklich regelrechten und langen Behandlung 12 Schübe von erythematösen Syphiliden im Laufe der 6 ersten Jahre der Krankheit durchgemacht.

Diese eigenartige Fähigkeit zu rezidivieren, kann sich noch in anderen Formen äußern.

Eine der gewöhnlichsten dieser Formen besteht in mehrfachen, unbestimmt häufigen Rezidiven von Mundsyphiliden. So kann man nicht selten Patienten sehen, welche von ihrer Syphilis wohl nach jeder anderen Richtung hin unbelästigt bleiben, aber während einer Reihe von Jahren Eruptionen ausgesetzt sind, die sich ohne Abwechslung ausschließlich auf der Mundschleimhaut établieren. Diese Schübe bevorzugen am häufigsten die Zunge in der Form einer Reihe von gewöhnlich kleinen und ganz oberflächlichen Erosionen oder noch mehr kleiner, an der Oberfläche rosafarbener, glatter, nicht erodierter Inseln einer Glossitis depapillans. Auf Behandlung verschwinden diese Syphilide, aber nur, um nach längerer oder kürzerer Zeit wieder zu erscheinen, und zwar nicht nur ein oder mehrere Male, sondern bis zu 10, 15 und 20 Malen, wenn nicht noch öfter.

Eine andere Modalität, welche diese rezidivierenden Syphilide ebenfalls manchmal bevorzugen, ist durch ein eigenartiges Syphilid um den Mund gegeben, welchem seine erstaunliche Fähigkeit zu rezidivieren den bezeichnenden Namen des rezidivierenden peribukkalen Syphilids eingebracht hat.

Diese eigenartige Syphilisform, welche ich so schon vor vielen Jahren beschrieben und getauft habe, hat zirzinären papulösen Typus. Sie beschreibt am Munde (häufiger an der Unter- als an der Oberlippe) entweder geschlossene Kreise, die man mit kleinen Ringen vergleichen könnte; oder sie besteht häufiger aus Teilen von Ringen, von Kreisbogen oder Halbmonden. In ihrer am meisten pittoresken Form besteht sie aus einer Reihe von Kreisbogen, welche sich (in der sogenannten Guirlandenform) an ihren Enden miteinander verbinden und so einen Mundwinkel einrahmen. Ohne von diesem objektiven Aussehen zu sprechen, welches die Aufmerksamkeit auf sie hinlenkt, verdankt sie ihre Sonderstellung einer ganz besonderen Fähigkeit zu rezidivieren. Man hat sie — immer am selben Platz, nämlich um den Mund herum — nicht ein oder mehrere Male, sondern bis zu 5-, 6- und 8mal im Laufe der ersten Jahre der Krankheit auftreten sehen. – Ich muß schließlich hinzufügen, daß man sie viel häufiger bei Frauen als bei Männern beobachtet.

Was sind solche Syphilide, die zugleich gutartig und zäh, zugleich ermutigend und entmutigend sind, ermutigend durch die Kraftlosigkeit ihrer Erscheinungen und entmutigend durch ihr andauerndes Wiederauftreten? — Und weshalb kommen diese Wiedererscheinungen immer in derselben Form, immer

Solche Syphilide sind in doppelter Hinsicht bemerkenswert: erstens durch die Gutartigkeit der Erscheinungen, mit denen sie gewöhnlich zum Ausdrucke kommen; — und zweitens ganz besonders durch ihre häufigen, wiederholten, unaufhörlichen Rezidive. Dieses rezidivierende Auftreten findet sich jedoch nicht nur im Verlaufe des Sekundärstadiums, sondern es setzt sich fort, oder kann sich wenigstens fortsetzen, bis ins Tertiärstadium, in welches man solche Syphilide weit, manchmal sogar bis zu fernen, ja ganz ungewöhnlichen Terminen hat eingreifen sehen, und dafür habe ich Ihnen ja oben einige Beispiele gegeben.

Die gewöhnlichsten Manifestationen dieser rezidivierenden Syphilisformen sind entweder Hautsyphilide (besonders Roseolen, Palmar- oder Plantarsyphilide, die eigenartige, nicht ohne Grund die „rezidivierende" genannte Form des sog. peribukkalen Syphilids etc.), oder aber Syphilide der genitalen oder der Mundschleimhäute, und zwar letzteres häufiger als ersteres. — Damit haben wir genug über die Ansteckungs g e f a h r dieser Syphilisformen gesprochen.

Diese Gefahr wird durch die i m m e r g u t a r t i g e Qualität der Erscheinungen noch erhöht, die fast immer nur aus oberflächlichen, geringfügigen, meistens harmlos aussehenden Erosionen bestehen. Solche Läsionen werden in der Tat häufig ihrer Natur nach verkannt (da man nicht daran denkt, daß die Syphilis in solcher Form, besonders so spät, auftreten könne), oder werden sogar vollständig übersehen.

Wie ich Ihnen in einem früheren Kapitel sagte (in dieser Sache scheue ich mich nicht vor Wiederholungen), macht hier die G u t - a r t i g k e i t d i e G e f a h r aus. Solchen Läsionen mißtraut man nicht, und man scheut sie nicht. Daraus resultiert eine große Menge von Infektionen.

Das bezeugen nachher, wenn das Unglück geschehen ist, die sehr beweglichen Klagen der Kranken. „Denken Sie sich, Herr Doktor, ich hatte nichts, oder fast nichts, eine L a p p a l i e, nichts als (je nachdem) ein kleines Knötchen am Penis, eine Schrunde an der Zunge, eine Aphthe im Munde, einen kleinen Defekt an der Lippe wie vom Rauchen etc."

Daher kommt es auch, daß hinsichtlich der Ansteckung nicht die schweren Fälle mit großen Erscheinungen die furchtbarsten sind, sondern gerade jene mit geringen Erscheinungen, die gutartigen, nur zu gutartigen, harmlos aussehenden usf.

---

mit dem gleichen Symptom zum Ausdruck? — Ist das ein natürlicher Entwicklungsmodus, der gewissen Syphiliden eigen ist, oder ist das nicht vielmehr ein künstliches Resultat der Behandlung (denn diese Symptome scheinen vorwiegend bei b e h a n d e l t e n, ja lange und gut behandelten Personen beobachtet worden zu sein)? Alles Fragen, auf die man vorläufig noch unmöglich antworten könnte.

Immer aber bilden diese gutartigen Syphilide mit häufigem Wiederauftreten derselben Erscheinungen eine ebenso besondere als originelle Form der Krankheit.

Die ersteren sieht man; man bekommt Mißtrauen und fürchtet sich vor ihnen; auf die letzteren achtet man gar nicht, man verkennt sie, unterschätzt sie und riskiert sie.

Als Nutzanwendung ist hinzuzufügen, daß solche Syphilisfälle für die Ehe besonders gefährlich, ja auf lange hinaus unvereinbar mit ihr sind, und schon lange habe ich sie als derartig in meinen Vorlesungen über diesen schwierigen und wichtigen Gegenstand „Syphilis und Ehe" bezeichnet und gebrandmarkt[1]). Ich wiederhole heute nur, was ich schon vor 25 Jahren gesagt habe.

Wenn Sie also in die Lage kommen, meine Herren, über die Heiratsfähigkeit eines Menschen befragt zu werden, der eine solche Syphilis durchgemacht hat, so verdoppeln Sie Ihre Aufmerksamkeit und Vorsicht; prüfen Sie den Fall genau und überdenken Sie ihn sorgfältig in allen Einzelheiten; und wenn die letzten Symptome der fraglichen Syphilis noch nicht sehr weit entfernt sind, wenn sie z. B. nicht weiter als 2 oder 3 Jahre zurückliegen, so setzen Sie jedem bestehenden Heiratsprojekt ein unumstößliches Veto entgegen. Dann leiten Sie eine energische, ja intensive Behandlung ein, wie wir sie vorher besprochen haben, und warten Sie ruhig deren Erfolge ab. Schließlich seien Sie in solchem Falle streng, strenger als gewöhnlich, das ist Ihre Pflicht; und stellen Sie einen Gesundheitsschein nur nach einer langen Beobachtungszeit aus, während der die Krankheit nicht die mindeste Neigung zu einer Wendung zur Offensive bewiesen hat.

Ein letzter Punkt verdient noch hinsichtlich seiner praktischen Bedeutung Ihre ganze Aufmerksamkeit.

Von allen ursächlichen Momenten der sekundären Spätsyphilis ist es besonders eines, das an erster Stelle steht, eines, dessen Schädlichkeit hervorragend ist; das ist der Tabak, der heutzutage fast von jedem Menschen genossen wird; das macht die Wichtigkeit dessen aus, was ich Ihnen noch zu sagen habe.

Der Tabak ist aber für die sekundären Mundsyphilide nicht nur ein ursächliches Moment, sondern er unterhält sie auch, läßt sie rezidivieren und beschwört sie sozusagen herauf. Der Tabak ist sicher ein Übeltäter für den Mund des Syphilitikers und seine Missetaten sind da zweierlei Art: einerseits verlängert er die Sekundärperiode und zieht sie ewig hin, und andererseits bereitet er da die

---

[1]) „Vor allem sind gewisse Syphilisfälle für die Ehe ungeeignet, nämlich die, welche ohne schwer zu sein, eine ungewöhnliche Neigung zu wiederholten Rezidiven, zu häufiger, zuweilen unaufhörlicher Regeneration von verschiedenen Sekundärformen, insbesondere Erosionen der Schleimhäute zeigen. So bleiben gewisse Personen mehrere Jahre lang manchmal sogar trotz der korrektesten und bestdurchgeführten Behandlung dem Auftreten erosiver Erscheinungen besonders im Munde oder, viel seltener, auf der Schleimhaut der Genitalien ausgesetzt. Diese Läsionen sind immer oberflächlich, begrenzt, gutartig; sie heilen am allerleichtesten durch Kauterisation und etwas lokale Behandlung, aber sie heilen nur, um sich wieder zu bilden, um sich unbegrenzt zu erneuern. An sich sind sie nicht von Wichtigkeit, aber sie sind es um so mehr hinsichtlich der Gefahr einer Übertragung." (Syphilis und Ehe.)

Symptome des Tertiarismus vor und provoziert sie. In Gemeinschaft mit der Syphilis ruft er im Munde eine Menge von Erscheinungen hervor: Sekundäre Syphilide, tertiäre Syphilide, Syphilome, hypertrophische Syphilome, skleröse Affektionen der Zunge und Lippen, Glossitis depapillans, Leukoplakie usw. Um jetzt nur von dem zu reden, was unser Thema angeht: Der Tabak ist es, der zweifelsohne diese Stomatitiden, diese sekundären Glossitiden von so erstaunlicher Hartnäckigkeit und so außerordentlicher Fähigkeit zu rezidivieren verursacht, die ich vorhin beschrieben habe, und die sich manchmal bis zu späten Terminen der Tertiärperiode ausdehnen und auf ihrem Wege zahlreiche Ansteckungen verbreiten können.

Ich für meinen Teil klage nach meinen Beobachtungen den Tabak in der überwiegenden Mehrzahl der angeführten Fälle als den verantwortlichen Faktor **der durch den Mund erfolgten Übertragungen** an; denn er hat die häufigen syphilitischen Symptome und Rezidive im Munde hervorgerufen, unterhalten, ausgedehnt und ewig hingezogen, die ohne ihn überhaupt nicht erst aufgetreten wären.

Theoretisch sollte man das Heilmittel für diese Erscheinungen und ihre Folgen für sehr einfach halten; denn das Mittel ist ganz einfach der Verzicht auf den Tabak. Aber praktisch steht die Sache, wie die Erfahrung beweist, ganz anders, und zwar sogar dann (sollte man es glauben?), wenn es sich um einen der wichtigsten, vielleicht den wichtigsten Akt im Leben handelt, nämlich um die Eheschließung.

Und die Schwierigkeit, das Hindernis, liegt hier nicht in der Krankheit, sondern am Kranken. Ich gehe näher darauf ein.

Man sollte es nicht für möglich halten (und gerade deshalb verweile ich als alter Praktiker vor Ihnen, meine Herren, so lange bei Dingen von praktischer Bedeutung, die Sie nicht kennen können), man sollte es, wie gesagt, nicht für möglich halten, auf welchen Widerstand der Arzt sehr häufig stößt, wenn es gilt, einem Raucher das Rauchen abzugewöhnen. Die Enthaltsamkeit vom Rauchen ist für eine Anzahl von Menschen ein Opfer, zu dem sie sich nicht entschließen können. Es gibt ihrer sehr wenige, die sofort sich in diesen Verzicht auf den Tabak fügen. „Verlangen Sie von mir, was Sie wollen, Herr Doktor, sagte mir kürzlich ein derartiger Kranker; verordnen Sie mir die schwersten und härtesten Kuren, ich will Ihnen folgen; aber lassen Sie mir meine Zigarrette." Wie oft habe ich nicht Reden wie die folgenden gehört: „Was wollen Sie, Herr Doktor? Das ist stärker als ich, es ist instinktiv, mechanisch, krankhaft, abgeschmackt, alles, was Sie wollen, aber wenn ich nicht meine Pfeife, Zigarre oder Zigarrette habe, bin ich ohne Ruhe wie eine Seele im Fegefeuer; es fehlt mir etwas . . . . Erstens verdaue ich nicht, wenn ich nicht rauche; wenn Sie mich also am Rauchen hindern, wird meine Verdauung leiden, und dann? . . . ." Usw. usw.

Da nun der Verzicht auf den Tabak fast immer (ich müßte, wie ich glaube, sagen immer) die c o n d i t i o   s i n e   q u a   n o n für

die Heilung ist, so folgt daraus, daß, sobald es sich um eine Eheschließung handelt, der Arzt die Pflicht hat, diesen Verzicht vom
Kranken zu fordern; und zwar, genau ausgedrückt, ihn nicht allein
in der Form eines Versprechens, sondern als vollendete, verwirklichte
Tatsache zu fordern[1]).

Ich verweile lange dabei, denn wir stehen hier Dingen von hervorragend praktischer Bedeutung, einer alltäglichen Schwierigkeit
gegenüber, und ich sage es immer wieder, aus der Erfahrung
heraus, die ich mir in diesen traurigen Dingen durch die Unglücksfälle, die ich . nicht vergesse, erworben habe: daß wir die
moralische Pflicht haben, einen syphilitischen Raucher erst dann
heiraten zu lassen, nachdem er eine lange Zeit von Munderscheinungen vollständig frei geblieben ist und bewiesen hat, daß
er sich den Tabakgenuß abgewöhnt hat. Um so schlimmer für die,
welche nach dem Ausspruche eines meiner Patienten darin eine
„tyrannische Härte" finden! Gerade heraus, wenn man als Syphilitiker
danach trachtet, Gatte und Vater zu werden, so erkauft man eine
sichere Zukunft für seine künftige Familie — und schließlich auch
für sich — nicht zu teuer um den Preis des Verzichts auf den
Tabak.

Zusammenfassung.

Ich bin am Ende, meine Herren, und habe, wie mir scheint,
alles gesagt, was ich über den Gegenstand zu sagen hatte, der das
Thema unserer Vorlesungen bildete.

Wollen Sie jetzt einen Blick rückwärts werfen und vor unseren
Augen die verschiedenen Stadien vorüberziehen lassen, die wir
unserer Betrachtung unterzogen haben?

I. Als Ausgangspunkt haben wir zuerst eine unbestreitbare
und unabweisliche Tatsache festgestellt, nämlich die Fähigkeit der
sekundären Syphilis, die zeitlichen Grenzen, die ihr gewöhnlich gezogen werden, zu überschreiten, und zwar weit zu überschreiten.
Mit anderen Worten, es ist möglich und sogar — besser ausgedrückt — häufig, daß man in einem vorgerückten Stadium der
Syphilis, im Laufe der sogenannten Tertiärperiode, Erscheinungen
von sekundärer Form, von sekundärem Aussehen begegnet, Erscheinungen, die ganz identisch mit denen sind, die man gewöhnlich
im frühen Stadium der Krankheit beobachtet.

II. Die meisten sekundären Symptome können, abweichend von
den herkömmlichen Dogmen über die Entwicklung der Syphilis, in der
Tertiärperiode auftreten. Aber es sind einige darunter, die man
viel häufiger als die anderen antrifft. Nämlich:

---

[1]) So hat auch Feulard die Gefahren des Tabakgenusses bei der
Syphilis in Bezug auf die Ehe geschildert: „. . . . Man muß sich hinsichtlich einer
Eheschließung gegen kranke Raucher und Personen mit Erosionen im Munde
strenger verhalten, denn der Tabak spielt unzweifelhaft eine Rolle bei der längeren
Ausdehnung der Infektionsdauer der Syphilis."

1. Von den **Syphiliden der Haut** besonders die Syphilide des
   erythematösen Typus (verschiedene Roseolen, denen
   man einen speziell tertiären Typ, das nicht ohne Grund
   so genannte tertiäre Erythem anreihen muß); - und die
   papulösen Syphilide, an deren Spitze als der gewöhnlichste Typ die Lokalisation steht, welche unter dem unge-
   eigneten, aber traditionellen Namen der Psoriasis palmaris
   und plantaris bekannt ist.
2. Die **Schleimhautsyphilide** jeder Lokalisation, insbesondere
   mit dem Sitz an den Genitalien und im Munde, hier
   noch häufiger als dort und durch ihre außerordentliche Häufigkeit nach der Sekundärperiode ganz besonders bemerkenswert.

III. Diese späten Erscheinungen sekundärer Symptome, die so
gewissermaßen in die Tertiärperiode hinein verpflanzt sind, treten
zu den verschiedensten **Zeiten** auf: Am allerhäufigsten während der
ersten Jahre der Tertiärperiode — oft etwas später — manchmal
viel später — und seltener zu einer Zeit, die der Sekundärperiode
ganz fern liegt.

In jedem Falle ist es etwas Unerwartetes, Überraschendes und
Außergewöhnliches, Symptome von sekundärem Aussehen bis zum
12., 15., 20. Jahre und noch später zu treffen, da dies hinsichtlich
der Eigenschaften der Erscheinungen in schärfstem Widerspruch zu
dem vorgerückten Alter der Krankheit steht.

Von diesem Gesichtspunkte aus lassen 2 Formen alle übrigen
weit hinter sich, nämlich: die Glossitis depapillans, die man bis
zum 20., 28., 30. Jahre der Krankheit beobachtet hat, und die
Syphilis palmaris oder plantaris, die ganz und gar ohne
alle Ordnung und Unterordnung sich von jeder zeitlichen Abhängigkeit frei macht und fast zu jedem Termine aufzutreten imstande ist.

IV. In den meisten Fällen sind diese **anachronistischen Syphilide** als Hautaffektion modifiziert, verfälscht, oft auf abgeschwächte,
verwaschene, verkleinerte, verwischte, zuweilen sogar fast verkümmerte
Formen reduziert.

Andere Male behalten sie umgekehrt die Merkmale der Zeitepoche,
der sie angehören. In vielen Fällen ist z. B. eine Psoriasis palmaris
oder plantaris, die im 10. oder 15. Jahre der Krankheit auftritt, der
genaue Abklatsch einer Psoriasis der ersten Jahre, ja der ersten
Monate der Krankheit.

Ebenso ist zuweilen kein Unterschied zwischen einer Plaque
muqueuse, die bei einem seit 6, 8 oder 10 Jahren an Syphilis er-
krankten Menschen erscheint, und einer Plaque muqueuse als Symptom
einer ganz frischen, einige Monate alten Syphilis.

Übrigens ist zu bemerken, daß die anachronistischen Plaques
muqueuses, ich meine jene, die mitten in der Tertiärperiode auftreten,
am häufigsten die gutartigste und oberflächlichste Form der Schleimhautsyphilide bevorzugen, nämlich die ganz frühe, erosive Form
aus der ersten Zeit der Krankheit.

V. Hat diese Syphilis mit sekundären Spätrezidiven ihre Ursachen? Manchmal ist sie an einer Stelle durch eine örtliche Reizung hervorgerufen und unterhalten, wie sie der Tabakmißbrauch auf der Schleimhaut des Mundes und besonders der Zunge erzeugt. Aber andere Male entsteht sie ohne lokalen Reiz. Und dann ist die einzige vernünftige Auslegung, die wir für sie finden könnten, die einer nicht ausreichenden Behandlung, die wohl genügt hat, die Krankheit auf abgeschwächte Formen zu beschränken, aber zu schwach war, sie vollkommen zu unterdrücken. Das ist in der Tat die gewöhnliche Bedingung bei den meisten Kranken mit Spätrezidiven sekundärer Form; sie haben sich eine Zeitlang behandeln lassen, ja recht gut behandeln lassen und zwar soweit, daß sie sich vor Tertiärerscheinungen gesichert haben, nicht aber vor einer sekundären Spätsyphilis.

VI. Die Syphilis mit sekundären Spätrezidiven ist mit seltenen Ausnahmen für die Kranken ungefährlich, und zwar zweifelsohne deshalb, weil ihre häufigen Schübe Veranlassung zu wiederholter Behandlung geben, durch welche sie schließlich zur Heilung gelangt.

Dagegen stellen sie für andere die schlimmen und furchtbaren Formen dar, und zwar aus folgendem Grunde.

VII. Die sekundäre Spätsyphilis hat die **späte syphilitische Ansteckung** zur Folge, d. h. eine Ansteckung, welche durch dieses oder jenes spätsekundäre Rezidiv im Laufe der Tertiärperiode erfolgt.

Man glaubte nicht — und auch heute noch glauben manche Kollegen nicht — an Ansteckungen dieser Art. Aber man muß an sie glauben.

Man muß daran glauben, weil die Wissenschaft sich über diesen Punkt ausgesprochen hat. Wiederholte neue Forschungen haben unwiderleglich die Glaubwürdigkeit syphilitischer Übertragungen auf gesunde Personen durch alte, langjährige Syphilitiker erwiesen, bei denen mitten in der Tertiärperiode Erscheinungen von sekundärem Charakter entstanden waren, und zwar Plaques muqueuses an den Genitalien oder im Munde. Diese Tatsache läßt an sich keine Diskussion zu. Sie steht fest.

VIII. Aber zu welchen Terminen der Krankheit sind derartige Ansteckungen mit Sicherheit beobachtet worden?

Hier muß Logik und Klugheit eine notwendige Teilung vornehmen. --

Vom vierten bis zum zehnten Jahre der Krankheit sind die genannten Übertragungen genügend zahlreich und unter hinsichtlich ihrer Glaubwürdigkeit ausreichenden Bedingungen beobachtet worden, so daß in dieser Beziehung kein Schatten eines Zweifels bestehen kann.

Nach dem zehnten Jahre fehlen diese sicheren Grundlagen. Gewiß scheinen noch einige gut beobachtete Fälle die Möglichkeit für das Auftreten solcher Übertragungen, — immer unter den gleichen Bedingungen — im Laufe des 12., 13., ja 17. und 18. Jahres zu erweisen. Aber das sind seltene, dünngesäte, für die beiden letzteren dieser Termine direkt vereinzelte Fälle. Sind das doch nur die ersten vorläufigen Ergebnisse, die durch eine ergänzende Untersuchung erst bestätigt oder entkräftet werden müssen. So sehr ich persönlich auch geneigt bin, ihnen Glauben beizumessen, bin ich daher andererseits der erste, sie als verdächtig anzusehen und Ihnen zu sagen: Halten wir hier an! Wir dürfen aus diesen letzten Tatsachen, wenigstens vorläufig, keinen Schluß ziehen. Wir können abwarten.

IX. Übrigens bleiben auch noch andere Probleme unentschieden. Was hat man z. B. hinsichtlich der Ansteckungsfähigkeit von gewissen Erscheinungen zu fürchten, die so sehr häufig im Munde alter Syphilitiker vorkommen, wie

Glossitis depapillans,
Leukoplakie und leukoplakische Erosionen,
rezidivierender Herpes,
Glossitis exfoliativa marginata usw.?

Auch hierfür ist eine neue Untersuchung notwendig.

X. Alle diese Erfahrungen dürfen für die Praxis nicht verloren gehen. Denn man kann aus ihnen nützliche Hinweise sammeln, **Fingerzeige für die Therapie oder Prophylaxe,** z. B.:

Da die Syphilis mit sekundären Rezidiven auch die späte Ansteckungsfähigkeit in sich schließt, so besteht ein allgemeines Interesse, mit ihr möglichst rasch fertig zu werden und sie aus diesem Grunde in intensive Behandlung zu nehmen. —

Statt einer alten Syphilis die völlige Ruhe zu lassen, die man ihr bisher zubilligte, ist es viel gescheiter, sich vor ihr in acht zu nehmen und das Publikum, das in dieser Hinsicht gewöhnlich zu vertrauensselig ist, vor den Gefahren zu warnen, die sie, besonders anläßlich einer Verheiratung, mit sich bringen kann. —

Was die Heirat anbelangt, besteht die strikte Indikation, sich ganz besonders vor gewissen Syphilisformen zu hüten, wie z. B. vor folgenden: Syphilis mit sekundären Rezidiven — der besonderen Varietät der Syphilis, die genau unter dem Namen „gutartige rezidivierende Syphilis" beschrieben ist — vor Syphiliden, die mit Stomatitis nicotica kompliziert sind, da das Tabakrauchen die gewöhnliche Folge hat, das Bestehen der Manifestationen sekundärer Syphilis im Munde lange, manchmal fast ewig hinzuziehen.

Anhang.

Im folgenden gebe ich die Zusammensetzung der im Texte erwähnten, bei uns weniger gebräuchlichen Rezepte.

Protojoduretpillen.
(Ricordsche Pillen.)

Hydrargyr. jodat. flav.
Lactuarii āā [1])   3,0
Extract. opii   1,0
Extract. conii herbae   6,0
M. f. pilul. Nro. LX.
D.S. Abends 1 Pille, 5 Stunden nach der letzten Mahlzeit, bei steigender Dosierung früh und abends 1 Pille.

Bei Iritis:

Hydrargyr. jodat. flav.
Lactuarii [1])
Fol. belladonn. pulv. āā   3,0
Extract. opii   1,0
M. f. pilul. Nro. LX.

Pilules antisyphilitiques.
(Dupuytrensche Pillen.)

Hydrargyr. bichlorat. corrosiv.   0,4
Extract. opii   0,5
Extract. ligni guajaci   0,6
M. f. pilul. Nro. XL; tägl. 1—3 Pillen.
(Jede Pille enthält 0,01 Sublimat und 0,013 Extract. opii.)

---

[1]) Eingetrockneter Milchsaft des Giftlattichs; seit 1890 in Deutschland nicht mehr offizinell.

Deutochlorure de mercure en solution.

(Liquor Van Swieten.)

Hydrargyr. bichl. corr. 1,0
Aq. dest. 900,0
Spir. vini rectific. 1u0,0

Das Sublimat wird im Alkohol gelöst und dann das destillierte Wasser zugesetzt. Man verordnet von dieser äußerst beliebten Vorschrift 1 Eßlöffel in einem Glase Zuckerwasser.

Sirop de Gibert.

Hydrarg. bijodat. 1,0
Kal. jodat.
Aq. dest. āā 50,0

Filtra, adde sirup. gentianae 2400,0.
Morgens und abends 1 Eßlöffel.

Sirop joduré.

Kal. jodat. 10,0
Balsami tolutan. 200,0

Der Übersetzer.

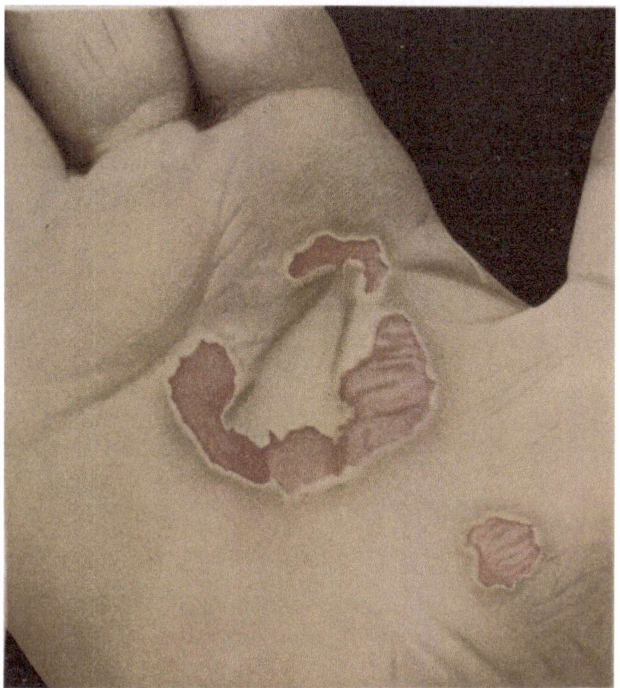

PSORIASIS PALMARIS TARDA
29 Jahre alte Syphilis.

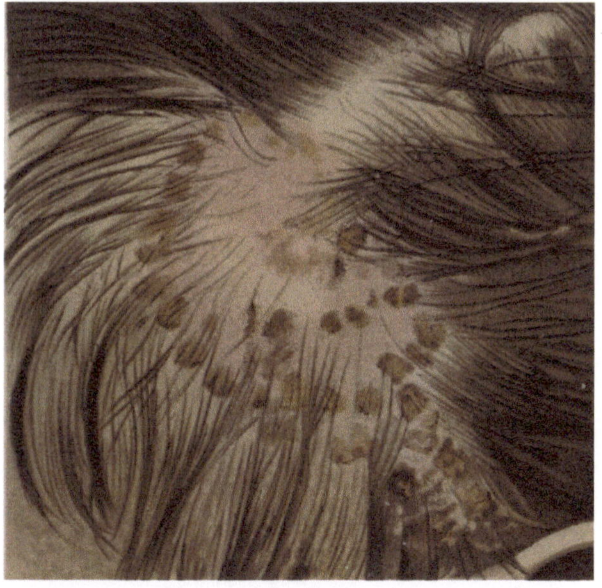

PAPULO-KRUSTÖSES SYPHILID DER KOPFHAUT
23 Jahre alte Syphilis.

VERLAG VON JULIUS SPRINGER IN BERLIN.

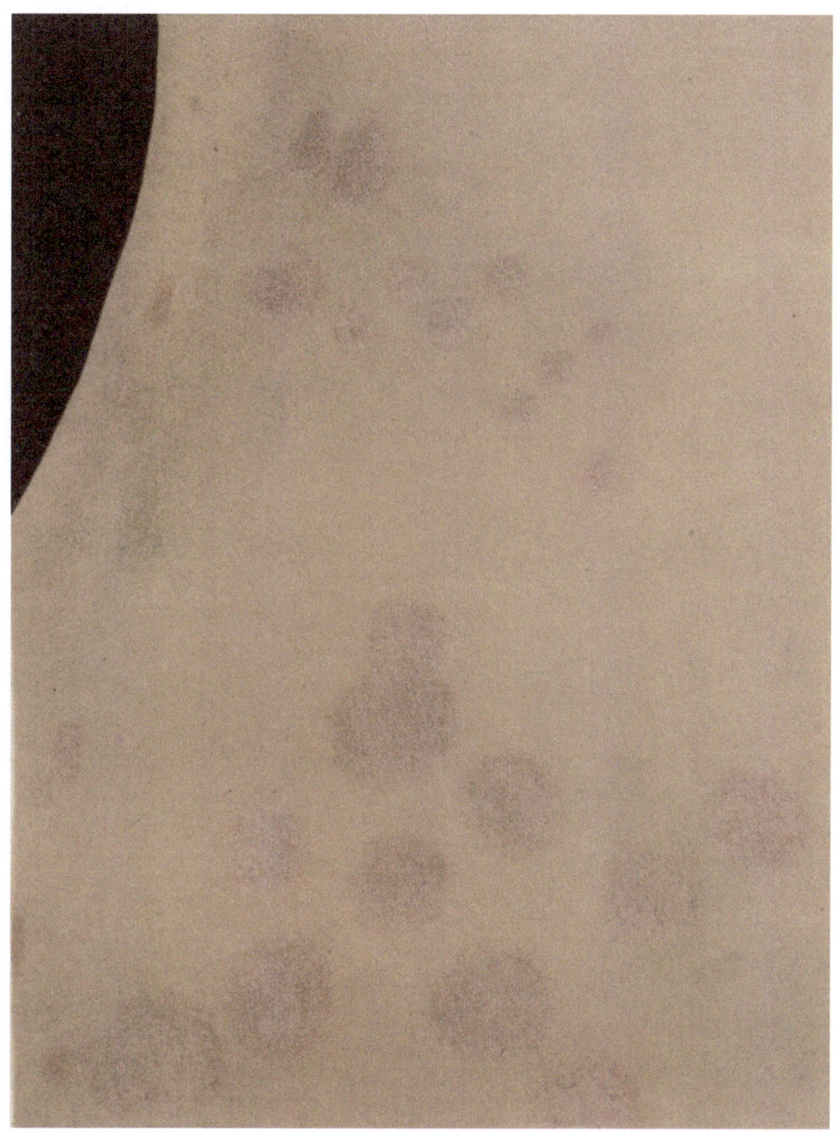

TERTIÄRES ERYTHEM
Linsenform.

VERLAG VON JULIUS SPRINGER IN BERLIN.   KÖNIGL. UNIVERSITÄTSDRUCKEREI H. STÜRTZ A.G. WÜRZBURG.

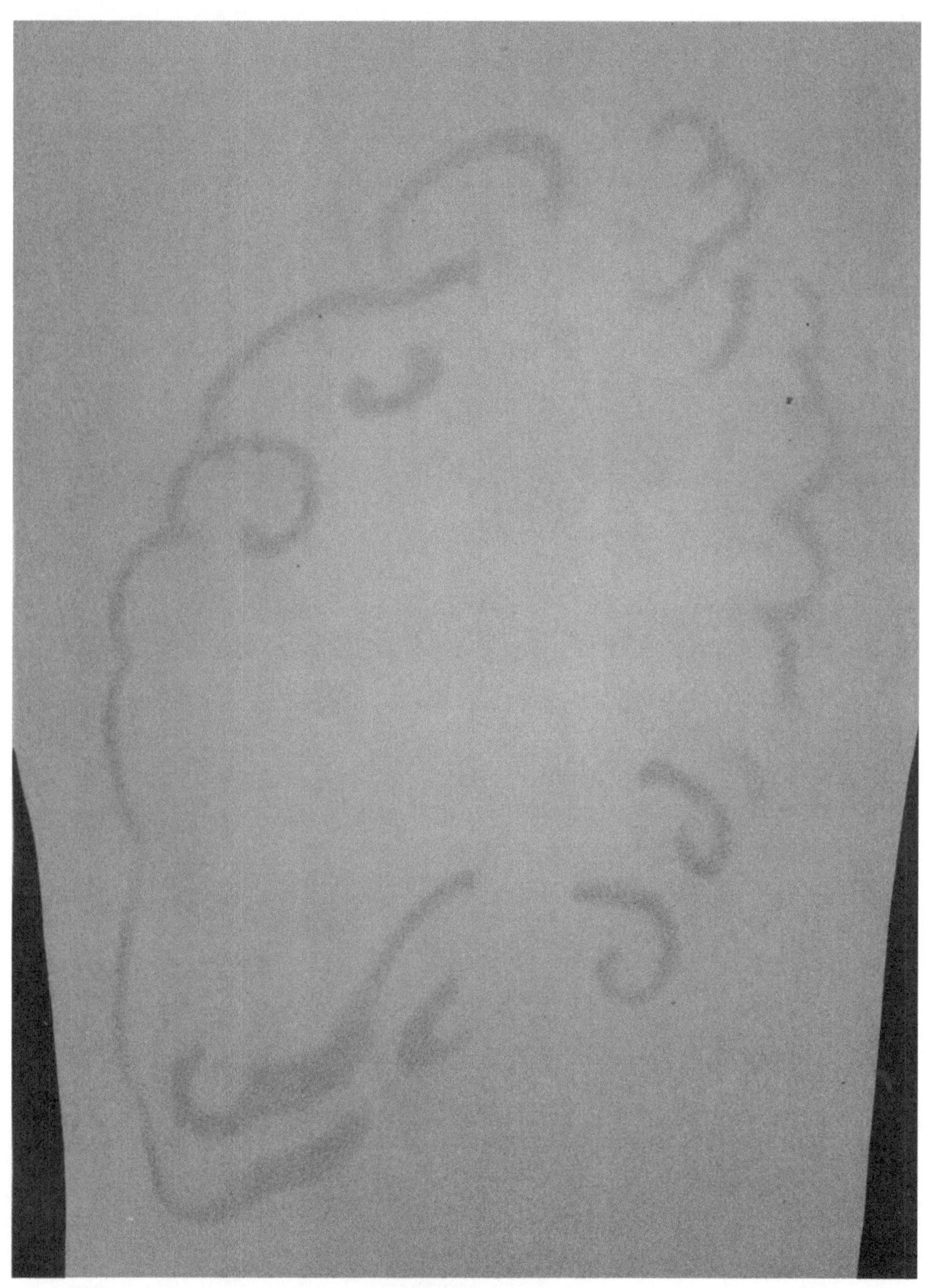

TERTIÄRES ERYTHEM
Zirzinäre Form.

VERLAG VON JULIUS SPRINGER IN BERLIN   KÖNIGL. UNIVERSITÄTSDRUCKEREI H. STÜRTZ A.G.WÜRZBURG.

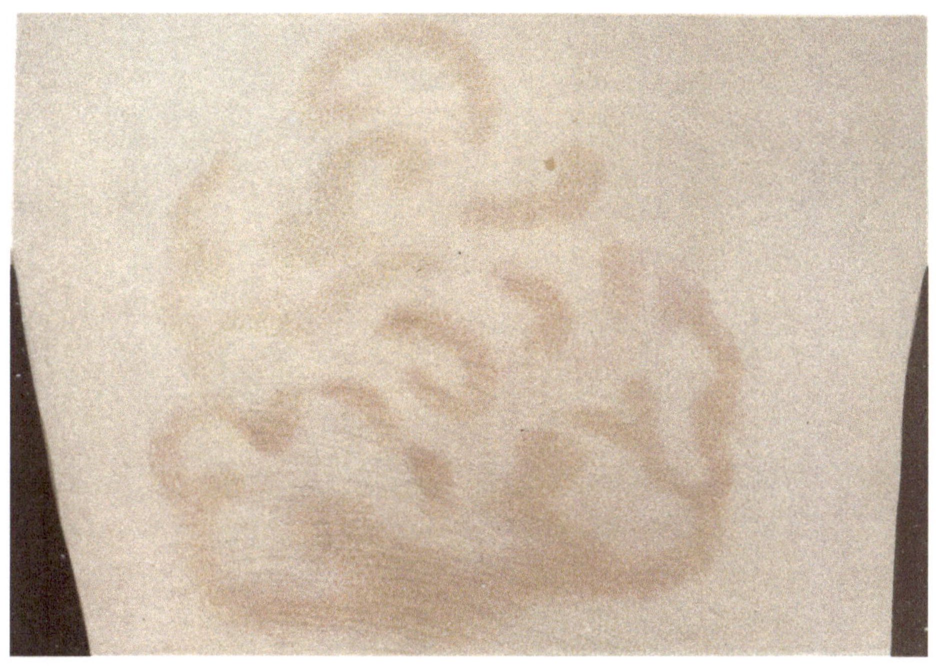

TERTIÄRES ERYTHEM
Zirzinäre Form.

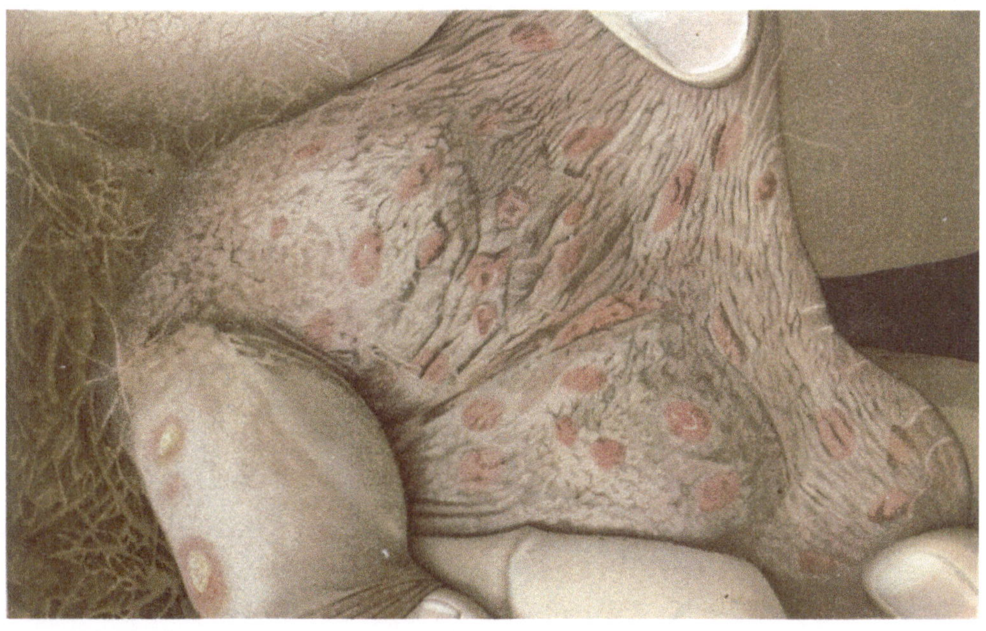

PAPULO-SQUAMÖSES SYPHILID
10 Jahre alte Syphilis.

VERLAG von JULIUS SPRINGER in BERLIN.   KÖNIGL. UNIVERSITÄTSDRUCKEREI H. STÜRTZ A.G. WÜRZBURG.

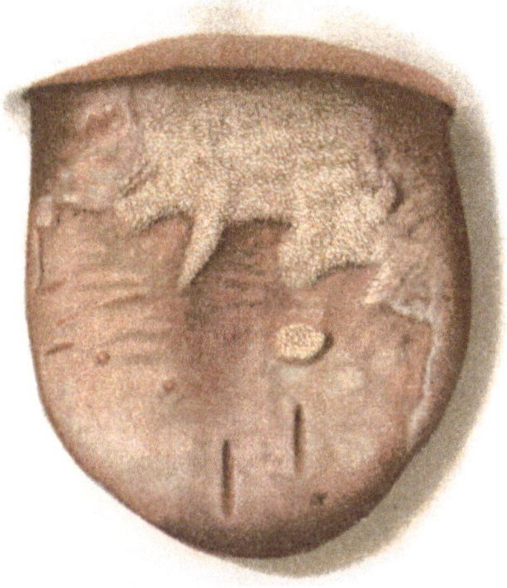

GLOSSITIS DEPAPILLANS
in Flächenform.
10 Jahre alte Syphilis.

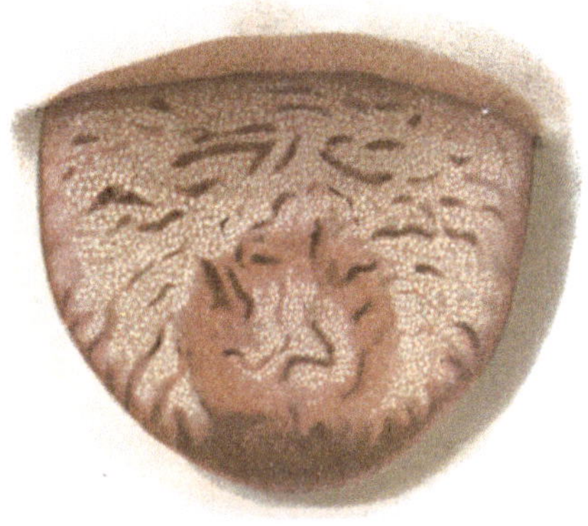

GLOSSITIS DEPAPILLANS
(Zirzinäre Form)
28 Jahre alte Syphilis.

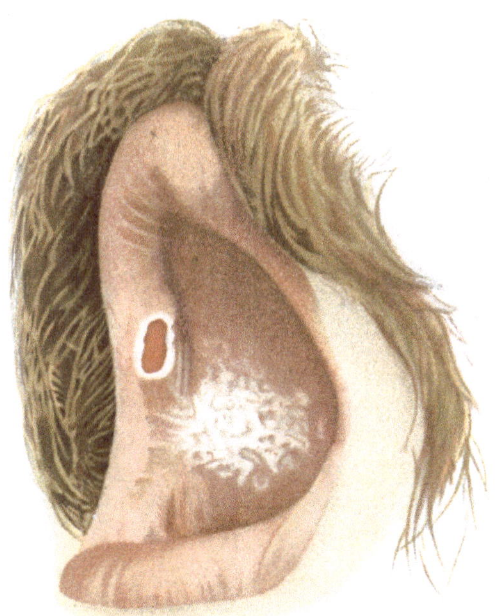

LEUKOPLAKIE.
(Leukoplakische Erosion)

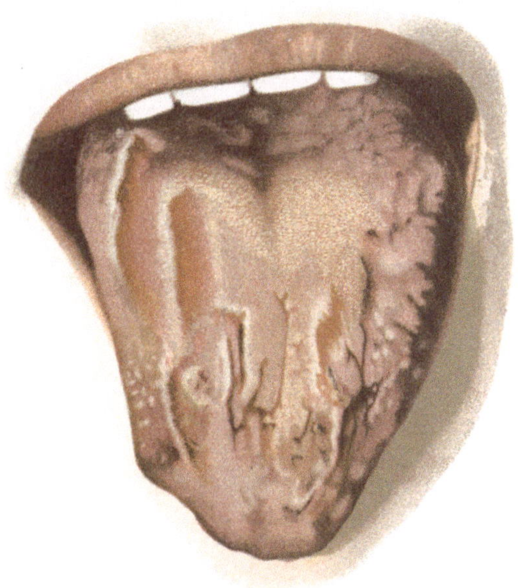

GLOSSITIS EXFOLIATIVA
MARGINATA.

VERLAG VON JULIUS SPRINGER IN BERLIN.   KÖNIGL. UNIVERSITÄTSDRUCKEREI H. STÜRTZ A.G. WÜRZBURG.